ÉTUDES HISTORIQUES

SUR

L'ALIÉNATION MENTALE

DANS L'ANTIQUITÉ

PAR

Le Docteur SEMELAIGNE

Médecin Directeur de l'asile privé d'aliénés de Saint-James (Neuilly),
Membre de la Société médico-psychologique et de la Société d'anthropologie,
Lauréat de l'Académie impériale de médecine.

> « Peu d'objets en médecine sont aussi
> féconds que la manie en points de con-
> tact nombreux, en rapprochement néces-
> saires entre cette science, la philosophie
> morale et l'histoire de l'entendement
> humain. »
>
> (PINEL, *Traité médico-philosophique
> sur l'aliénation mentale*, p. 23.)

PREMIÈRE PARTIE

PARIS

P. ASSELIN, SUCCESSEUR DE BÉCHET JEUNE ET LABÉ

LIBRAIRE DE LA FACULTÉ DE MÉDECINE DE PARIS

ET DE LA SOCIÉTÉ IMPÉRIALE ET CENTRALE DE MÉDECINE VÉTÉRINAIRE

Place de l'École-de-Médecine.

1869

ÉTUDES HISTORIQUES

SUR

L'ALIÉNATION MENTALE

DANS L'ANTIQUITÉ

—

I

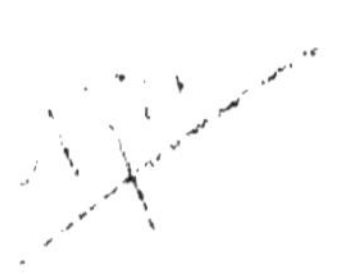

ÉTUDES HISTORIQUES

SUR

L'ALIÉNATION MENTALE

DANS L'ANTIQUITÉ

PAR

Le Docteur SEMELAIGNE

Médecin Directeur de l'asile privé d'aliénés de Saint-James (Neuilly),
Membre de la Société médico-psychologique et de la Société d'anthropologie,
Lauréat de l'Académie impériale de médecine.

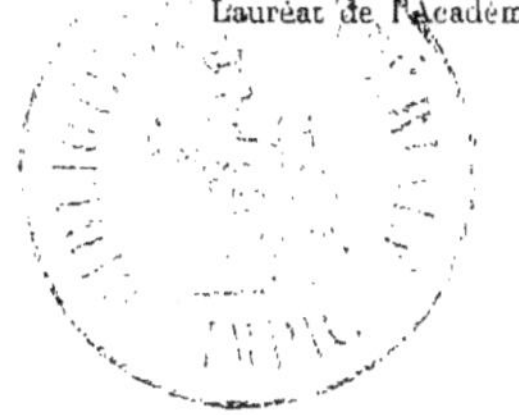

« Peu d'objets en médecine sont aussi
féconds que la manie en points de con-
tact nombreux, en rapprochements nécessaires entre cette science, la philosophie
morale et l'histoire de l'entendement
humain. »
(PINEL, *Traité médico-philosophique
sur l'aliénation mentale*, p. **23**.)

PREMIÈRE PARTIE

PARIS

P. ASSELIN, SUCCESSEUR DE BÉCHET JEUNE ET LABÉ

LIBRAIRE DE LA FACULTÉ DE MÉDECINE DE PARIS

ET DE LA SOCIÉTÉ IMPÉRIALE ET CENTRALE DE MÉDECINE VÉTÉRINAIRE

Place de l'École-de-Médecine.

1869

ÉTUDES HISTORIQUES

SUR

L'ALIÉNATION MENTALE

DANS L'ANTIQUITÉ

AVANT-PROPOS

On s'est déjà occupé, à diverses reprises, du travail que nous entreprenons (1); mais on l'a fait pour Hippocrate d'une manière si sommaire, qu'il est permis de dire qu'à l'égard de cette première période de la médecine mentale, tout est véritablement à reconstruire.

Une telle œuvre est-elle utile ?

Les systèmes en médecine ont succédé aux systèmes, succombant et se remplaçant tour à tour. Liée à un vaste ensemble de connaissances, l'aliénation mentale ou plutôt la science de ce nom, en a subi les changements et les vicissitudes. Or, suivre à travers les âges la marche incertaine et variable de l'esprit humain, n'est pas, il nous semble, une vaine curiosité.

____

(1) Fodéré, *Traité du délire ;* Trélat, *Recherches historiques sur la folie ;* Archambault, *Introduction historique et statistique à la traduction d'Ellis ;* C. Pinel, *Du traitement de l'aliénation mentale aiguë ;* Morel, *Traité des maladies mentales,* etc., etc.

Outre l'attrait inhérent à ce genre d'études, l'histoire de la
folie attire et captive surtout l'attention par ses intimes
rapports avec la civilisation et les doctrines philosophiques
régnantes. La philosophie, en effet, n'a pas seulement fourni
à la médecine mentale, depuis plus de deux mille ans, l'idée
mère qui la domine, mais encore sa base générale d'application, ses théories et ses méthodes. D'autre part, l'aliénation
mentale n'a pu, en se développant, faire abstraction, par suite
d'impérieuses connexités, des sciences physiques et chimiques.
Quelques considérations, à ce sujet, trouveront donc ici leur
place naturelle.

« Les idées dominantes dans chaque siècle, dit Esquirol,
influent puissamment et sur la fréquence et sur le caractère
de la folie (1). »

Ainsi, signaler le mouvement de la médecine mentale dès
l'époque où il est devenu saisissable, c'est signaler le mouvement des faits et des découvertes qui s'y rattachent. Cette
étude comporte une instruction réelle, car les problèmes
ayant de tout temps suscité des controverses, l'analyse des opinions constitue en partie la science même. Par la somme des
arguments réciproques, on peut mieux apprécier, d'ailleurs,
la valeur des solutions, éviter les erreurs et aussi les illusions
trop communes qui portent à donner comme originales des
idées anciennes et des théories oubliées.

On ne saurait guère remonter, dans le sujet qui nous
occupe, au delà d'Hippocrate. Tout est vague dans cet obscur
et lointain berceau de l'aliénation. Aussi les écrits auxquels,
en général, nous nous arrêterons et qui nous serviront de point
de départ, sont-ils ceux connus et groupés sous le nom du
médecin de Cos.

____

(1) *Des maladies mentales*, t. I, p. 43.

Il nous eût été facile, sans nul doute, d'emprunter des exemples de folie aux époques fabuleuses de la Grèce. La Bible nous en aurait fourni d'assez nombreux. Mais personne ne contestant et ne pouvant contester que la folie comme la raison dont elle est une déviation morbide, ne soit aussi vieille que l'homme, ces exemples, pris à la Fable ou à l'Écriture, n'ont dès lors qu'un intérêt symbolique, et il nous a paru plus scientifique de circonscrire nos recherches sans déployer le stérile étalage d'une facile érudition.

Hippocrate, ainsi que ce travail le démontrera, a posé les bases de la psychiatrie, et ses divisions (ou celles qui se rencontrent dans ses œuvres), adoptées par ses successeurs, forment encore le fond des classifications actuelles.

Mais si les divisions du divin vieillard ont survécu ou sont restées à peu près les mêmes, à côté de ses descriptions imparfaites, les théories mentales ont été l'objet de fréquentes variations, en raison des changements éprouvés d'un siècle à l'autre, par les doctrines philosophiques. Nous aurons, par conséquent, à examiner quoique brièvement ces doctrines et l'ascendant qu'elles ont exercé sur les opinions médicales contemporaines.

Si l'on a pu, à bon droit, contester à Hippocrate le nom de père de la médecine, l'Égypte, l'Asie, la Grande-Grèce, ayant possédé, avant l'époque où il parut, des écoles célèbres, on ne saurait lui refuser équitablement celui de père de la médecine scientifique ; car, le premier, il sépara notre science des conceptions métaphysiques des philosophes, et l'éleva au-dessus de l'empirisme. C'est sans doute dans ce sens que Celse a écrit cette phrase, si souvent citée : « Ab studio sapientiæ hanc dis-
» ciplinam separavit (1). » Mais, en isolant jusqu'à un certain

____

(1) Celse, liv. I. *Préface.*

point la médecine, Hippocrate ne blâmait pas la philosophie ;
il voulait seulement que chacune d'elles, sans briser entièrement une alliance nécessaire, eût son domaine comme elle
avait sa mission.

Les idées religieuses, elles aussi, ont exercé une action considérable, au point de vue mental, sur les théories médicales
du passé ; les possédés ne datent pas d'hier. Nous assignerons
historiquement sa part à cette influence.

Deux périodes se partageront notre rapide esquisse. Hippocrate, ou plutôt la collection à laquelle son nom est attaché,
remplira la première. Non pas que d'autres auteurs n'aient
écrit sur l'aliénation mentale dans les quatre derniers siècles
antérieurs à l'ère chrétienne ; mais si l'histoire a recueilli, avec
le témoignage de leur existence, la formule ébauchée de leurs
opinions, leurs ouvrages, en somme, sont perdus, et, à leur
égard, aucune évocation sévère n'est possible.

Celse ouvrira la seconde période que l'on ferait dater avec
plus de justice d'Asclépiade de Bithynie, si les œuvres de ce
médecin célèbre, et qui jouit à Rome d'une renommée exceptionnelle, n'avaient également disparu. Arétée de Cappadoce,
Galien et Cælius Aurelianus la compléteront. Avec eux, finit
à proprement parler, le travail actif des anciens, et commence
l'ère inféconde des compilations.

Plus tard, nous reprendrons ces études, en essayant de
dégager le mouvement de la science mentale des annales
confuses du moyen âge.

PÉRIODE HIPPOCRATIQUE

CHAPITRE PREMIER

Hippocrate appartenait à une famille de prêtres, celle des Asclépiades, qui prétendait venir d'Esculape. Il naquit dans l'île de Cos, environ 30 ans avant la guerre du Péloponèse, et 460 ans avant J. C. Le hasard le fit ainsi contemporain de Socrate et de Platon. Quelques auteurs ont avancé qu'il avait été disciple de Démocrite d'Abdère, mais toutes les autorités sérieuses démentent cette assertion.

La civilisation était alors au plus haut point de son développement et de sa splendeur. Athènes, foyer des lettres, des sciences et des arts, surpassait en éclat toutes les autres villes de la Grèce, et Périclès présidait à ses destinées.

Hippocrate, comme le prouvent les histoires particulières qu'il rapporte, pratiqua la médecine, au début du moins, à la manière des périodeutes (1). Parti jeune de Cos, il parcourut la Lybie, la Thessalie, la Scythie, etc. Il exerça à Athènes. La légende le conduit ensuite en Macédoine où Perdiccas II aurait été guéri par son art d'une mélancolie amoureuse. On attribuera, sans plus de fondement, le même succès à Erasistrate sur Antiochus. Ces deux princes se mouraient d'amour sans qu'on sût la cause de leur dépérissement. Hippocrate recon-

____

(1) Nom que l'on donnait aux médecins qui allaient de ville en ville.

nut, dit-on, la maladie aux seuls changements survenus dans l'extérieur du roi, à la vue de la femme qu'il aimait, et Erasistrate, en explorant le pouls du fils de Séleucus au moment où Stratonice sa belle-mère pénétrait dans sa chambre. Cette dernière scène a été vulgarisée par la peinture.

La philosophie, à cette époque, se divisait en deux grands systèmes opposés : l'un, représenté par Démocrite, qu'adopta plus tard Epicure et que chanta Lucrèce ; l'autre ayant pour représentants Socrate et Platon.

Dans le premier de ces systèmes, la matière considérée comme existant de toute éternité, se suffisait à elle-même ; elle était tout. L'homme, simple résultat de puissances physiques et chimiques, n'était qu'un produit de cette matière sans bornes et sans fin, un fractionnement momentané de la vie universelle : l'un naissait de l'autre et y rentrait pour en sortir indéfiniment sous des formes variables et nouvelles.

Dans le second, au contraire, apparaît une intelligence suprême qui donne le mouvement et la vie aux éléments matériels et régit l'univers. Le corps, dans cette dernière et belle conception, était comparé au monde, comme lui mû par une force distincte et gouverné par un pouvoir supérieur. Ce système était celui d'Hippocrate.

Pythagore avait assimilé les âges aux saisons. Le médecin de Cos reproduisit cette pensée et la précisa. Pour lui la chaleur innée diminue progressivement dans les êtres vivants. Si l'enfant est l'image du printemps et le jeune homme de l'été, il compare l'homme fait à l'automne et le vieillard à l'hiver. De cette corrélation mystérieuse entre les évolutions régulières de la nature et les phases changeantes de la vie humaine, Hippocrate induit divers ordres de maladies. Tout, à ses yeux, dépend de la loi des climats, la conformation physique comme les dispositions morales. Les conditions propres à un pays décideraient, suivant lui, du courage de ses habitants, sans en excepter même l'amour de la liberté (1).

Le cerveau, dans le traité de la *Maladie sacrée*, est envisagé comme le siége des fonctions intellectuelles (2). Cette opinion d'Hippocrate était aussi celle de Platon qui regardait l'âme résidant dans cet organe comme immortelle. Tout le monde sait que l'auteur du *Timée* admettait plusieurs âmes, ou plutôt qu'il divisait l'âme en trois parties : la partie divine logée dans l'encéphale et de nature immatérielle; des deux âmes inférieures, appétitive et irascible, celle-ci avait son siége dans le cœur et celle-là dans le foie : simples forces de l'organisme ou tempéraments du corps, elles périssaient avec lui.

L'âme raisonnable n'était pas sujette aux maladies humaines; toutefois, écrit ce philosophe, la pituite et la bile, en troublant les révolutions divines de la tête, peuvent entraver l'exercice de l'âme et altérer ses manifestations.

La doctrine de Platon sur la folie se trouve, du reste, exposée, en quelques mots, dans le *Phèdre*. « Il y a, répond Socrate, à son interlocuteur, deux espèces de délire : l'un causé par des maladies humaines, l'autre par une inspiration qui nous fait sortir de notre état habituel (3). » Ce dernier délire était subdivisé par Socrate en quatre variétés, rapportées chacune à une divinité : le délire des prophètes à Apollon, celui des initiés à Bacchus, celui des poëtes aux Muses, et celui des amants à Vénus.

Restreint à de certaines limites, ce délire appartiendrait

____

(1) *Des airs, des eaux et des lieux.* (Nous nous servirons constamment dans ce travail de la savante traduction d'Hippocrate, par M. Littré. Nous mettrons également à profit celle des *Œuvres choisies*, par M. Daremberg.)

(2) § 14. *De la maladie sacrée.*

(3) *Phèdre*, p. 258, édition d'Aimé Martin.

encore, selon nous, à un état physiologique : l'enthousiasme et la passion.

Quant au délire causé par des maladies humaines, l'explication que l'on rencontre dans le *Timée* est tout humorale. « Quand les humeurs, dit Platon (les pituites aigres et salées, les humeurs amères et bilieuses), se portent dans les trois régions de l'âme, suivant celle que chacune d'elles attaque, elles produisent des chagrins et des abattements de toute espèce, de l'audace et de la lâcheté sous toute sorte de formes, et même de l'oubli et de la stupidité (1). »

Ainsi, pour Platon, et Galien le fait remarquer avec soin dans son traité des *Mœurs de l'âme* (2), la folie, telle que l'on comprend cette affection de nos jours, ne serait, en fin de compte, que la conséquence d'une mauvaise constitution du corps.

Nous avons établi que Platon, parmi ses trois âmes, en reconnaissait une supérieure et immortelle. Nous pourrions ajouter qu'Aristote, très-explicite sur l'unité de l'âme, la dotait de différents attributs. Mais, pour lui, l'âme presque tout entière serait périssable ; le philosophe de Stagyre ne ravit à l'anéantissement organique qu'une seule parcelle, lumière de l'esprit qu'il concède aux espérances de l'humanité : « Demandons-nous, dit-il, si quelque chose subsiste après la mort. Pour quelques êtres, rien ne s'y oppose, par exemple pour l'âme, non pas pour l'âme tout entière, mais seulement pour l'intelligence, car pour l'âme entière cela est impossible (3). »

L'intelligence, c'est l'âme de la pensée, le νοῦς (4). Mais si

(1) *Timée*, p. 671.

(2) *Œuvres anatomiques, physiologiques et médicales de Galien.* Traduction de M. Daremberg, t. I, p. 67.

(3) *Métaphysique*, liv. XII, chap. III.

(4) Le νοῦς était uni à la ψυχὴ sans en dépendre. La ψυχὴ antique corres-

Aristote lui accorde l'immortalité, ce n'est point cette immortalité individualisée et pensante dont le *Phédon* avait consacré le dogme.

Cet ordre d'idées qui permit au spiritualisme chrétien de s'autoriser, dans une certaine mesure, même du nom d'Aristote, était loin d'être commun, d'ailleurs, parmi les philosophes de la Grèce. Le naturisme y avait, comme nous l'avons vu, ses représentants. Pour Diogène d'Appollonie, l'âme était composée d'air, et, si cet air s'épaississait et devenait dense, il en résultait dans la pensée un trouble correspondant. Suivant Héraclite, l'âme n'était rien que du feu, et plus ce feu était sec, plus l'âme était sage. L'humidité produisait la stupidité et la folie.

Quand Hippocrate, selon la légende, fut appelé auprès de Démocrite par les Abdéritains, qui le croyaient insensé, le philosophe d'Abdère s'occupait précisément, entre autres points touchant la médecine, de l'aliénation mentale. Qu'écris-tu donc sur la folie, lui demanda le médecin de Cos étonné ? « Qu'écrirais-je autre chose, répliqua Démocrite, que sur sa nature, ses causes et sur les moyens de la soulager ? Les animaux que tu vois ici ouverts, je les ouvre non pas que je haïsse les œuvres de la divinité, mais parce que je cherche la nature et le siége de la bile ; car tu le sais, elle est d'ordinaire, quand elle surabonde, la cause de la folie (1). »

Les noms que nous venons de citer brillent parmi les plus grands dans la philosophie ancienne dont la médecine, on ne l'ignore pas, était alors une partie intégrante. Aussi n'est-ce point aux philosophes, nous le répétons, mais bien aux spécu-

pondait à notre principe vital. C'est dans ce sens qu'il faut comprendre la définition célèbre d'Aristote, que l'âme est la forme du corps.

(1) *Lettres*, § 17.

lations physiologiques bizarres et ridicules dont ils remplissaient leurs ouvrages, qu'Hippocrate s'attaqua dans les siens.

Si l'idée exprimée par Celse traduit les tendances éminemment pratiques du divin vieillard, ce dernier, toutefois, ne l'a nulle part formulée en termes catégoriques. Socrate, au contraire, voulait positivement qu'on séparât la science philosophique de l'art médical. Médecine et mathématiques lui semblaient des sciences inutiles à un philosophe; ce qui, au surplus, demeura une opinion solitaire dans l'antiquité, et aujourd'hui n'est pas davantage admis comme une séparation indispensable. Et, en effet, l'auteur hippocratique du livre de la *Bienséance* n'hésite point à proclamer la convenance de transporter la philosophie dans la médecine et la médecine dans la philosophie. « Le médecin philosophe, dit-il, est égal aux dieux (1). »

De nos jours, cette alliance a été poursuivie par un certain nombre de médecins et de philosophes qui se réunissent dans une même société (la Société médico-psychologique), et la science, à un point de vue général, ne peut que profiter et s'enrichir de leur union et de leurs efforts.

Anaxagore, avant Platon et avant Hippocrate, avait vu dans la bile la cause première des maladies. Hippocrate les attribua aux qualités des humeurs et aux inégalités de leurs mélanges. Comme toutes les autres affections, la folie tenait au dérangement de la *crase* des humeurs. La crase, c'était la santé. Découlant, en tant que principe, de la théorie de la chaleur innée, la doctrine médicale hippocratique n'admettait point de maladie sans altération matérielle. Le divin vieillard bannissait les hypothèses de la médecine, et ne lui voulait d'autre base que l'observation et les faits. La coction était, pour lui, le changement

(1) *De la bienséance*, § 5.

que subissent les humeurs dans le cours de la maladie, travail assimilé à la cuisson des substances. Hippocrate, s'il est permis de parler ainsi, est donc plutôt humoral que vitaliste.

Un mot sur sa méthode. Elle embrasse la médecine dans son ensemble : séméiologie, pronostic et thérapeutique, tel est le cadre où elle se renferme. De là, pour nous, élevés dans d'autres idées et placés en face d'autres horizons, l'incomplet de ses descriptions, qui se limitent à des généralités. Pour le médecin de Cos, la prognose domine toute la science; elle instruit sur le présent, l'avenir et même le passé. Hippocrate, dès lors, par une conséquence légitime, considère la maladie comme étant, indépendamment de l'organisme et de la forme qu'elle revêt, quelque chose qui a sa marche, son développement et sa terminaison.

Cnide, rivale de Cos, suivait des errements inverses. Là, on s'évertuait à rechercher le siége des maladies et à les localiser; et, comme on l'a dit, pronostiqueur à Cos, l'élève devenait diagnostiqueur à Cnide.

Dans la collection hippocratique, les passages relatifs à la folie, n'appartiennent pas qu'à une seule école. Cela dit, voyons ce qu'on y trouve de plus saillant.

CHAPITRE II

DE LA PHRÉNITIS.

Bien qu'Hippocrate n'ait pas traité d'une manière spéciale de l'aliénation, on peut aisément juger, à la lecture attentive de ses œuvres, qu'il avait une connaissance assez précise de ce genre de maladies. Même avant lui, des distinctions s'étaient produites à cet égard ; car c'est à la tradition qu'il paraît avoir emprunté les noms dont il fait usage : *phrénitis, manie* et *mélancolie*. Ces mots, par leur acception quoique peu nettement déterminée, établissent déjà une espèce de classification. Phrénitis, dans la pensée hippocratique, correspondait à folie aiguë, tandis qu'on comprenait par manie et mélancolie la folie chronique. Cette division, traversant les siècles, sera positivement formulée plus tard et adoptée sans conteste.

Au fond, qu'est-ce qu'entendait Hippocrate par phrénitis ? Le doute s'est perpétué longtemps sur ce point, jusqu'au jour où notre expédition de Morée et le séjour de notre armée en Afrique sont venus mettre fortuitement l'accord dans les opinions. La lumière a jailli des descriptions concordantes des médecins militaires. M. Littré, le premier, grâce à de très-laborieuses et très-sagaces recherches, a pu enfin déterminer dans quelle partie de nos cadres nosologiques devait être rangée cette affection. La phrénitis, suivant lui, est tout simplement une variété des fièvres rémittentes et pseudo-continues des pays chauds. Cependant, comme la même expression sert, dans le canon hippocratique, à désigner d'autres sortes de délires, il demeure évident qu'elle n'a point eu, dans l'antiquité, une signification bien arrêtée. On l'étendait vraisemblablement à tous les délires aigus. Ce mot de *délire aigu*, d'ailleurs, ne laisse-t-il pas, de nos jours, dans l'esprit, le même vague et la même incertitude ?

Délire aigu avec fièvre intense, carphologie, pouls petit et serré, telle est la définition, que donnent les anciens, de la phrénitis, et qui résulte des livres des *Epidémies* et des *Apho-rismes*. Il est juste, toutefois, de remarquer qu'Hippocrate ne confondait pas avec cette espèce de délire celui qui survient dans certains cas de pleuro-pneumonie, quoiqu'on leur donnât le même nom. « La phrénitis s'ajoutant à la pneumonie est, dit-il, funeste (1). »

Il n'est pas sans intérêt, à ce point de vue, et sous le rapport des termes alors employés, de reproduire ce passage fort instructif de Galien : « Hippocrate, écrit-il, semble appeler φρενῖτις, un délire (παραφροσύνη) dans une fièvre aiguë. Il dit *continu*, car le délire ordinaire arrive quelquefois dans la période d'état des fièvres violentes, mais disparaît dans la période de déclin. On dit qu'un homme est pris de manie (μαίνεσθαι) quand il a du délire sans fièvre, mais qu'il a la φρενῖτις quand il y a de la fièvre ; quand le délire n'arrive que dans la période d'état, on se sert des termes παρακόψαι, ταραχθῆναι, παραληρῆσαι ou πάραφρονῆσαι ; mais pour qu'on se serve du mot *phrénitis*, il faut deux conditions, la fièvre et la continuité du délire » (2).

Ainsi la phrénitis est comprise, par Hippocrate, dans les fièvres continues, πυρετοὶ ξυνεχέες. Il en est de même du *causus* et du *lethargus*, qui n'en sont d'ailleurs que deux variétés.

Sans insister longuement sur cette affection, il nous semble indispensable, du moment qu'elle a été placée parmi les trois grandes divisions de la folie, d'en énumérer les symptômes et d'en retracer ici la physionomie particulière.

Parmi ces signes, on note les suivants : douleurs de tête, insomnie, délire obscur, tremblement, carphologie, sécheresse de la langue, ptyalisme, sueurs à la partie supérieure du corps, urines noirâtres, fièvre (3).

Le sommeil, chez les phrénétiques, est agité, avec rêves ; ils boivent peu, s'émeuvent au moindre bruit, et ont des tremblements, des spasmes (4).

(1) Sect. VII, aph. 12.
(2) Comm. 1, in *Prorrh*.(V. *Œuv. chois. d'Hippocrate*, par Daremberg, p. 462.)
(3) *Prorrh*., 1, 3, 4, 6, 15, 27, 34. — *Coaq*., 76, 91, 92, 97, etc.
(4) *Prorrh*., 5, 16. — *Coaq*., 96.

Hippocrate attribuait à ces derniers symptômes un mauvais caractère, surtout quand ils se manifestaient dans un transport occasionné par l'atrabile. Sous le nom de tremblements, de spasmes, il entendait évidemment des phénomènes nerveux de différents genres.

La constitution de l'année déterminait des variations correspondantes dans le cours de la phrénitis et dans son issue.

Voici, du reste, comment se trouve expliquée, dans le livre premier des *Maladies*, l'origine de cette affection si commune dans la Grèce : « La phrénitis se comporte ainsi : le sang (1) dans l'homme apporte la plus grande part de l'intelligence ; quelques-uns même disent qu'il l'apporte tout entière. Quand donc la bile, mise en mouvement, a pénétré dans les veines et dans le sang, elle ôte à ce liquide, en le déplaçant et en le changeant en sérum, son mouvement et sa constitution habituels, et elle l'échauffe. Échauffé, il échauffe à son tour le corps entier ; dès lors le patient délire et est hors de lui, vu la force de la fièvre et le changement qu'a subi le sang par sa modification séreuse et dans son mouvement. Les malades atteints de phrénitis ressemblent surtout aux individus en proie à la folie atrabilaire. En effet, c'est quand le sang est gâté par la bile et le phlegme que les mélancoliques sont pris de leur mal et qu'ils délirent ; quelques-uns même ont le transport. Il

---

(1) Dans Homère, l'âme est tout simplement le souffle, l'air que nous respirons (*spiritus*), ainsi que l'indique la racine de ce mot, ψύχω. Ce souffle (*anima*) était regardé par les anciens comme un des agents vitaux. Il avait son siége dans la poitrine de même que le sang qui constituait un autre principe lié à lui durant la vie terrestre. (A. Maury, *Religions de la Grèce*, t. I, p. 334.)

La sentence qui suit se rattache à la même idée : « Quand une personne doit » être prise de manie, cela est annoncé par ce signe : du sang se rassemble » dans les mamelles. » (*Epid.*, liv. II, sect. VI, 32, et *Aphor.* 40.) — A cette sentence se joint naturellement celle-ci : « Une grande veine se trouve dans chaque » mamelle : cela a la plus grande part dans l'intelligence. » (*Loc. cit.*, 19.)

en est de même dans la phrénitis. Au reste, le transport et le délire sont moindres en proportion que la bile est plus ou moins faible (1). »

Cette description, la plus complète que présente, dans le sens de l'étiologie, la collection hippocratique, appartient, selon toute probabilité, d'après les travaux critiques modernes, à l'école de Cos.

On trouve, d'autre part, les indications suivantes dans le deuxième livre des *Maladies*, ouvrage cnidien : « La phrénitis survient aussi à la suite d'autres maladies. Voici les accidents: le malade a la région phrénique douloureuse, à ce point qu'il n'y laisse pas porter la main; fièvre, délire, regard fixe et autres accidents semblables à ceux de la pneumonie, quand dans la pneumonie il y a du délire » (2).

On peut donc conclure, en tirant la conséquence de ces considérations, que la phrénitis était implicitement divisée par les anciens en idiopathique et en sympathique.

Une histoire particulière empruntée au troisième livre des *Épidémies*, donnera de cette affection l'idée la plus exacte possible.

« Dans l'île de Thasos, raconte Hippocrate, une femme d'un caractère triste eut quelque chagrin qui lui fit perdre le sommeil et l'appétit, sans qu'elle s'alitât; elle avait de la soif et des nausées; elle demeurait auprès de Pylade, dans la plaine. Le premier jour, au commencement de la nuit, terreurs; elle parla beaucoup ; découragement ; fébricule légère ; le matin, fréquentes convulsions ; quand ces convulsions cessaient, elle dé irai , elle tenait des discours obscènes ; douleurs variées, fortes, continues. Deuxième jour, même état ; elle ne dormit

(1) *Des maladies*, liv. I, § 30.
(2) *Des maladies*, liv. II, § 9.

nullement; fièvre plus vive. Troisième jour, les convulsions cessèrent ; mais la malade était dans le coma et l'accablement, qu'interrompaient des alternatives de réveil ; elle s'élançait de son lit, elle ne pouvait se contenir, elle délirait beaucoup ; fièvre vive. Cette nuit même, sueur abondante, chaude, générale ; apyrexie ; sommeil ; retour complet de l'intelligence ; solution de la maladie vers le troisième jour, urines noires, ténues, énéorème généralement arrondi, qui ne se déposa pas. Vers la crise, les règles coulèrent abondamment (1). »

Nous avons, entre une foule d'autres, choisi à dessein cet exemple, parce qu'il montre rassemblés tous les symptômes graves de la maladie.

Les excès de toute nature sont notés dans les livres des *Épidémies*, comme en favorisant le développement. Il en ressort, en outre, que la phrénitis, dont la durée variait entre les limites extrêmes de trois et de cent vingt jours, se terminait plus souvent par la mort que par la guérison ; ce qui se conçoit d'autant mieux qu'Hippocrate était privé du remède par excellence, le quinquina. Il était, d'un autre côté, très-sobre d'émissions sanguines.

Le père de la médecine consigne cette remarque : « Les transports au cerveau silencieux, sans repos, avec rotation continuelle des yeux et expiration forte, sont funestes ; ils produisent des paralysies de longue durée ; ces malades sont même pris de manie (2). »

« Ceux qui sont pris, disait-il encore, de phrénitis après quarante ans, ne guérissent guère ; car ce qui diminue le danger, c'est le rapport de la maladie avec la constitution et l'âge du malade (3). »

(1) *Épid.*, liv. III, sect. III, 11ᵉ malade.
(2) *Coaq.*, 2ᵉ sect., 476.
(3) *Aph.*, 7ᵉ sect., 82.

Quant au mot lui-même de phrénitis, il a donné naissance à celui de phrénésie auquel correspondent, comme synonymes dans le vocabulaire scientifique, fièvre cérébrale, méningite, encéphalite, méningo-encéphalite, délire aigu , périencéphalite diffuse à formes insidieuses, etc., etc. Mais, primitivement, la phrénitis n'était qu'une fièvre continue à forme spéciale, et qui ne différait du *causus* et du *lethargus* que par la prédominance de certains symptômes. Elle n'était point localisée. Celse non plus ne la localisera pas. « C'est, dit le médecin latin, une maladie sans siége déterminé. » Asclépiade, au contraire, croira devoir en faire une affection des méninges. D'autres, variant sur le point de départ, multiplieront, à cette occasion, les vues et les applications particulières.

La phrénitis était placée, par Hippocrate, à côté de la pleurésie et de la pneumonie ; et de là, naguère encore, une cause d'erreur dans nos appréciations.

§ I.

Les anciens confondant, nous l'avons dit, sous le nom de *phrénitis* tous les délires aigus, la folie puerpérale ne pouvait attirer exceptionnellement leur attention. Esquirol, parmi les modernes, est le premier qui ait répandu quelque lumière sur ce grave point de la pratique. « Le nombre des femmes qui deviennent aliénées, dit-il, après l'accouchement, pendant ou après l'allaitement, est beaucoup plus considérable qu'on ne le croit communément. » Hippocrate, cependant, n'a point entièrement négligé ce côté de la pathologie mentale. « Les femmes, observe-t-il, qui ont un flux blanc à la suite de l'accouchement, et qui, ce flux venant à s'arrêter avec fièvre, sont prises de surdité et d'une douleur aiguë dans le côté, ces femmes éprouvent un transport funeste (1). »

Il est dans les *Epidémies* plusieurs observations relatives à des femmes parvenues au dernier degré de leur grossesse ou dont la délivrance était récente ; mais, à part quelques symptômes particuliers, l'ensemble des phénomènes placerait à la rigueur ces observations dans le cadre des fièvres rémittentes. Hippocrate, au nombre de ces exemples, en cite un dont voici une brève analyse.

Dans l'île de Thasos, chez la femme de Philinus, fièvre violente avec frisson quatorze jours après l'accouchement, douleur à l'hypochondre droit, suppression des lochies, pas de sommeil, hallucinations. Au bout de six jours, retour à la connaissance. Huitième jour, spasmes avec frissons, divagation, insomnie. Neuvième jour, convulsions. Dixième jour, léger retour à la raison. Onzième jour, hallucinations. Vers le quatorzième, mouvements dans tout le corps, grande loquacité. Dix-septième jour, aphonie. Vingtième jour, mort (2).

Çà et là des faits analogues sont relatés dans les *Épidémies* (3). On y voit aussi des accidents de même nature se montrer à la suite de l'avortement (4).

Récemment encore, on attribuait la folie puerpérale à un dépôt laiteux. L'irritation laiteuse, disait-on, se porte quelquefois sur le cerveau. Or, on lit dans la collection hippocratique : « La purgation lochiale se porte à la tête, à la poitrine et au poumon. Dans cette affection l'ouïe devient dure ; il y a de la cardialgie, des éructations, du délire, des transports mania-

---

(1) *Coaq.*, 514, et *Prorrh.*, liv. I, 80.
(2) Liv. I, 4ᵉ malade.
(3) Liv. I, 5ᵉ malade, 11ᵉ malade. — Liv. III, 2ᵉ malade, 14ᵉ malade.
(4) Liv. III, 10ᵉ malade, 11ᵉ malade.

ques ; en quelques cas, les yeux sont égarés et convulsés (1). »

Parmi les aphorismes, il en est un qu'il ne faut point omettre, à cause du fait anormal qui s'y trouve généralisé : « Chez les femmes, une congestion de sang dans les mamelles annonce la folie (μανίην) (2). » Le seul commentaire convenable, remarque justement M. Littré, pour des propositions qui établissent d'aussi bizarres coïncidences, est de rapporter des exemples. Nous extrayons donc le suivant du *Journal de médecine* (3).

En juin 1766, une femme de Bon-Secours, près de Péruwelz, en Hainaut, semblait, après un accouchement laborieux où elle perdit beaucoup de sang, se remettre peu à peu de ses souffrances. Les lochies n'avaient pas cessé de couler ; les forces reparaissaient ; le lait commençait à venir, lorsqu'on s'aperçut qu'il coulait avec peine et que les seins engorgés grossissaient sensiblement. On les suçait sans succès ; au lieu de lait, il vint enfin du sang. La tension et le gonflement augmentèrent à tel point, que, le huitième jour après la délivrance, ces organes étaient si volumineux, qu'ils dépassaient d'un tiers au moins leurs proportions ordinaires. La malade était oppressée ; le pouls était agité, et elle se plaignait un peu de la tête. D'ailleurs loquacité anormale. On la saigna du pied ; mais cette émission n'empêcha pas que le cerveau ne se prît de plus en plus, et, le même jour, se manifesta du délire maniaque. Ce délire s'accrut et dura plus d'un mois sans qu'on lui opposât d'autres remèdes que des pèlerinages. A la fin, une des cuisses s'engorgea et se tuméfia considérablement. Gangrène ; mort.

On doit penser, et c'est l'opinion de M. Littré, qu'Hippocrate,

(1) *Des maladies des femmes*, § 41.

(2) Aph. 5ᵉ, sect. 40. Cet aphorisme a déjà été cité à propos d'un autre ordre d'idées.

(3) 1768, t. XXVIII, p. 215.

ayant été témoin de quelque particularité semblable, y aura trouvé la matière et la justification de son aphorisme.

§ II.

Le système nerveux est exposé aux plus étranges anomalies, et quelque extraordinaires que paraissent certains cas, il importe de les consigner. C'est pourquoi nous mentionnerons celui qui suit, en le rapprochant même des précédents, malgré le vague extrême de ses détails. Le savant traducteur d'Hippocrate, en raison sans doute des similitudes du début, le compare à l'accès de manie dont fut frappé le roi Charles VI, en traversant la forêt du Mans. Cette maladie, selon l'auteur hippocratique, provient de la bile quand elle afflue au foie et se porte à la tête. Il survient d'abord du frissonnement et de la fièvre. La vue du patient se trouble parfois jusqu'à une cécité passagère. Des reptiles, des bêtes de toute forme lui apparaissent dans son délire ; il croit combattre, il voit des guerriers. Il ne peut se soutenir. S'il dort, des songes effrayants l'obsédent. Sa respiration est parfois forte et pressée. Les crises sont, du reste, entrecoupées d'intermittences pendant lesquelles l'exercice de la raison est régulier (1).

Cette singulière affection, considérée comme sujette à la récidive, se déclarait, à ce qu'il paraît, plus particulièrement en voyage, au milieu d'une route déserte et sous l'empire d'une vision effrayante. Ce serait peut-être ici le lieu de la comparer avec la calenture et le ragle des Arabes (2). Quoi

---

(1) *Des affections internes*, § 48.

(2) *Hallucinations du désert.* — Voyez une note lue à l'Académie des sciences par M. d'Escayrac de Lauture (février 1853). On lit dans Pline : « In Africæ » solitudinibus, hominum species obviæ subindè fiunt momentoque evanescunt. » Hæc atque talia ex hominum genere ludibria sibi nobis miracula ingeniosa fecit

qu'il en soit, elle appartient bien évidemment, par l'instabilité des idées et le renouvellement des scènes fantastiques, au groupe des délires généraux avec fièvre. On doit également y faire rentrer les deux observations que nous allons reproduire et dans lesquelles plusieurs auteurs ont vu le *delirium tremens*.

§ III.

Nul doute que les anciens n'aient connu et apprécié, jusqu'à un certain point, l'effet des boissons spiritueuses. Nous ne parlons pas de l'ivresse; elle est vieille comme le vin et a frappé les yeux de tout temps. Il s'agit de la folie alcoolique.

Chacun sait que, dans une des formes du *delirium tremens* le délire survient pendant ou après des libations trop copieuses. Il est alors caractérisé par de la violence. Presque toujours, il y a des signes manifestes de congestion vers la tête : elle est brûlante; le visage est rouge, le pouls fréquent et plein. Des tremblements viennent parfois marquer, pour ainsi dire, le passage de cette forme au *delirium tremens* confirmé, dont le début d'ailleurs est variable, suivant la constitution et les habitudes. Voyons si nous rencontrerons quelques-uns des caractères de la folie alcoolique dans les observations suivantes, tirées, comme les autres, des *Épidémies*.

« Pythion, qui demeurait auprès du temple de la Terre, fut saisi le premier jour d'un tremblement qui commença par les mains; fièvre aiguë, délire. Deuxième jour, tout s'aggrava. Troisième jour, même état. Quatrième jour, déjections peu abondantes de matières intempérées et bilieuses. Cinquième jour, tout s'aggrava ; les tremblements persistèrent; sommeils

» natura. » (*Hist. nat.*, VII, II.) La vue seule du désert portait l'esprit des solitaires à des sensations et à des perceptions trompeuses.

légers; le ventre se resserra. Sixième jour, expectoration variée et un peu rouge. Septième jour, distorsion de la bouche. Huitième jour, tout s'exaspéra et les tremblements persistèrent encore, etc., etc. Crise le dixième jour (1). »

La seconde observation est un peu plus précise.

« Chœrion, qui était couché chez Démœnetus, fut pris d'une fièvre intense après des excès de boisson ; puis il ressentit une pesanteur douloureuse de la tête; il ne dormit pas ; le ventre fut dérangé et le malade eut des selles ténues et un peu bilieuses. Troisième jour, fièvre aiguë; tremblement de la tête et surtout de la lèvre inférieure; bientôt après frissons, convulsions, hallucinations sur toute chose; nuit pénible. Quatrième jour, le malade fut tranquille; un peu de sommeil ; divagations. Le cinquième jour fut laborieux; tout s'aggrava ; délire ; nuit pénible, point de sommeil. Sixième jour, même état. Septième jour, frisson, fièvre aiguë, sueur générale, crise » (2).

Malgré des assertions contraires, nous avouons qu'il nous est difficile de voir dans ces observations plutôt le *delirium tremens* qu'une fièvre pseudo-continue. Les détails ne sont point assez circonstanciés.

Cependant, il y a, dans la collection hippocratique, d'assez nombreux passages où le doute n'est plus permis. Si le malade a les mains tremblantes par l'effet de la boisson, y est-il dit, il sera d'un médecin habile de prédire, dans ce cas, que le délire ou la convulsion surviendra (3).

Il est fait mention au cinquième livre des *Epidémies*, d'un fait qui paraît être concluant : « A Élis, Timocrate but beau-

---

(1) *Épid.*, liv. III, 1re sect., 1er malade.
(2) *Ibid.*, liv. III, 2e sect., 5e malade.
(3) *Traité du régime dans les maladies aiguës*. Appendice, § 10.

coup ; ayant été pris de manie par l'effet de la bile noire, il but le médicament évacuant. Pendant le sommeil, il ne semblait pas aux assistants respirer, mais il paraissait mort, et il ne percevait rien, ni acte, ni parole ; le corps était étendu et roide. Le malade vécut et se réveilla (1). »

Un autre fait très-bizarre mérite d'être cité, à cause surtout du rapprochement qui l'accompagne. « Un jeune homme ayant bu beaucoup de vin pur dormait sur le dos dans une tente ; un serpent qu'on nomme argès lui entra dans la bouche ; ne pouvant deviner ce qu'il sentait, il serra les dents et enleva un morceau du serpent ; il fut pris d'une très-grande souffrance, il portait les mains à sa gorge comme suffoquant, il se jetait çà et là ; il mourut dans les convulsions (2). »

Ce malade avait-il réellement avalé un tronçon de serpent, ou n'était-il pas en proie plutôt à une hallucination, phénomène qui s'associe d'ordinaire au délire des ivrognes ? Les alcoolisés croient voir précisément des serpents et toutes sortes d'animaux à formes excentriques. L'auteur, dans le paragraphe qui suit le précédent, semble confirmer cette idée. « Le domestique de Timocharis, par l'effet d'affections mélancoliques qui paraissaient pareilles et aussi grandes, mourut semblablement vers les mêmes jours (3). »

D'autres passages témoignent encore du regard observateur que l'antiquité jeta sur la question qui nous occupe. Nous nous bornerons à transcrire ces deux aphorismes :

« Si un homme ivre perd subitement la voix, il meurt dans les spasmes, à moins que la fièvre ne survienne, ou que, attei-

(1) *Épid.*, liv. V, § 2.
(2) *Ibid.*, liv. V, § 86.
(3) *Ibid.*, liv. V, § 87.

gnant l'heure où l'ivresse se dissipe d'ordinaire, il ne recouvre la parole (1). »

« Après un excès de boisson, frisson et délire, signes fâcheux (2). »

Quant au traitement, on prescrivait, dans ces circonstances, des lavements de nature à provoquer des évacuations bilieuses, et dès que le malade avait recouvré la connaissance, du suc de thapsie dans un liquide abondant et chaud, afin de déterminer des vomissements immédiats, etc., etc. (3).

Une pratique curative des Cnidiens consistait à pousser, dans les narines d'un homme ayant perdu la parole sous l'influence de l'ivresse, des porreaux pelés (4). Parfois aussi, ils traitaient le rhumatisme en faisant boire du vin aux malades, de manière à les enivrer pendant plusieurs jours, et à amener, par cet état prolongé d'ivresse, l'apparition salutaire d'une hémorrhagie (5).

Voici un précepte hygiénique d'une grande importance : « L'homme ne sera pas en état d'ivresse pour engendrer (6). » La loi carthaginoise, dit Platon, faisait pareille défense à l'homme et à la femme.

§ IV.

Il était impossible que l'ivresse et ses effets n'attirassent point l'attention des Grecs, des excès sans nombre se commettant dans les fêtes publiques. D'après Pausanias, l'ivresse

(1) *Aph.* 5ᵉ, sect. 5.
(2) *Aph.* 7ᵉ, sect. 7.
(3) *Des maladies*, liv. III, § 8.
(4) *Ibid*, liv. II, § 22.
(5) *Des affections internes*, § 18.
(6) *De la superfétation*, § 30.

divinisée (Μέθη) était adorée à Élis dans le Péloponèse. Pendant les solennités dites *Anthestéries* qui se célébraient après la fermentation du vin dans le tonneau, tout le monde buvait à discrétion, hommes libres, esclaves et captifs. Les Dionysies duraient plusieurs jours. C'était une joûte de buveurs. La trompette donnait le signal. Présidés autrefois par les rois, ces festins bachiques avaient reçu le nom d'anthestéries, parce qu'on s'y montrait couronné des premières fleurs du printemps. A Athènes, une cavalcade d'hommes déguisés en satyres figurait dans la procession et faisait cortége au dieu.

Les Bacchanales ou Triétéries étaient d'autres commémorations allégoriques, revenant tous les trois ans, au solstice d'hiver. Elles avaient lieu pendant la nuit. A l'origine, les femmes et les filles seules y prenaient part, sous les noms de Ménades, de Thyades, de Mimallones, de Clodones, etc., etc. On se rendait sur les montagnes. La marche était éclairée par des flambeaux. Consacrées au deuil, ces fêtes n'étaient, en définitive, que des scènes d'exaltation furieuse et d'impudique lubricité. Eréthisme nerveux poussé jusqu'à la folie, tel était l'état de ces femmes, frappant des cymbales, brandissant des thyrses, et prenant les postures les plus licencieuses et les plus bizarres. Plus tard, les hommes s'associèrent à ces orgies insensées. Bacchants et bacchantes se réunirent, et, à l'exemple du dieu, se livrèrent à l'ivresse sans scrupule et sans frein.

A Aléa, en Arcadie, la flagellation des femmes faisait partie de ces solennités.

Ces coutumes avaient leur légende : Dionysos était censé avoir établi ces orgies, après que la déesse Héra lui eut enlevé la raison. Penthée, pour avoir méconnu ce dieu, périt, dit-on, victime de la méprise de sa mère et de ses tantes qui, par une de ces illusions si fréquentes dans le délire alcoolique, le prirent pour un lion et le déchirèrent. C'est aussi pour avoir méprisé le culte de Bacchus ou, suivant une autre tradition, celui de Junon, qu'on nous représente les filles de Prœtus et les femmes d'Argos atteintes de délire furieux (1).

Quoi qu'il en soit, il y avait nécessairement une abondante source d'accidents nerveux dans les excès que ces fêtes autorisaient. L'antiquité, du reste, n'avait pas besoin de ces réunions publiques pour surexciter dans l'homme les manifestations délirantes de l'ivresse. Qui ne connaît les excès de Denis le Tyran et d'Alexandre le Grand?

CHAPITRE IV.

DE LA MANIE (μανία).

L'étymologie de ce mot est incertaine. Quelques-uns le font dériver du radical *man*, *men*, qui signifie âme des morts. On supposait, en effet, que le maniaque furieux était agité par les mânes, et placé sous l'empire de la déesse Mania.

Scientifiquement, les auteurs anciens, y compris Hippocrate, considèrent la manie comme un délire violent, aigu ou chronique. Ce n'est guère qu'à dater d'Asclépiade qu'on la distinguera plus nettement des genres voisins. Dans la collection hippocratique, on la trouve généralement confondue avec la phrénitis et la mélancolie. C'est, en d'autres termes, le trouble excessif de toutes les facultés, apparaissant soit isolément, soit comme complication, et se montrant sous un aspect par-

(1) M. A. Maury, *Religions de la Grèce.*

ticulier. On dit encore aujourd'hui dans le même sens : agitation et exaltation maniaques.

D'autre part, la locution μανια était également employée par les Grecs, ainsi que cela a été noté précédemment, pour désigner l'enthousiasme et l'inspiration. « Il existe dans l'homme, dit Cicéron, une faculté de pressentir indépendante du corps, et qui vient des dieux. » L'illustre Romain ajoute : « Quand elle est plus ardente et plus vive et que l'esprit dégagé du corps est agité par l'enthousiasme, on l'appelle fureur : « *Ea si exarsit acrius, furor appellatur* (1). » *Furor*, en grec, se rendait par μανία, et l'expression de μαντική, divination, était rapportée à la même racine. Primitivement, et nous insisterons plus loin à cet égard, le délire était considéré comme produit par l'action directe d'une divinité sur l'homme. Mais, quoique Platon ait écrit : « Les insensés sont hors d'eux-mêmes, parce qu'un dieu les possède et parle par leur bouche, » nous avons constaté qu'il reconnaissait un genre de délire causé par des maladies humaines : « μανίας δέ γε είδη δύο· τὴν μέν, ὑπό νοσημάτων ανθρωπίνων· τὴν δὲ, ὑπό θείας ἐξαλλαγῆς... γιγνομένην (2). »

Le mot μανια n'avait point pour Cicéron, on le voit, une acception bien claire, et l'origine de cette expression, il avoue dans ses *Tusculanes* ne pas la bien connaître. Ce que nous appelons fureur, les Grecs, remarque-t-il, l'appellent mélancolie : « *Quem nos furorem*, μελαγχολίαν *illi vocant.* » C'est ainsi, écrit-il encore, « que nous entendons la fureur d'Athamas, d'Alcméon, d'Ajax et d'Oreste, et quiconque, parmi nous, est atteint de cette maladie, se trouve privé par la loi des Douze Tables de la gestion de ses affaires : « *Qui ita sit affec-*

(1) *De divin.*, I, 34.
(2) *Phèdre.*

tus, eum dominum esse rerum suarum vetant Duodecim Tabulæ (1). »

Ainsi, sous le nom de mélancolie, les anciens ont compris également toute espèce de délire triste, chronique, à forme expansive ou oppressive. Le rôle attribué à la bile et à ses qualités explique suffisamment la confusion que nous signalons.

Galien regardait comme appartenant au délire chronique et par conséquent à la manie et à la mélancolie, les deux aphorismes suivants :

« Chez les gens atteints de folie (τοῖσι μαινομένοισι), l'apparition de varices et d'hémorrhoïdes enlève la maladie (2). »

« Dans les maladies mélancoliques (τοισι μελαγχολικοῖσι νουσῆμασιν), les déplacements de l'atrabile font craindre des maladies de ce genre : l'apoplexie, le spasme, la folie (μανιην), la cécité (3). »

Quelques lignes avant l'énoncé de cette dernière proposition, Hippocrate avait dit : « Les délires gais sont moins dangereux que les délires sérieux (4). »

La remarque, il nous semble, est ici générale; elle ne s'applique pas plutôt à la manie comparée à la mélancolie qu'à la phrénitis. Nous montrerons, en son lieu, que cette affection comportait, en effet, deux variétés : « *Aliam cum risu atque puerili saltatione, aliam cum mœrore atque exclamatione, vel silentio aut timore* (5). »

« Dans la folie (ἐπὶ μανίη), lit-on encore, dysenterie, hydro-

---

(1) *Tusc.*, liv. III, § 5.

(2) *Aph.* 6ᵉ, sect. 21. Voici la même indication appliquée à la mélancolie. Dans la mélancolie (τοῖσι μελαγχολικοῖσι) et dans les maladies des reins l'apparition d'hémorrhoïdes est favorable. (*Aphor.* 6ᵉ, sect. 11.)

(3) *Aph.* 6ᵉ, sect. 56.

(4) *Aph.* 6ᵉ, sect. 53.

(5) Cœlius Aurelianus, liv. I, chap. VII.

pisie, transport au cerveau, augures favorables (1). » Et ailleurs : « Une manie (εκ μανίης) peut se déposer en un rhume avec toux (2). »

Dans le langage hippocratique, un dépôt signifiait : « ce qui, par rapport à une affection, survenant après, guérit, et survenant avant, prévient (3). » C'était, en définitive, une crise. Il n'est pas rare, effectivement, et Esquirol nous l'apprendra lui-même, de voir certaines maladies incidentes apporter un terme aux formes curables de la folie. La guérison n'est certaine, dit ce grand maître, que lorsqu'elle a été signalée par quelque crise sensible (4).

CHAPITRE IV.

De la mélancolie.

(De μέλας, noir, et χολή, bile.)

Hippocrate, observe Galien, paraît avoir ramené sous deux chefs tous les symptômes propres à la mélancolie : la crainte et la tristesse. Il en trouvait, sans doute, la preuve dans cet aphorisme : « Quand la crainte ou la tristesse persistent longtemps, c'est un état mélancolique (5). »

Nous ferons suivre cet aphorisme de la sentence, si souvent citée, des *Prénotions coaques* : « La diarrhée fait cesser la leucophlegmasie; saisis d'un découragement silencieux et

(1) *Aph.* 7ᵉ, sect. 5.
(2) *Coaq.*, sect ii, 474.
(3) *Épid.*, liv. II, 3ᵈ, sect. 23.
(4) Tome I, p. 81.
(5) *Aph.* 6ᵉ, sect. 23.

fuyant les hommes, ces malades sont sujets à se consu-
mer (1). »

Un traducteur d'Hippocrate, Duret, ayant supprimé le premier membre de cette phrase et fait du second une proposition
isolée, a reproduit ainsi cette dernière : « *Abjectio animi taci-
turna et solitudo quœsita, ipsœ sui per se auctores, et modicœ,
melancoliam ostendunt.* »

La pensée de l'auteur grec, rendue de la sorte, devenait
explicite et devait nécessairement attirer l'attention, au point
de vue mental. Voici comment Gardeil renchérissant encore
sur l'interprétation de Duret, s'exprime à son tour : « La tristesse avec taciturnité, l'amour de la solitude avec l'envie de se
suffire à soi-même, sont des signes de mélancolie, ou plutôt
c'est la mélancolie elle-même. »

Arétée, en parlant de la leucophlegmasie, fait aussi mention
des phénomènes moraux dont cette affection s'accompagne.
Les anciens entendaient par là une espèce d'anasarque. Les
leucophlegmatiques, suivant le médecin de Cappadoce,
dorment peu ; ils ont le sommeil lourd, sont inquiets, sans
courage, et néanmoins très-attachés à la vie et pleins
d'espoir (2).

Ces indications, malgré la tendance qu'elles accusent, ne
sont pas, toutefois, assez précises pour qu'on puisse les ratta-
cher sans hésitation à la forme mélancolique. Toutes les
maladies de longue durée offrent de ces alternatives d'espérance et de crainte qui ne comportent, en réalité, aucune
signification particulière.

Dans l'école de Cnide, comme nous l'avons dit, on s'appe-
santissait beaucoup plus que dans celle de Cos, sur la des-

____

(1) *Coaq.*, 472.
(2) Arétée, *Malad. chron.*, liv. II, chap. i.

cription de l'état morbide. Un tableau de la mélancolie, extrait du deuxième livre des *Maladies*, appuie cette assertion :

« Souci, maladie difficile : le malade semble avoir, dans les viscères, comme une épine qui le pique ; l'anxiété le tourmente ; il fuit la lumière et les hommes, il aime les ténèbres ; il est en proie à la crainte ; la cloison phrénique fait saillie à l'extérieur ; on lui fait mal quand on le touche ; il a peur ; il a des visions effrayantes, des songes affreux, et parfois il voit des morts. La maladie attaque d'ordinaire au printemps (1). »

L'altération du cerveau, dans les idées anciennes, selon qu'elle était déterminée par la pituite ou par la bile, avait des signes caractéristiques différents. « Les fous, par l'effet de la pituite, sont paisibles et ne crient ni ne s'agitent ; les fous, par l'effet de la bile, sont criards, malfaisants, toujours en mouvement (2). » Hippocrate ajoute : « Si le patient est en proie à des craintes et à des terreurs, cela provient du changement qu'éprouve le cerveau. La crainte l'assiége jusqu'à ce que la bile rentre dans les veines et dans le corps. D'autre part, le patient est livré à des tristesses et à des angoisses sans motif, quand le cerveau se refroidit et se contracte contre son habitude ; c'est là un effet de la pituite (3). » D'où il suit que l'auteur du traité de la *Maladie sacrée* admettait deux espèces de folie avec tristesse : l'une où il ne se manifeste pas d'excitation, et l'autre où cet état général est, à divers degrés, le principal caractère de la maladie (4).

---

(1) *Des maladies*, liv. II, § 72.

(2) *Maladie sacrée*, § 15.

(3) *Loc. cit.*

(4) Le mot de μελαγχολικος comme celui de μαινόμενος était quelquefois employé dans le sens de folie aiguë. Exemple : Dans la mélancolie (τοῖς μελαγχολικοῖς) avec des accidents de phrénitis, l'apparition d'hémorrhoïdes est favorable (*Crises*, § 41).

On rapportait également à la pituite, le cerveau contracté et refroidi, une autre lésion de l'intelligence : « Cette affection produit encore la perte de la mémoire. Ce sont, au contraire, des cris et des clameurs que le patient pousse la nuit, si le cerveau s'échauffe subitement. Cet échauffement survient chez les bilieux et non chez les phlegmatiques (1).

Les traits de la mélancolie sont très-accentués dans un passage curieux du traité du *Régime*. Après s'être livré à des considérations générales sur la composition des êtres vivants, sur les âges, les sexes, la santé du corps, l'auteur se demande en quoi consiste celle de l'esprit. Elle dériverait, selon lui, ainsi que ses altérations, des divers mélanges de l'eau et du feu, du sec et de l'humide. « Dans les combinaisons, dit-il, où le feu est encore plus surmonté par l'eau existante, on a des gens qui sont dits par les uns insensés (ἀφρονὰς), par les autres étonnés (ἐμβρόντητους, de ἐμβρόντητος, qui est frappé de stupeur, qui a l'esprit aliéné). La folie (μανίη) de ces gens a un caractère de lenteur ; ils se plaignent sans que personne les afflige ou les batte ; ils craignent ce qui n'est pas à craindre, ils se tourmentent de ce qui n'a rien de tourmentant, et ne sentent véritablement rien comme sent un homme sain (2). »

Il ne faut pas quitter ce passage sans s'arrêter sur un des symptômes assignés à la mélancolie par l'auteur hippocratique : la stupeur. C'est un signe d'une haute importance et sur lequel l'attention a été fixée surtout dans ces derniers temps.

Plusieurs phénomènes appartenant à cette maladie ont été retracés encore dans des histoires particulières, entre autres, au cinquième livre des *Épidémies* :

« L'affection de Nicanor : — quand il se lançait à boire, la

(1) *Maladie sacrée*, § 15.
(2) *Du régime*, liv. I, § 35.

joueuse de flûte l'effrayait ; entendait-il dans un festin les premiers sons de la flûte, des terreurs l'obsédaient. Il disait pouvoir à peine se contenir quand il était nuit ; mais de jour, il entendait cet instrument, il n'éprouvait aucune émotion. Cela lui dura longtemps (1). »

« Damoclès, qui était avec lui, paraissait avoir la vue obscurcie et le corps tout relâché ; il n'aurait passé, ni près d'un précipice, ni sur un pont, ni par-dessus le fossé le moins profond ; mais il pouvait cheminer dans le fossé même. Cela lui arriva pendant quelque temps (2). » Les exemples de ces sortes de paniqnes sont assez communs.

Galien acceptait, à ce qu'on pourrait croire, l'aphorisme suivant, comme une vérité scientifique (3) : « Les mélancoliques deviennent d'ordinaire épileptiques, et les épileptiques mélancoliques ; de ces deux états, ce qui détermine l'un de préférence, c'est la direction que prend la maladie : si elle se porte sur le corps, épilepsie ; si, sur l'intelligence, mélancolie (4). »

Que les malades atteints d'épilepsie deviennent mélancoliques, comme Arétée l'a écrit après Hippocrate, il n'y a rien là qui surprenne, la folie compliquant souvent l'épilepsie ; mais que les mélancoliques deviennent épileptiques, cela est plus difficile à expliquer. L'auteur hippocratique veut-il dire que la mélancolie prolongée amène quelquefois des attaques convulsives? Ou bien, des exemples de paralysie générale à forme mélancolique au début, auraient-ils déjà frappé l'observation attentive? Toutes les conjectures sont autorisées. D'autre

(1) *Épid.*, liv. V, § 82.
(2) *Loc. cit.*, § 83.
(3) Galien. *Des lieux affectés*, III, 10.
(4) *Épid.*, liv. VI, § 31.

part, la phrénitis, avec complication d'accès épileptiformes, peut commencer par un délire triste.

Quant au pronostic de la mélancolie, Hippocrate ne rangeait point cette affection parmi les maladies mortelles, tandis que l'issue de la phrénitis lui paraissait toujours incertaine (1).

Il regardait l'automne comme la saison la plus favorable au développement de ce genre d'insanité (2).

§ I.

La mélancolie, suivant l'acception qu'on donne à ce mot dans le langage vulgaire (disposition à la tristesse, amour de la solitude), était séparée, dans l'antiquité comme de nos jours, de la folie confirmée, ainsi qu'en témoignent les lettres relatives à la maladie de Démocrite. « Ce ne sont pas seulement les aliénés, y est-il dit, qui recherchent les antres et le calme, ce sont aussi les contempteurs des choses humaines. Quand l'esprit fatigué veut reposer le corps, il va dans les lieux tranquilles, et là, éveillé dès le matin, il considère en lui-même le champ de la vérité, où n'est ni père, ni mère, ni femme, ni enfants, ni fortune, ni rien de ce qui cause l'agitation. Les habitants de ce lieu sont les arts, toutes les vertus, les dieux, les démons, les conseils, les sentences. Le ciel immense y a sa couronne d'astres toujours en mouvement. Peut-être Démocrite y est-il déjà transporté par la sagesse, et, ne voyant plus ceux de la ville en raison d'un si lointain voyage, il est taxé de folie, parce qu'il cherche la solitude (3). »

Tel est le discours que la légende met dans la bouche d'Hippocrate, appelé au secours du philosophe d'Abdère. Nous ne

---

(1) *Des maladies*, liv. I, § 3.
(2) *Épid.*, liv. VI, 2ᵉ sect., § 11. — *Des airs, des eaux et des lieux*, § 10.
(3) *Lettres*, § 12.

rechercherons pas la valeur des critiques dont ces lettres ont été l'objet, nous bornant à faire remarquer l'intérêt qu'elles présentent.

§ II.

Le suicide est fréquent dans la mélancolie. Il s'offre sous divers aspects.

Au point de vue philosophique, s'il a joui, en Grèce, d'une sorte d'immunité et a été regardé même comme une action pleine de grandeur en quelques circonstances, il était, dans une foule d'autres, énergiquement répudié.

Platon, en ses *Lois* (1), dit Montaigne, « ordonne sépulture ignominieuse à celuy qui a privé son plus proche et plus amy, sçavoir est soy-mesme, de la vie et du cours des destinées, non contraint par jugement publicque, ny par quelque triste et inévitable accident de la fortune, ny par une honte insupportable, mais par lascheté et foiblesse d'une âme craintive » (2).

Quoi qu'il en soit, l'apologie de la mort volontaire est familière aux livres des Grecs. Et si chez eux, comme plus tard chez les Romains, il était défendu de s'ôter la vie après un crime, soit par l'effet du remords, soit par la crainte des châtiments, hors ces cas déterminés, une assez grande liberté était laissée dans l'appréciation des motifs. Plusieurs philosophes, et dans ce nombre des chefs d'école, Speusippe, Arcésilas, Carnéade, Diogène, se donnèrent la mort. Telle fut aussi la fin de Démocrite (3).

Diogène de Laërte rapporte que Zénon de Cittium, ayant

---

(1) Platon, liv. IX.

(2) Montaigne, édit. Louandre, liv. II, chap. 3.

(3) *..... Democritum postquam matura vetustas*
  Admonuit memorem motus languescere mentis,
  Sponte sua letho caput obvius obtulit ipse. (Lucrèce, liv. III.)

fait une chute et s'étant cassé le doigt, frappa la terre de sa main en s'écriant : « *En adsum, quid me urges, precor ?* » Et il se tua tout aussitôt. Le suicide découlait comme une conséquence naturelle de la doctrine stoïcienne, si élevée et si noble que fût cette philosophie. On sait la sentence favorite de Rome, au temps des empereurs : « *Mori licet cui vivere non placet.* » Les épicuriens n'étaient pas plus sévères. Mais c'est du suicide morbide, et non de la mort libre et volontaire qu'il s'agit.

La mélancolie suicide, à l'état aigu, a été assez bien caractérisée dans cet exemple : « Parmeniscus était pris, même antécédemment, de découragement et d'un désir de quitter la vie ; puis, derechef, bon courage. Se trouvant à Olynthe, en automne, il était saisi d'aphonie, gardant l'immobilité et s'efforçant d'articuler quelques mots qu'il commençait à peine ; et, s'il commençait à articuler quelques paroles, derechef, il perdait la voix. Tantôt il avait du sommeil, tantôt de l'insomnie, une agitation silencieuse, de la jactitation, avec sa main appuyée sur les hypochondres, comme s'il y souffrait ; tantôt, tourné vers la muraille, il gisait, se tenant en repos. Jamais de fièvre, bonne respiration ; finalement, il dit reconnaître les personnes qui entraient ; quant à la soif, tantôt il ne buvait pas pendant une journée entière et une nuit, même quand on lui offrait à boire ; tantôt, saisissant soudainement le vase, il avalait toute l'eau. Urine épaisse, jumenteuse. Vers le quatorzième jour, la maladie cessa (1). »

Dans cette observation, assez étendue, apparaissent différents symptômes que nous n'avons point rencontrés encore et qu'il est utile de relever : découragement, envie de mourir, mutisme, immobilité, apyrexie. [Ces traits sont, en effet,

____

(1) *Epid.*, liv. VII, § 89.

les phénomènes les plus accusés de cette forme particulière de l'aliénation mentale.

« Aux gens tristes, malades et qui veulent s'étrangler, lit-on autre part, faites prendre le matin en boisson la racine de mandragore, à une dose moindre qu'il ne faudrait pour causer du délire (1). » Cette citation permet d'établir, premièrement, qu'un traitement spécial avait été institué, au moins par quelques praticiens, dans la mélancolie suicide ; secondement, que les propriétés curatives et toxiques de la mandragore étaient, dès cette époque, parfaitement connues.

Hérodote a rapporté un cas de suicide qu'il est curieux de rapprocher des précédents pour en montrer la différence.

« Cléomènes, roi de Lacédémone, ayant été, dit le vieil historien, rappelé à Sparte, y fut à peine arrivé, qu'il tomba dans une frénésie, mal dont il avait déjà eu précédemment quelques légères attaques. En effet, s'il rencontrait un Spartiate en son chemin, il le frappait au visage de son sceptre. Des parents, témoins de ses extravagances, l'avaient fait lier dans des entraves de bois. Mais, un jour, se voyant seul avec un garde, il lui demanda un couteau ; celui-ci le refusa d'abord, mais d'autant plus intimidé par ses menaces que c'était un ilote, il lui en donna un. Cléomènes ne l'eut pas plutôt reçu, qu'il commença à se déchirer les jambes dans toute leur longueur et en couper les chairs. Des jambes, il passa aux cuisses, des cuisses aux hanches, aux côtes ; enfin, étant parvenu au ventre, il se le coupa et mourut de la sorte. La plupart des Grecs attribuent cette maladie à une offense envers les dieux (2). »

Les caractères propres à ce suicide ne permettent pas non plus de confondre l'affection à laquelle il se rattache avec

____

(1) *Des lieux dans l'homme*, § 39.
(2) Hérodote, liv. VI, ch. 75. Trad. Larcher.

l'espèce de manie dont parle Arétée, et qui portait les patients à faire des incisions sur diverses parties de leur corps, puisque ces derniers, comme certaines sectes idolâtres, étaient persuadés qu'en agissant ainsi, ils étaient agréables aux dieux. C'était un acte de religieuse superstition qu'ils accomplissaient, et auquel ils étaient poussés par l'ivresse et des excitations de toute sorte. Arétée, dans le passage que nous invoquons (1), a voulu, sans nul doute, faire allusion aux fêtes de Bacchus, aux Dionysies et aux Bacchanales, dont il a été question plus haut.

Ces fanatiques excentricités avaient cours également parmi les prêtres de Baal qui, dans quelques-unes des cérémonies de leur culte, et tout en poussant de grands cris, se découpaient les chairs avec des couteaux et des lancettes, jusqu'à ce qu'ils fussent couverts de sang (2).

§ III.

Il est une espèce de mélancolie, décrite sous le nom de *lycanthropie*, et qu'Hérodote a mentionnée : « Certains peuples, tels que les Neures passaient, dit-il, pour être adonnés à la lycanthropie (3). » Cette croyance était répandue dans l'Arcadie, au dire de Platon (4). Galien confirmera plus tard ce témoignage en faisant remarquer que les lycanthropes ou cynanthropes étaient, suivant la médecine antique, des fous qui

(1) Arétée, *Malad. chron.*, liv. I, chap. VI.

(2) *Rois*, liv. III, chap. XVIII, § 28.

(3) Liv. IV, ch. CV. — Peuple au nord de la Scythie. On accuse ces hommes dit Hérodote, d'être magiciens : les Scythes et les Grecs établis en Scythie affirment qu'une fois par an chacun des Neures devient loup pendant quelques jours et reprend ensuite sa forme.

(4) *Resp.* VIII, § 16.

sortaient la nuit pour violer les tombeaux (1). Ces malades deviendront des loups-garous dans le moyen âge. Les uns et les autres assouvissaient sur le premier venu, leur rage sanguinaire. L'art de composer certaines préparations narcotiques, en usage chez eux, remonte à une très-haute antiquité, et les sorciers agiront sur les âmes faibles et crédules de leur temps, d'après les mêmes procédés que les magiciens.

Ainsi qu'Esquirol l'a écrit, les lycanthropes, selon les observations recueillies dans les xv° et xvi° siècles, fuyaient leurs semblables, vivaient dans les bois, les cimetières et les vieilles ruines, courant les campagnes pendant la nuit et poussant des hurlements. Ils laissaient croître leur barbe et leurs ongles et se confirmaient ainsi dans leur déplorable conviction en se voyant couverts de longs poils et armés de griffes. Dominés par le besoin ou subjugués par une atroce férocité, ils se précipitaient sur les enfants, les déchiraient et les dévoraient (2). L'illustre aliéniste cite, à ce propos, le nom d'un loup-garou du xvi° siècle, Roulet, qui déclara, après son arrestation, que lui, son frère et un cousin subissaient une métamorphose, après s'être frottés avec un onguent spécial, et qu'alors ils couraient les champs ensemble et mangeaient les enfants.

La science et l'histoire ont consigné bon nombre d'exemples de cette superstition qui a traversé, pour ainsi dire, les siècles sans s'altérer. Nabuchodonosor en serait le type le plus saillant comme il en est devenu le plus vulgaire. Ce roi, orgueilleux et cruel, « perdit son royaume, dit l'Écriture, et sa gloire lui fut ôtée. » Une voix du ciel lui avait dit : « Vous serez chassé de la compagnie des hommes ; vous habiterez

____

(1) Édit. Kuhn, t. XIX, p. 719.
(2) Tome I, p. 521.

avec les animaux et avec les bêtes farouches ; vous mangerez du foin comme un bœuf ; et sept *temps* passeront sur vous, jusqu'à ce que vous reconnaissiez que le Très-Haut a un pouvoir absolu sur les royaumes des hommes et qu'il les donne à qui il lui plaît (1). » La prédiction, ajoute l'Écriture, s'accomplit.

Souvent les aliénés entendent des voix venant du ciel et ils disent que Dieu leur parle, tandis que le bruit dont ils sont frappés est tout simplement le résultat d'une hallucination. Sans trop chercher à expliquer ce que ressentit le roi de Babylone, on conçoit, par le fait seul des hallucinations, combien le surnaturel de l'histoire peut facilement s'effacer, dans certains cas, devant des rapprochements empruntés aux phénomènes singuliers et bizarres de l'aliénation mentale.

La poésie fabuleuse a puisé aussi, dans des faits de ce genre, quelques-unes de ses conceptions les plus saisissantes. La folie des filles de Prœtus appartenait à la zoanthropie. Elles se croyaient changées en génisses (2). Mélampe ou, suivant d'autres, Esculape, les guérit.

§ IV.

Tous les auteurs, Esquirol lui-même, ont, à propos de la mélancolie, parlé de la maladie des Scythes, dont il est question dans le traité *des Airs, des Eaux et des Lieux*. Le sujet est des plus intéressants et il a trop vivement excité la curiosité, au point de vue critique, pour être passé sous silence. « L'habitude d'être toujours à cheval rendant les Scythes impuissants, ils se crurent changés en femmes, » dit Esquirol (3). Voici les

(1) Daniel, chap. IV, § 29.
(2) *Prœtides implerunt falsis mugitibus agros.* (Virg., *Egl.* VI, v. 48.)
(3) Tome I, p. 403.

paroles d'Hippocrate : « Il faut ajouter que l'on trouve , parmi les Scythes, beaucoup d'hommes impuissants ; ils se condamnent aux travaux des femmes et parlent comme elles. On les nomme *efféminés*. Les indigènes attribuent la cause de cette impuissance à la divinité ; ils vénèrent cette espèce d'hommes et les adorent, chacun craignant pour soi une pareille affliction (1). » Hérodote fait allusion à la même maladie dans le passage suivant : « Vénus infligea aux Scythes, qui pillèrent son temple d'Ascalon, et à leurs descendants, la *maladie féminine;* c'est du moins à cette cause qu'ils attribuent leur maladie, et les voyageurs qui vont en Scythie peuvent voir comment sont affectés ces malades que les Scythes appellent ἐναρέες (2). » M..Littré nous apprend que des explorateurs modernes ont constaté, à peu près dans les mêmes contrées, des phénomènes semblables; et, à cet égard, il emprunte des considérations intéressantes à un auteur allemand du nom de Reineggs : « Quand, écrit ce dernier, en parlant des Tartares Nogais, une débilité incurable, effet, soit de la maladie, soit de l'âge, survient chez les hommes, la peau de tout le corps se ride, ils perdent le peu de barbe qu'ils ont, ils deviennent inhabiles au coït et tous leurs sentiments et leurs actions cessent d'être des sentiments et des actions d'un homme. En cet état, ils fuient la société masculine, demeurent parmi les femmes et en prennent les habillements (3). »

Diverses interprétations ont été formulées, au sujet de cette singulière affection. Il en est deux surtout dont l'autorité se contre-balance : la première assimile la maladie féminine d'Hérodote (νοῦσος θήλεια) à la pédérastie. Cette expression tou-

---

(1) *Des airs, des eaux et des lieux,* § 22.
(2) Liv. I, c. 105.
(3) *Des airs, des eaux et des lieux,* argument, t. II, p. 6. Édit. de M. Littré.

tefois désignerait plus particulièrement les hommes que les Latins appelaient *pathici*.

Doit-on, en adoptant cette manière de voir, admettre avec quelques critiques que la maladie féminine soit une affection dérivant de l'abus des jouissances sexuelles? Ou n'est-ce pas plutôt un vice acquis, un genre de débauche, une expression spéciale et *sui generis* de la lubricité?

Cette espèce d'hommes, *pathici, molles, subacti*, ανδρογύνοι, μαλθακοί, sont comparés par Cælius Aurelianus aux femmes tribades, ainsi nommées « *quod utramque venerem exerceant, mulieribus magis quàm viris misceri festinant et easdem invidentia penè virili sectantur* (1). » Cet état honteux est regardé, en définitive, par Cælius, comme une maladie de l'esprit : « *est malignæ ac fœdissimæ mentis passio*, » opinion qui était aussi celle de son maître Soranus.

Dans la seconde interprétation de la maladie féminine, celle-ci se réduirait tout simplement à une espèce particulière de mélancolie. C'est celle de Sauvages (*melancolia Scytharum*), d'Esquirol et d'autres médecins spécialistes. L'explication étiologique d'Hippocrate s'adapterait sans trop d'efforts à cette dernière appréciation. Le médecin de Cos l'attribuait à l'équitation qui, presque continuelle chez les riches et chez les puissants, déterminait la formation d'engorgements dans les articulations ou une atrophie des testicules, ainsi que le fait pourrait s'induire de la maladie qu'a décrite Larrey et qui sévit sur l'armée d'Égypte (2). Cette cause, suivant le texte hippocratique, ne serait toutefois qu'indirecte : l'impuissance serait due à l'insuccès du traitement employé (3). Après

---

(1) Cælius Aurelianus, *Morb. chron.*, chap. IX.

(2) Larrey, *Mémoires*, t. II, p. 62.

(3) On croyait, dans l'antiquité, qu'il y avait derrière les oreilles des veines qu'on ne pouvait couper sans détruire, chez l'homme, la puissance virile.

deux ou trois tentatives inutiles, les hommes atteints de cette dégénération physique confessaient leur déchéance, convaincus qu'ils subissaient ainsi la vengeance d'un dieu. Ils se mêlaient alors avec les femmes, en prenaient les mœurs et s'occupaient des mêmes travaux.

Cette affection était éminemment patricienne; les pauvres, dit-on, en étaient exempts.

En quoi consistait-elle réellement? Il est difficile de se prononcer dans de telles questions. Tel est l'avis de M. Littré et c'est aussi le nôtre.

§ V.

L'érotomanie a existé de tout temps de même que le besoin d'aimer et la tendance à la rêverie qui se montre dans l'adolescence, besoin moral dont l'érotomanie n'est, d'ailleurs, qu'une perversion. Mais est-ce bien l'érotomanie qui se trouve en cause dans le petit traité des *Maladies des jeunes filles*? La manie ou la mélancolie hystérique ne formerait-elle pas plutôt le fond du tableau? Nous croyons, quant à nous, cette opinion la plus probable.

L'analyse de ce traité peut être renfermée dans quelques mots. L'auteur débute par des considérations sur la maladie sacrée (1). Il signale les hallucinations de la démonomanie, les frayeurs qui les accompagnent et les suicides que souvent elles déterminent. Au moment de la puberté, et surtout lors de la première éruption des règles, une révolution s'opère, expose-t-il, dans l'économie. Des besoins nouveaux se manifestent, lesquels, s'ils ne sont satisfaits, amènent, chez quel-

______

(1) On appelait aussi la mélancolie amoureuse *passion divine*, comme venant de ce petit dieu, dit Dulaurens, que les poëtes ont tant chanté. (*Des maladies mélancoliques.*)

ques jeunes filles, des désordres nerveux particuliers. Elles voient des démons qui les tourmentent, soit le jour, soit la nuit, soit continuellement. Parfois, il survient de la fièvre, le cerveau se prend ; alors envie de tuer, appréhensions, frayeurs, désir de la mort. « La malade dit des choses terribles. Les visions lui ordonnent de sauter, de se jeter dans les puits, de s'étrangler comme étant meilleur et de toute sorte d'utilité. Quand il n'y a pas de visions, il y a un certain plaisir qui fait souhaiter la mort comme quelque chose de bon (1). » Revenues à la santé, ces malades consacrent à Diane une foule d'objets précieux sur l'ordre des devins qui les trompent.

L'établissement des règles faisait disparaître cette affection à laquelle seraient sujettes également, parmi les femmes mariées, celles qui sont stériles. On considérait le mariage comme le remède le plus salutaire.

L'hystérie, en tant que névrose, avait été distinguée déjà de l'épilepsie. « Quand la matrice est au foie et aux hypochondres, lit-on dans le traité des *Maladies des femmes*, et produit la suffocation, le blanc des yeux se renverse, la femme devient froide, même quelquefois livide, et ressemble aux épileptiques (2). » Et plus loin : « Parfois une suffocation violente saisit la malade ; ténèbres devant les yeux, vertige, vu que la purgation remonte et se porte en haut. Chez la femme dont le corps est en mauvais état, les règles sont mauvaises ; chez celles dont le corps est plein, elles sont plus abondantes ; en ce cas, si les règles bilieuses sont supprimées, il survient des défaillances, de l'inappétence parfois, de la jactitation, de l'insomnie ; la malade a de fréquentes éructations ; elle ne veut

---

(1) *Des maladies des jeunes filles.*
(2) *Des maladies des femmes*, liv. I, § 7.

pas marcher, elle est découragée, ne paraît pas voir, et est en proie à la crainte (1). »

Des symptômes convulsifs analogues avaient été signalés pendant la grossesse. « Une femme enceinte est saisie de suffocation subite. L'enfant se dirige vers le foie et les hypochondres. La femme perd la parole, le blanc des yeux se renverse et elle souffre tout ce que j'ai dit qu'éprouve une femme suffoquée par la maladie (2). »

Remarquons ici que l'hystérie avait été rattachée par les anciens à la théorie des déplacements de l'utérus et attribuée à la matrice, se portant tantôt à la tête, tantôt aux hypochondres, au foie, aux côtes, etc., etc., suivant les accidents qui se produisaient.

L'auteur hippocratique, dans la description de la maladie des jeunes filles, ne parle point des idées fixes, et concentrées sur un seul objet. C'est qu'en effet, dans les spasmes nerveux proprement dits, ce genre d'idées est extrêmement rare, l'idée fixe étant morale et tenant à une conception qui ne se dévoile que tardivement. Ici, en général, il y a diffusion du délire par suite de la mobilité des impressions, mobilité qui résulte de l'état physique, lequel comporte une diversité marquée de symptômes.

Les idées fixes n'avaient pas toutefois échappé à l'observation des anciens, et le suicide en était dans la mélancolie amoureuse un des signes révélateurs. Cette forme de l'aliénation est l'érotomanie d'Esquirol. Qui ne connaît l'histoire de Sapho? Repoussée de Phaon, elle se précipite dans la mer. Le saut de Leucade était la suprême et dernière ressource des amants malheureux. Suivant la légende, ceux qui échappaient à la mort étaient guéris de leur amour.

(1) *Loc. cit.*, liv. I, § 8.
(2) *Loc. cit.*, § 32.

Cadmus de Milet, suivant Suidas, aurait décrit longuement la mélancolie amoureuse. On lit, d'autre part, dans Plutarque que cette maladie, avec le suicide pour terminaison, régna épidémiquement à Milet, ville ancienne et célèbre de l'Asie Mineure. La guerre tenant les hommes éloignés, les jeunes filles et les jeunes femmes devenaient folles et se pendaient. Par une inspiration qui prouve une grande sagesse et une profonde connaissance du cœur, le sénat ordonna que le corps des suicidées serait exposé nu sur la place publique. La crainte d'une pareille exhibition fut un remède souverain, et la contagion cessa.

§ VI.

Il y a d'évidentes affinités entre la mélancolie et l'hypochondrie. Différents symptômes sont communs à ces affections, de sorte qu'il est, en quelques cas, difficile de savoir précisément à laquelle de ces névroses appartiennent certaines descriptions ; car, suivant la remarque de Galien : « les affections dites hypochondriaques et flatulentes se distinguent par des abattements mélancoliques. »

Néanmoins, les deux passages qui suivent ont été rattachés généralement à l'hypochondrie : « Maladie dite desséchante : pour le patient, il est également insupportable d'être à jeun ou d'avoir mangé. Quand il est à jeun, les viscères gargouillent, il a de la cardialgie et il vomit, de temps à autre, des matières diverses, bile, salive, pituite, humeurs âcres ; après le vomissement, il est plus à l'aise pour un peu de temps. A-t-il mangé ? Il lui vient des rapports, il est en feu et croit sans cesse aller copieusement à la selle ; mais, quand il se met sur le siége, il ne rend que des gaz. La tête est douloureuse. Le corps entier est comme piqué d'une aiguille, tantôt dans un endroit, tantôt dans un autre. Les jambes sont malades et faibles. Le malade maigrit et s'affaiblit (1). »

Et plus loin : « Maladie ructueuse ; une douleur aiguë se fait sentir ; le malade souffre beaucoup ; il a de la jactitation ; il crie ; il a de fréquentes éructations, et après les éructations, il se sent plus à l'aise. Souvent aussi, il vomit une gorgée de bile. La douleur, partant des viscères, gagne le ventre et les flancs ; à ce point, il se sent mieux ; le ventre se météorise, devient dur, fait du bruit ; ni gaz ni selles ne sont rendus (2). »

Galien fait observer, d'ailleurs, que la même maladie a été décrite par Dioclès de Caryste, dans un livre ayant pour titre : *Affection, cause, traitement*. Dioclès, selon toute vraisemblance, vivait du temps d'Aristote, c'est-à-dire sous Alexandre, et il mérita des Athéniens le surnom de second Hippocrate. Voici ses propres expressions : « Il existe une affection de l'estomac, différente des précédentes (la mélancolie et l'épilepsie) : les uns l'appellent mélancolique, les autres flatulente. Elle est accompagnée après les repas, quand surtout les aliments sont de digestion difficile et de nature à causer des ardeurs, de crachements humides, abondants, d'éructations aigres, de vents, de chaleur dans les hypochondres, de fluctuation, non pas immédiatement, mais un peu après l'ingestion des aliments. Parfois aussi surviennent de violentes douleurs d'estomac qui se propagent jusqu'au dos (3). »

Galien a reproché à Dioclès d'avoir omis, dans les symptômes énumérés, les plus essentiels de toute la série, pour caractériser la mélancolie et l'affection flatulente et hypochondriaque, c'est-à-dire la crainte et l'abattement. Il s'étonne

---

(1) *Des maladies*, liv. II, § 66.
(2) *Loc. cit.*, § 69.
(3) Galien, *Des lieux affectés*, liv. III, chap. x.

qu'en recherchant la cause des autres phénomènes, Dioclès n'ait pas expliqué celle de la lésion de l'intelligence. « C'est, cependant, dit le médecin de Pergame, une question qui mérite examen. »

Les explications, pas même celles de Galien, ne sont, hélas ! complètes et satisfaisantes dans ces sujets obscurs, et lui-même aurait dû se souvenir de cette pensée qu'il prête à Dioclès, qu'on ne doit pas écouter ceux qui prétendent pouvoir rendre raison de tout.

CHAPITRE V.

De l'épilepsie.

L'épilepsie est, de toutes les affections nerveuses, celle qui se trouve incontestablement étudiée avec le plus de soin dans la collection hippocratique ; elle est celle aussi qui avait dû le plus vivement frapper l'imagination. Quel médecin ne connaît l'admirable livre de la *Maladie sacrée* ? Si un tel ouvrage était encore à caractériser, nous dirions que c'est, tout à la fois, une satire du charlatanisme, un traité de psychologie et une monographie médicale. Hippocrate s'y élève avec indignation contre ceux qui, soit superstition, ignorance ou calcul, persistent à convertir une affection tout humaine en une malédiction toute divine.

A cette époque, en effet, l'épilepsie était considérée comme une punition infligée à l'homme par les dieux. Selon la nature des cris poussés par les épileptiques, on les disait possédés de Cybèle, de Saturne, d'Apollon, de Diane ou d'autres divinités.

La philosophie du temps n'était pas, on le sait, étrangère à ces croyances : des rêveries métaphysiques avaient peuplé l'air de démons invisibles. Ces superstitions survivront à l'antiquité. Nul n'ignore qu'au moyen âge, et à des périodes même moins distantes de notre civilisation, le diable fut admis par de hautes intelligences comme l'auteur d'une foule de maladies; tant le surnaturel a d'empire sur les hommes !

La maladie sacrée, dit Hippocrate, ne me paraît avoir rien de plus divin ni de plus sacré que les autres ; la nature et la source en sont les mêmes ; c'est grâce sans doute à l'inexpérience, à l'attrait et à la puissance du merveilleux qu'on l'a regardée comme divine; les fièvres quotidiennes, tierces et quartes ne me semblent à aucun titre moins sacrées. « D'un autre côté, je vois des hommes saisis de transport et de délire, sans aucune cause manifeste, faire une foule d'actes insensés ; j'en vois beaucoup qui, dans le sommeil, poussent des gémissements et des cris, qui sont suffoqués, qui s'élancent, fuient au dehors, et délirent jusqu'à ce qu'ils soient réveillés; puis les voilà sains et raisonnables comme auparavant, restant néanmoins pâles et faibles, et cela non pas une fois, mais plusieurs (1). »

Hippocrate compare ceux qui, les premiers, ont attribué un caractère sacré à l'épilepsie aux magiciens, aux purificateurs, aux charlatans, tous gens « qui se font, passer pour très-pieux et pour en savoir plus que les autres. »

Presque tous les dieux furent impliqués dans cette maladie. Si l'épileptique imitait le bêlement de la chèvre, s'il grinçait des dents, et avait des convulsions du côté droit, on disait que Cybèle était la cause du mal. Poussait-il des cris forts et aigus, on le comparait à un cheval et l'on accu-

______

(1) *De la maladie sacrée*, § 1.

sait Neptune. S'il ne retenait pas ses excréments, Hécate Enodie en était l'auteur. Ses cris étaient-ils perçants comme ceux des oiseaux, Apollon Nomios avait produit le mal. S'il écumait et frappait du pied, c'était Mars. Survenait-il la nuit des terreurs, des alarmes, du délire et le malade effrayé sautait-il à bas du lit, pour courir hors de sa chambre, Hécate et les héros, au moyen de ces piéges, prenaient possession de lui (1).

Hippocrate, dans ce livre, s'applique à établir que l'épilepsie naît comme les autres maladies par hérédité, qu'elle se montre naturellement chez les phlegmatiques et n'attaque pas les bilieux. Selon lui, elle reconnaît le cerveau pour siége et pour cause la pituite.

Il n'avait point échappé à son observation pénétrante que la peur est capable de la provoquer. Mortelle chez les petits enfants ou suivie d'infirmités persistantes, elle n'estropie ni ne tue les adultes. La paralysie ou la mort en serait la conséquence chez les vieillards. Rare après l'âge de vingt ans, elle ne se manifesterait que chez des personnes prédisposées. Elle est incurable à l'état chronique, mais elle peut durer longtemps sans accidents mortels.

Les patients qui sont familiarisés avec cette maladie, remarque Hippocrate, pressentent les accès ; ils se dérobent aux regards et se retirent dans leur maison, si elle est proche, sinon, dans quelque endroit solitaire, afin que leur chute ait le moins de témoins possible. Il est des épileptiques qui prévoient effectivement leurs attaques et qui en peuvent apprécier, jusqu'à un certain point, les symptômes avant-coureurs ou immédiats. Cette règle est loin d'être absolue.

Entrons dans quelques détails.

____

(1) *Loc. cit.*

Dans la collection hippocratique, l'épilepsie prend les noms d'épilepsie, de maladie sacrée, de grande maladie, de maladie des enfants, de mal d'Hercule (1).

On la divisait, implicitement du moins, en idiopathique et en sympathique. S'il est dit, dans le traité *De morbo sacro* : « le cerveau est l'origine de cette affection, » on lit ailleurs : « les cas, où la tête est le point de départ, sont les plus fâcheux ; puis, viennent ensuite ceux du côté ; les crises provenant des pieds et des mains sont les plus susceptibles de guérison (2). » Sans faire réellement violence au texte, ne peut-on pas saisir dans ces indications l'*aura epileptica* ?

Deux sentences des *Prénotions coaques* mettent sous nos yeux ce qu'il y a de plus essentiel sur les prodromes. « Ceux qui ont des maux de tête, est-il dit dans l'une d'elles, et des bourdonnements sans fièvre, des vertiges ténébreux, de la lenteur dans la parole et de l'engourdissement dans les bras, attendez-vous qu'ils deviendront ou apoplectiques, ou épileptiques, et qu'ils perdront la mémoire (3). »

Et dans la seconde : « Chez les épileptiques, des urines ténues et crues contre l'habitude, sans réplétion, annoncent un accès, surtout si quelque douleur ou quelque spasme s'est fait sentir dans l'acromion, le cou ou le dos, ou si le corps est engourdi, ou si le patient a eu un songe plein de trouble (4). »

Ainsi, des signes précurseurs vers la tête, le thorax, les mains, les pieds, un engourdissement général, tels sont les phénomènes indicateurs notés dans la collection hippocratique.

---

(1) On attribue à Démocrite d'avoir dit que le coït est une petite épilepsie, μικρὰ ἐπιληψία.

(2) *Prorrh.*, liv. II, § 9.

(3) *Coaq.*, 2ᵉ sect., § IV, 157.

(4) *Coaq.*, 7ᵉ sect., § XXXIV, 587.

Quant aux symptômes par lesquels se caractérise l'accès, ils sont dépeints avec une fidélité dont on pourrait s'étonner : chute, convulsions soit du côté droit, soit du côté gauche ; « le sujet perd la voix et étouffe, l'écume lui sort de la bouche, il grince des dents, les mains se tordent, les yeux divergent, toute connaissance est perdue, quelquefois même il y a sortie des excréments (1). » Moins acceptable est cette proposition relative à l'issue des crises : « Si le flux est abondant et épais, la mort est immédiate, car il triomphe du sang par le froid et le coagule. » Il est rare que la mort termine brusquement un accès ; d'ordinaire, il est suivi d'accablement, de sommeil soporeux ou d'hébétude d'une durée variable. « Si le flux est moindre, les veines admettent l'air et la connaissance revient. » C'est la terminaison la plus fréquente.

Parfois l'épilepsie s'accompagne de délire, et c'est à cette complication qu'Hippocrate fait probablement allusion dans ce passage déjà rappelé : « Quand la nuit surviennent des peurs, des terreurs, des délires, des sauts hors du lit, des visions effrayantes, des fuites hors de la maison, ce sont, disent les charlatans, des assauts d'Hécate, des irruptions des héros. » Placé comme il l'est, ce paragraphe ne peut guère s'appliquer qu'à l'épilepsie.

Il est d'autres complications. Chez les petits enfants, « ou la bouche est déviée, ou bien un œil, ou le cou, ou une main. C'est un mal qui, à la longue, a de l'utilité, le sujet n'est plus exposé à l'épilepsie, une fois passée cette explosion du mal (2). » Chez les adultes, suivant le même livre, l'affection « ne cause ni la mort ni des distorsions, et l'intelligence ne se perd pas. » Dans la vieillesse, elle abrége l'existence ou

(1) *Maladie sacrée*, § 7.
(2) *Loc. cit.*, § 8.

détermine la paralysie. « Elle tue si elle s'opère des deux
côtés ; elle paralyse si elle ne s'opère que d'un seul. » Ici l'erreur est manifeste ; il s'agit évidemment d'une maladie cérébrale d'autre nature que le mal caduc, avec accompagnement
d'accidents épileptiformes.

La médecine antique, comme la moderne, s'était préoccupée
de la théorie des accès. Pour les anciens, l'attaque résultait
d'une fluxion du phlegme qui, partant du cerveau, se répandait sur certains points de l'économie. « Le sujet, disait-on,
perd la voix parce que le phlegme, descendant tout à coup
dans les veines, intercepte l'air qui n'est plus reçu, ni dans le
cerveau, ni dans les veines caves, ni dans les cavités, la respiration étant interceptée. Le malade frappe des pieds parce que
l'air est intercepté dans les membres et ne peut s'en dégager à
cause du phlegme (1). »

D'autre part, les penseurs et les praticiens de ces temps
éloignés avaient observé assez minutieusement, à travers
l'absolutisme de leurs théories, ce qui relevait de la physiologie générale et de l'hygiène. A titre d'influences modificatrices,
ils admettaient l'âge, le tempérament, la menstruation, les
saisons et les vents.

Eu égard à l'âge et au vent du midi soufflant sur une ville,
voici ce qu'on trouve dans le traité *des Airs, des Eaux et des
Lieux :* « Les enfants y sont pris de convulsions et de gêne de
la respiration, accidents que l'on pense produire le mal des
enfants, c'est-à-dire, l'épilepsie (2). » La même idée est exprimée
dans ces lignes : « Les enfants tout petits qui sont pris de
cette affection succombent, pour la plupart, si la fluxion est
considérable et que le vent souffle du midi (3). » Ce qui,

(1) *Ibid.*, § 7.
(2) *Des airs, des eaux et des lieux*, § 3.
(3) *Maladie sacrée*, § 8.

suivant nous, se rapporterait plutôt à une autre maladie du cerveau ou à une fièvre pseudo-continue avec convulsions éclamptiques qu'à l'épilepsie simple.

Quant à l'âge, nous citerons encore cet aphorisme : « L'épilepsie qui survient avant la puberté est susceptible de guérison ; mais celle qui survient à vingt-cinq ans ne finit ordinairement qu'avec la vie (1). » Une nouvelle sentence complète la même pensée, en y ajoutant d'autres considérations : « Chez les jeunes gens épileptiques, la guérison s'opère par les changements, surtout d'âge, de lieu et de genre de vie (2).

La menstruation joue un grand rôle dans l'existence de la femme, et, sous le rapport qui nous occupe, son action n'avait point été méconnue : « Il est avantageux que les flux féminins ne s'arrêtent pas ; de l'arrêt résulte l'épilepsie, je pense (3). » Or, il est constant que l'irrégularité du flux menstruel est, en général, pour le mal caduc, une cause d'aggravation et de trouble.

Relativement aux variations atmosphériques et aux saisons, les *Aphorismes* témoignent de l'influence qu'on leur accordait également dans la production de l'épilepsie. On la regardait comme sévissant habituellement dans les constitutions pluvieuses (4). « Dans le printemps, règnent les affections maniaques, mélancoliques et épileptiques. » L'été et l'automne y prédisposeraient encore plus que l'hiver (5). Toutefois « chez les personnes âgées, l'hiver est la saison la plus défavorable (6). » Rien de bien précis, du reste, n'est ressorti jusqu'à présent des tableaux faits sur ce sujet.

(1) *Aph.*, 5° sect., 7.
(2) *Aph.*, 5° sect., 45.
(3) *Coaq.*, 6° sect., § XXI, 511.
(4) *Aph.*, 3° sect., 16.
(5) *Loc. cit.*, 21, 22 et 23.
(6) *Maladie sacrée*, § 10.

Si nous passons maintenant des influences productrices ou modificatrices aux causes constitutionnelles, nous voyons figurer, dans l'étiologie hippocratique, l'hérédité, en première ligne. L'épilepsie naît, dit le vieillard de Cos, par hérédité comme les autres maladies. « Si d'un phlegmatique naît un phlegmatique, d'un bilieux un bilieux, d'un phthisique un phthisique, où est l'obstacle que la maladie, dont le père ou la mère a été affecté, n'affecte aussi quelqu'un des enfants ? (1) »

On trouve notée aussi comme cause pathologique une accumulation de liquide dans la tête. Hippocrate compare, dans ces circonstances, le cerveau de l'homme à celui des chèvres, les plus exposées, dit-il, de tous les animaux, à l'épilepsie. « Ouvrez la tête, et vous trouverez le cerveau humide, rempli d'eau d'hydropisie et sentant mauvais ; et là, vous reconnaîtrez évidemment que c'est, non pas la divinité, mais la maladie qui altère ainsi le corps (2). » Ce rapprochement est d'autant plus curieux, qu'il est le plus ancien qu'il y ait, en fait de médecine comparée.

CHAPITRE VI.

Du traitement.

« Les anciens, dit M. Maury, n'avaient pas plus saisi le caractère naturel et l'origine physique des maladies qu'ils n'avaient reconnu la constance des phénomènes de l'univers. La même idée qui leur faisait substituer, aux forces par lesquelles il est dirigé, des esprits personnels et des individualités divines, des

(1) *Maladie sacrée*, § 2.
(2) *Loc. cit.*, § 12.

démons ou des dieux, les conduisit à attribuer les maladies et le trépas à l'action surnaturelle de divinités ou de génies irrités (1). »

Nous avons montré, précédemment, sous l'influence de combien de divinités était placé le mal caduc. Une épidémie frappait-elle les populations ou une armée? Cette épidémie venait des dieux. Apollon outragé se venge ainsi d'Agamemnon devant Troie. Chaque individu avait, en outre, pour tuteur et pour guide, suivant la doctrine philosophique alors en vogue, un démon familier, personnification invisible de son individualité morale. De la nature bonne ou malfaisante de ce génie, dépendait la conduite de l'être à la destinée duquel il présidait. Cette fiction ingénieuse a eu cours dans le monde sous une autre forme et n'a point encore disparu ; combien ont, de nos jours, confiance dans leur ange gardien ! Poétique et douce illusion, d'ailleurs !

Le démon familier des anciens donnait la sagesse, mais il troublait aussi la raison.

Tout récemment, la mode tendait à faire regarder comme fous, ou du moins comme entachés d'insanité, la plupart des grands hommes, opinion plus que paradoxale. Socrate consultant son démon était un fou. Mais, comme M. Renan l'a fait judicieusement observer, si l'on part de ce principe que tout personnage historique à qui on attribue des actes que nous tenons au xixe siècle pour peu sensés ou charlatanesques a été un fou ou un charlatan, toute critique est faussée (2).

En vertu de ces nuances diverses, dans les idées prédominantes, les aliénés reçurent différents noms dans l'antiquité; on les appelait démoniaques (δαιμονιόληπτοι), possédés de Dieu

<hr>

(1) *La magie et l'astrologie dans l'antiquité et au moyen âge,* p. 256.
(2) *Vie de Jésus,* p. 267.

(θεόληπτοι), énergumènes (ἐνεργούμενοι), dans la pensée qu'un souffle divin agissait sur eux ; et de là la division de Platon en deux espèces de folies : l'une envoyée par les dieux, et l'autre ayant pour cause une altération physique. C'était un progrès déjà, et on le devait à Hippocrate.

La croyance aux divinités irritées fit naître l'idée des purifications et des sacrifices. Simple était la conséquence. Du moment que la maladie était considérée comme la punition d'un péché ou comme une intervention du démon, le meilleur médecin était nécessairement le prêtre. Mais, si des hommes de bonne foi, dans leurs superstitions, mirent en pratique ce traitement, ce furent, en général, des charlatans qui l'exploitèrent. Reconnaissons, pourtant, que l'appareil dont ce genre de moyens était accompagné, en agissant sur l'imagination d'une manière vive et profonde, dut être utile plus d'une fois.

Les purificateurs, chez les Grecs, portaient le nom de ἀπομάτριαι; chez les Latins, on les appellera *piatrices*. C'est contre leurs pratiques, qui faisaient sortir la science de sa voie, que s'éleva Hippocrate, l'origine véritable et naturelle des maladies n'ayant point échappé à son génie supérieur.

Quelles étaient ces pratiques? Il est indispensable à l'esprit et au cadre de ce travail de les indiquer en quelques mots.

Venues de l'Orient, la Grèce les adopta, et, plus tard, nous les retrouverons partout dans l'Occident.

Les affections nerveuses étant réputées surnaturelles et conduisant à cette supposition que les démons s'étaient emparés du corps des malades, le but dès lors était, au moins en apparence, de les en chasser, pour amener la guérison. « A l'aide de raisonnements appropriés, dit Hippocrate, les charlatans arrangèrent un traitement où tout était sûr pour eux, prescrivant des expiations et des incantations, défendant les bains, et divers aliments peu convenables. Ces observances, ils les imposent en vue du caractère divin du mal, se donnant l'air d'en savoir plus que les autres, et alléguant diverses causes, afin que si le malade guérit, la gloire en revienne à leur habileté, et que, s'il meurt, ils aient des apologies toutes prêtes, et puissent détourner d'eux la responsabilité du malheur et la jeter sur les dieux (1). » A défaut de morale et d'honnêteté, il faut avouer que ces anciens guérisseurs ne manquaient ni d'imaginative, ni de savoir-faire.

Un des procédés employés contre l'épilepsie consistait à purifier ceux qui en étaient atteints avec du sang et autres choses de ce genre. Les objets purifiants étaient cachés aux yeux, soit qu'on les jetât dans la mer, ou qu'on les transportât sur les montagnes, là où personne n'y pouvait toucher. Mais, s'écrie Hippocrate, il faudrait en faire offrande à la divinité, si tant est que la divinité soit en cause, ce que je ne pense pas, s'empresse-t-il d'ajouter.

La tradition rapporte que Mélampe recourut un des premiers, en Grèce, à l'emploi des purifications, dans le traitement des filles de Prœtus. Cet antique Cagliostro fut un des chefs des colonies égyptiennes. Initié aux doctrines mystiques de son pays, il passait pour l'inventeur de la divination par les charmes et les breuvages magiques. Associée à la divination, la magie lui dut ses procédés et ses artifices. S'il existait, dans le grimoire d'alors, des enchantements pour provoquer l'avortement ou empêcher la délivrance, il y en avait aussi pour expulser les mauvais esprits ; d'où, à ces derniers, le nom d'exorcismes (de ἐξορκίζω, je conjure). Les magiciens, pour tourmenter les hommes et assouvir leurs vengeances, revê-

____

(1) *Maladie sacrée*, § 1.

taient parfois des formes d'animaux ou faisaient prendre à ceux qu'ils voulaient punir des apparences bestiales.

De ces rites purificatoires, si quelques-uns étaient regardés comme ridicules, d'autres, adoptés par la religion, avaient pour ainsi dire un caractère sacré. Les temples leur prêtèrent leur sanctuaire. Certaines purifications ressemblaient à une sorte de baptême : c'étaient, comme nous l'apprend Hippocrate, des aspersions faites avec de l'eau lustrale ou du sang provenant d'une victime expiatoire. On pensait ainsi laver le malade de ses fautes. Toutefois la cérémonie avait, pour prélude, une adjuration à la divinité malfaisante qui était censée troubler le corps : on la sommait de sortir. Les insensés étaient, de plus, soumis à des fumigations odoriférantes et narcotiques.

Allait-on consulter un oracle, il était d'usage de commencer ses dévotions au dieu par une procession dans l'intérieur du temple, ou à l'entour. Les prêtres avaient recours ensuite à des songes ou plutôt encore à des visions qu'ils déterminaient par un long jeûne et des préparations stupéfiantes. Des lits étaient disposés dans quelques édifices, et les patients y passaient la nuit : c'est ce qu'on appelait l'incubation. Les rêves devenaient, tout naturellement, des révélations de la divinité qu'on invoquait. Les prêtres, au besoin, se chargeaient du rôle du dieu et parlaient à sa place.

Plusieurs temples renfermaient, à ce qu'il paraît, des grottes particulières d'où s'exhalaient des vapeurs propres à faire naître le délire. Delphes et Lébadée avaient leurs antres ténébreux. On les choisissait ainsi, dans le dessein de frapper plus fortement l'imagination. Plus l'aspect était sinistre, plus les dispositions étaient convenables. L'abord effrayant de ces localités leur avait valu le nom de *portes de l'enfer*, de *Charonium*, de *Plutonium*.

En Égypte, on usait de procédés analogues dans le temple d'Isis, où l'incubation avait lieu avec les mêmes formes qu'en Grèce. La déesse se montrait en songe aux malades qui allaient l'implorer dans son sacellum (1).

On voit, par le traité des *Maladies des jeunes filles*, que celles-ci, après leur guérison, consacraient à Diane une foule d'objets précieux, et, en particulier, leurs vêtements les plus magnifiques « sur l'ordre des devins qui les trompaient » (2).

Quelques efforts que fit Hippocrate pour déraciner ces préjugés des mœurs et des idées de son siècle, l'habitude des offrandes et des purifications persista. Du reste, le temps même a passé sur ces superstitions sans les détruire; leur physionomie seule a changé. Les jeûnes, les neuvaines, les stations auprès des tombeaux ou des reliques des saints, les pieux pèlerinages, tout cela est-ce autre chose, en effet, que des réminiscences du paganisme ?

Les temples ouverts aux malades étaient situés dans des lieux salubres, environnés d'agréables perspectives. A peu de distance, se rencontraient fréquemment des sources thermales et des gymnases. Le caractère de ces édifices, leur position calculée avec art, la réputation du dieu sous l'invocation duquel ils étaient placés, l'espérance, enfin, tout se réunissait pour exercer sur l'esprit une impression puissante et efficace.

Esculape attirait plus spécialement les mélancoliques à Anticyre, ville de la Thessalie, assise au pied du mont Œta, sur le golfe Maliaque, où croissait une espèce d'ellébore alors très-renommée. Le voyage, par les distractions qu'il procurait et la diversion qu'il apportait aux habitudes des malades, ne pouvait avoir, en général, que des effets salutaires.

(1) A. Maury, *De la magie et de l'astrologie*, passim.
(2) *Maladies des jeunes filles*.

Si, ce dont on ne saurait douter, ces pratiques furent parfois suivies de succès, il n'en est pas moins certain que la science les répudia au nom d'Hippocrate.

Quant au traitement directement moral, on ne trouve rien à cet égard avant les Latins. Y eut-il pourtant quelque chose ? Voici ce qui est consigné dans Plutarque : « En mesme tems qu'il vacquoit à la poésie, Antiphon (1) composa aussi un art de remesdier aux ennuis et maladies de l'esprit ne plus ne moins que les médecins guarissent les maladies et douleurs du corps ; et de faict, ayant basti une petite maison à Corynthe sur la place, il meît un billet sur la porte qu'il faisoit profession et avoit le moyen de guarir de paroles ceux qui étoient ennuyés et attristés (2). »

Au surplus, si, de tout temps, on a remarqué l'influence des émotions morales sur l'homme sain, les observations sont restées rares au sujet de l'homme malade. C'est ce qui prête un intérêt exceptionnel à ce passage du deuxième livre des *Epidémies* : « Pour rétablir la bonne couleur et les sucs, on s'efforcera d'exciter des vivacités, des allégresses, des craintes et autres sentiments semblables (3). »

Une indication très-brève et qui ne s'appuie d'aucun exemple : « cas où il faut faire peur à un malade qui n'est pas maître de lui » (4), démontre qu'on appelait, à l'aide de la médecine proprement dite, certains moyens d'ordre moral, pour ramener le calme chez les agités. Mais, aucune formule précise ne s'était dégagée de ces vagues tendances (5).

---

(1) 411 ans à peu près avant J. C.

(2) Amyot, t. XIII, p. 188. Paris, 1784, in-8°.

(3) *Épid.*, liv. II, 4ᵉ sect., § 4.

(4) *Épid.*, liv. VI, 8ᵉ sect., § 24.

(5) L'Esculape de Pergame, suivant Galien, conseillait à ceux qui s'étaient trop échauffé le corps par de vives passions, d'écouter la lecture d'un poëme, d'en-

§ I.

Quel était scientifiquement le traitement de la folie? On voit,
si l'on a égard aux variétés admises, qu'Hippocrate traitait la
phrénitis comme les maladies aiguës, qui sont, disait-il, la
pleurésie, la pneumonie, la phrénitis, le léthargus, le causus et
les autres affections qui en dépendent et où la fièvre est généralement continue. « Vous saignerez, recommande-t-il, dans
les maladies aiguës, si l'affection paraît intense, si les malades
sont dans la vigueur de l'âge et s'ils conservent leurs forces (1). »
Les *Aphorismes* contiennent cette règle générale : « Si vous
croyez devoir mettre quelque chose en mouvement, faites-le
au commencement de la maladie ; quand elle est à son summum, il vaut mieux rester en repos (2). » L'école hippocratique, à moins d'indications particulières, se faisait une loi, dit
Galien, de ne pas saigner au delà du quatrième jour. L'observation ultérieure a confirmé la sagesse de cette réserve dans
les fièvres pseudo-continues.

Outre la saignée, d'autres moyens étaient prescrits ; il y a
dans le traité des *Affections :* « On emploiera la boisson que
l'on voudra, à condition que le vin sera exclu ; on peut encore
donner le vinaigre, le miel et l'eau. Il importe de faire des
affusions chaudes et abondantes sur la tête (3). » On trouve
enfin ce passage, après des indications analogues, dans le troisième livre des *Maladies :* « Si le malade est en état, on purgera par le haut, sinon on disposera le ventre inférieur de

tendre le chant d'un hymne, ou d'assister à la représentation d'une comédie
burlesque. Il recommandait à d'autres l'équitation, la chasse et l'escrime. (Sprengel, *Histoire de la médecine,* t. 1, p. 124.)

(1) *Du régime dans les maladies aiguës.* Appendice, § 2.
(2) *Aph.,* 2° sect., 29.
(3) *Des affections,* § 10.

manière qu'il soit libre; on humectera par les boissons (1). »
Or, les boissons en usage étaient l'hydromel, l'oxymel, la
ptisane. Comme vomitifs et comme purgatifs, on comptait
l'ellébore et l'euphorbe, administrés en commun, ou séparé-
ment.

Les bains, conseillés dans la pleurésie et la pneumonie, étaient
proscrits par les hippocratiques dans la phrénitis, sauf dans les
complications. Le traité du *Régime dans les maladies aiguës*
renferme, relativement à leur administration, des avis fort judicieux. On y distingue l'effet des bains, selon qu'ils sont chauds
ou froids, en indiquant d'ailleurs les précautions exigées pour
qu'ils puissent réellement devenir avantageux. Mais il arrive
souvent, observe Hippocrate, qu'on les emploie rarement, faute
des ustensiles nécessaires, peu de maisons étant pourvues de
tout ce qu'il faut et de serviteurs capables (2).

Au rapport de Cælius Aurelianus, Dioclès de Caryste ordonnait les bains dans la phrénitis : « Ait oportere phreneticos
fortes atque audaces lavacro curari (3). » Il employait aussi la
saignée, surtout chez les jeunes gens d'une constitution
robuste, d'un tempérament sanguin, habitués aux excès bachiques. Il y recourait même après le septième jour et quelquefois
le huitième. Par une particularité digne de mention, il saignait non-seulement les veines du bras, mais celles de la
langue (*quæ sub lingua sunt*).

(1) *Des maladies*, liv. III, § 9.

(2) *Du régime dans les maladies aiguës*, § 18.
Les contemporains d'Hippocrate, selon Galien, étaient mal montés en fait de
bains. Cependant la coutume de s'étuver devait être très-ancienne en Grèce.
Hérodote parle de l'étuve des Grecs (ἑλληνικὴ πυρία) comme d'une chose parfaitement connue. Il ne paraît pas toutefois qu'ils aient eu un local spécial pour s'étuver, comme le *laconicum* chez les Romains. (Voy. *Oribase*, trad. de M. Daremberg, t. II, p. 872.)

(3) Cælius Aurelianus, *Acut. morb.*, liv. I, chap. XII.

Lorsque après le septième ou le huitième jour, les forces
étaient abattues, il disait que la saignée *jugulait* le malade (1).
Il signalait, enfin, comme contre-indication, un état d'abattement profond chez ceux dont la phrénitis était causée par
l'ivresse ou l'anémie (2).

§ II.

La phrénitis est une affection aiguë, de courte durée, et
qui, à ce titre, peut, à la rigueur, se passer de moyens conten-
tifs. Les bras suffisent, pendant quelques jours, pour maintenir
les malades et les garantir d'eux-mêmes. Il en est autrement,
soit de la manie, soit de la mélancolie, dans des circonstances
déterminées. Comment procédaient les anciens dans les cas
graves et difficiles ? Séquestrait-on les malades, en les soumet-
tant au régime de l'isolement ? La science est muette à cet
égard. L'histoire du roi Cléomènes nous fournit le seul
exemple connu d'un appareil coercitif. « Des parents, y est-il
dit, témoins de ses extravagances, l'avaient fait lier dans des
entraves de bois. » Si l'on traitait ainsi les rois, comment devait-on agir envers les sujets ? Asclépiade discutant, soixante
et dix ans environ avant l'ère chrétienne, la question de savoir
s'il convient de placer les aliénés dans des lieux obscurs, laisse
à penser que cette question n'était pas nouvelle. Mais les éléments manquent pour la résoudre.

Beaucoup de médecins en Grèce avaient des maisons de
santé (3) (ἰατρία), mot que l'on a traduit par *officines, boutiques
de médecins*. Quelques-unes étaient très-grandes. « Ces offi-

---

(1) « Phlebotomia a jugulatione non differt, cum vexatis viribus adhibetur. »
Loc. cit.

(2) « Quos Græci ὀλιγαίμους appellant. » *Loc. cit.*

(3) Houdart. *Histoire de la médecine grecque*, p. 181.

cines, dit Galien, étaient de vastes édifices, ayant des portes très-élevées, de manière à recevoir le plus de jour possible. Un grand nombre de villes, ajoute-t-il, en accordent aujourd'hui de semblables aux médecins qu'elles ont choisis (1). » Les malades allaient y demander des consultations et quelquefois s'y faire soigner à demeure. L'*iatrion* recevait-il des aliénés ? On l'ignore. Tout ce qu'on sait, c'est que les esclaves comme les hommes libres y étaient admis, lorsque les maîtres ne pouvaient pas les garder. Il est présumable qu'il y avait chez les Grecs, comme chez les Romains, dans chaque maison riche, un local particulier, *valetudinarium*, espèce d'infirmerie destinée aux esclaves.

Pour ce qui est du traitement physique de la folie, une chose seule est certaine, c'est que les hippocratiques faisaient principalement usage de l'ellébore. On en peut juger par la citation suivante qui se rapporte à un cas de mélancolie : « On fera boire l'ellébore, on purgera la tête ; et, après la purgation de la tête, on donnera un médicament qui évacue par le bas. Ensuite, on prescrira le lait d'ânesse. Le malade usera de très-peu d'aliments, s'il n'est pas faible ; ces aliments seront froids, relâchants ; rien d'âcre, rien de salé, rien d'huileux, rien de doux. Il ne se lavera pas à l'eau chaude ; il ne boira pas de vin ; il

______

(1) Une inscription recueillie, en 1862, par M. Carle Wercher, membre de l'école d'Athènes , corrobore cette assertion de Galien. Il y est question d'un médecin du nom de Ménocrite, originaire de Samos, et exerçant dans l'île de Carpathos la profession de médecin public. S'étant distingué par son dévouement durant une peste, la cité reconnaissante lui avait voté une couronne d'or, récompense proclamée aux jeux célébrés en l'honneur d'Esculape. De plus, une place particulière devait lui être réservée dans les fêtes. Une stèle de marbre, placée dans le temple de Neptune Porthmios, était destinée à transmettre ce fait à la postérité.

Elus et payés par la cité, les médecins publics devaient gratuitement leurs services à tout le monde, citoyens et étrangers, habitants de la ville et des faubourgs. (Voy. le *Moniteur* du 20 octobre 1863.)

s'en tiendra à l'eau, sinon son vin sera coupé. Point de gymnastique, point de promenades. Par ces moyens, la maladie se guérit avec le temps ; mais si elle n'est pas soignée, elle finit avec la vie (1). »

Dans la mélancolie, a dit depuis Esquirol, on doit proscrire les aliments salés, épicés, irritants, grossiers et de difficile digestion. Mais, à l'encontre des hippocratiques, le médecin français juge utiles, pour cette catégorie d'aliénés, les bains tièdes et l'exercice. Les exercices, tels que les entendait l'antiquité médicale, se divisaient en naturels et en violents. Les exercices naturels étaient ceux de la vue, de l'ouïe, de la voix et de la pensée. On y ajoutait la promenade comme transition aux seconds, lesquels comprenaient la course, l'équitation, la lutte, les frictions, etc.

On trouve recommandés, pour une variété d'hypochondrie, les bains froids en été et au printemps ; en automne, les onctions et la gymnastique.

Les gymnases ont, en Grèce, occupé une large place dans l'éducation, et les travaux des directeurs de ces établissements sont une des sources de la médecine grecque. Le régime alimentaire y fut soigneusement étudié suivant l'âge et la constitution. Herodicus de Sélymbrie appliqua le premier cet art au traitement des maladies, et surtout à celui des affections chroniques.

Beaucoup de médecins, dès l'abord, désertèrent les asclépions pour les gymnases. Mais, du temps d'Hippocrate, le charlatanisme s'y était introduit pour les exploiter et pour en dénaturer le but primitif. Il nous reste de ce fait des descriptions médiocrement édifiantes, entre autres celle-ci : « Le gymnase et l'art d'y élever les enfants, voici ce que c'est : on y

____

(1) *Des maladies*, liv. II, § 72.

enseigne à se parjurer suivant la loi, à être injuste justement, à tromper, à voler, à ravir, à prendre de force ce qu'il y a de plus beau comme ce qu'il y a de plus laid ; celui qui ne fait pas ainsi est mauvais, celui qui fait ainsi est bon (1). »

Pour en revenir à l'ellébore, remarquons que l'emploi de ce médicament célèbre exigeait des précautions tout à fait spéciales. Oribase nous a conservé dans sa collection un curieux fragment de Ctésias, médecin grec, contemporain d'Hippocrate et, comme lui, de la famille des Asclépiades. « Du temps de mon père et de mon grand-père, dit Ctésias, on ne donnait pas l'ellébore, car on ne connaissait ni la mesure, ni le mélange, ni le poids suivant lesquels il fallait l'administrer. Quand on prescrivait ce remède, le malade devait se préparer en faisant son testament. Parmi ceux qui le prenaient, beaucoup succombaient, peu guérissaient ; maintenant l'usage en paraît plus sûr (2). »

Les hippocratiques préparaient les malades à l'emploi de

(1) *Du régime*, liv. I, § 24.

(2) *Œuvres choisies d'Hippocrate*, trad. par M. Daremberg, p. 292. *Oribase*, trad. par le même, t. II, p. 182.

Il ressort clairement de cette phrase de Ctésias : « Du temps de mon père et de mon grand-père... » que la médecine d'Hippocrate, ainsi que le fait observer M. Littré, forme très-évidemment le lien entre la médecine moderne et une médecine antique, dont on ne peut reconstruire l'image que par conjectures. La lecture des hiéroglyphes et de papyrus découverts récemment démontre, en effet, l'existence d'une science antérieure. (*Journal des savants*, 1855.) M. Paravey a mis, d'autre part, cette question hors de doute en compulsant les livres chinois. La tradition de la médecine égyptienne se serait, à ce qu'on peut croire, conservée en Chine, ainsi que les livres scientifiques et historiques des Pharaons et des Chaldéens.

Les plantes désignées sous le nom de *ly-lou* dans les encyclopédies chinoises et japonaises ne seraient pas autres, selon M. Paravey, que des ellébores employés dès la plus haute antiquité contre le mal caduc et la folie. (Note lue à l'Institut, 9 juillet 1855.)

Il existe, à la Bibliothèque impériale de Paris, une stèle égyptienne dont M. E. de Rougé a rendu compte (1858, in-8°) et qui confirme cette opinion. Elle date

l'ellébore par des aliments humides; mais, plus tard, cette préparation se compliqua.

« Dans l'administration de l'ellébore, il faut, chez ceux qui n'évacuent pas facilement par le haut, rendre, avant de le faire boire, le corps humide, par une nourriture plus abondante et par le repos (1).

Engager celui qui a bu de l'ellébore, d'un côté, à se donner plus de mouvement, de l'autre, à prendre moins de sommeil et de repos : la navigation prouve que le mouvement trouble le corps (2).

Quand vous voulez que l'ellébore opère davantage, ordonnez le mouvement; quand vous voulez en arrêter l'effet, faites dormir, loin d'ordonner le mouvement (3).

L'ellébore est dangereux pour les personnes qui ont les chairs saines, car il cause des convulsions (4). »

On peut considérer ces quatre aphorismes comme l'abrégé des idées thérapeutiques d'Hippocrate sur ce médicament.

Il ne faut, remarque-t-on dans le traité du *Régime* (5), à propos des mélancoliques avec stupeur, et dans le traité des *Songes* (6), afin de prévenir le délire, il ne faut recourir pour les malades à l'ellébore qu'après les avoir fait user d'étuves.

Toutefois, si les anciens regardaient l'ellébore comme le remède suprême et le spécifique de la folie, ils n'en faisaient

---

du XIIIᵉ siècle avant J. C. L'inscription fait mention d'une princesse asiatique, Bint-Reschit, qui était possédée d'un esprit, et qui fut guérie par l'intercession du dieu égyptien Khons, surnommé *dieu tranquille dans sa perfection*. Un médecin du collége sacré, Thoth-Em-Hevi, avait tenté cette cure sans succès.

(1) *Aph.* 4ᵉ, sect. 13.
(2) *Loc. cit.*, 14.
(3) *Loc. cit.*, 15.
(4) *Loc. cit.*, 16.
(5) *Régime,* liv. I, § 35.
(6) *Songes,* § 89.

pas une exclusive application, et utilisaient pour le même but d'autres plantes auxquelles étaient supposées probablement des vertus analogues.

A propos de Démocrite, on fait dire à Hippocrate écrivant à Cratevas : « Recueille, en fait de plantes, ce que tu pourras de mieux, et envoie-les moi ; il s'agit d'un homme valant toute une ville :... plantes des montagnes et des hautes collines,... plantes de nature marécageuse qui croissent près des étangs, le long des fleuves, des sources et des fontaines (1). » Et plus loin : « Mais les purgations par les ellébores sont plus sûres, celles dont on raconte que Mélampe se servit pour les filles de Prœtus et Anticyrée pour Hercule. »

Les œuvres hippocratiques mentionnent deux espèces d'ellébores : l'un noir (*Helleborus orientalis*), l'autre blanc (*Veratrum album*). Bien que l'on ne sache au juste lequel fut employé par Mélampe, on inclinerait pourtant à croire, et c'est l'avis de M. Littré, que l'ellébore le plus en usage était le *Veratrum album*, d'où l'on extrait aujourd'hui la vératrine, puissant agent hyposthénisant (2).

Un passage du traité des *Lieux dans l'homme*, déjà cité, semble établir que la mandragore était opposée comme médicament spécial à la mélancolie suicide : « Aux gens tristes, malades et qui veulent s'étrangler, faites prendre, le matin, en boisson, la racine de mandragore, à une dose moindre qu'il ne faudrait pour causer du délire (3). »

La jusquiame, dont on connaissait, comme aujourd'hui, l'in-

(1) *Lettres*, § 16.

(2) *Journal des savants*, 1855. ELLÉBORISME. Cependant dans un cas de folie aiguë « on administrera, dit l'auteur hippocratique, cinq oboles d'ellébore noir (μέλανος ἐλλεβόρου πεντε ὁβόλους) qu'on donnera dans du vin doux. » (*Affections internes*, § 48.)

(3) *Des lieux dans l'homme.*

fluence sur le cerveau, n'est pas recommandée contre la folie dans la collection hippocratique.

L'habitation des malades et le soin de leur coucher, quoique indiqués d'une manière générale, sont des points sur lesquels les anciens se sont arrêtés, comme l'atteste suffisamment le livre de la *Bienséance*. « On considérera aussi ce qui concerne le coucher, soit quant à la saison, soit quant à l'espèce de coucher, les uns couchant en des endroits élevés, les autres en des endroits non élevés, d'autres en des endroits souterrains et obscurs. On prendra garde aux bruits et aux odeurs, surtout aux odeurs de vin ; celle-là est la pire, il faut la fuir et l'écarter (1). »

« Il faut, lit-on dans le livre des *Semaines*, empêcher la lumière de pénétrer trop vivement dans le logis des malades, ne pas encombrer leur chambre, ne point parler, les couvrir mollement et les tenir dans le repos le plus complet (2). » Sages conseils, à la vérité, mais avant qu'on en fasse convenablement l'application aux aliénés, on attendra jusqu'à la venue de Pinel !

Il n'a pas été question encore de la musique comme moyen curatif ou adjuvant dans le traitement de la folie. On y aurait eu recours cependant, d'après Cælius Aurelianus, dès les temps les plus reculés. On en variait les applications. Les deux modes préférés étaient le mode phrygien et le mode dorien : l'un, agréable et doux, agissait sur les mélancoliques ; l'autre, grave et sévère, était destiné à ramener le calme chez les agités. L'application de la musique aux délires morbides était, selon toute apparence, une imitation de ce qui avait lieu dans les batailles, où on l'employait pour modérer ou exciter l'ar-

(1) *De la bienséance*, § 15.
(2) *Des semaines*, § 35.

deur des combattants. Empédocle d'Agrigente aurait ramené, dit-on, à la raison un aliéné furieux, par la douceur de ses chants. Un musicien, nommé Clinias, atteint de mélancolie, calmait ses accès en prenant sa lyre (1). L'Écriture a vulgarisé l'exemple de Saül : « Toutes les fois que l'esprit malin, envoyé du Seigneur, se saisissait de Saül, David prenait sa harpe et en jouait, et Saül en était soulagé et se trouvait mieux, car l'esprit malin se retirait de lui (2). »

Galien dit enfin qu'Esculape guérissait la folie par la musique. Cette donnée était donc dans la tradition, bien qu'il n'y soit fait allusion aucunement dans la collection hippocratique.

CHAPITRE VII.

Siége et nature de la folie.

Un médecin, dit Homère, équivaut à un grand nombre d'hommes. Cette pensée est surtout applicable à Hippocrate, esprit généralisateur s'il en fût. Ainsi, le premier, et presque le seul, parmi ses contemporains, il comprit la vraie nature des affections mentales. Ame noble et profondément honnête, il combattit, selon ses moyens, la superstition et le charlatanisme.

La folie était donc tout simplement, pour le médecin de Cos, une maladie du cerveau. « C'est par là que nous pensons, comprenons, voyons, entendons, que nous connaissons le laid

(1) Dulaurens. *Maladies mélancoliques.*
(2) *Rois*, liv. I, chap. xvi, § 23.

et le beau, le mal et le bien, l'agréable et le désagréable. C'est encore par là que nous sommes fous, que nous délirons, que des craintes et des terreurs nous assiégent, soit la nuit, soit après la venue du jour, des songes, des erreurs inopportunes, des soucis sans motifs (1). »

Selon lui, l'aliénation résulterait de l'humidité de l'organe cérébral. « Devenu trop humide, il se meut nécessairement, et se mouvant, ni la vue, ni l'ouïe ne sont sûres, le patient voit et entend tantôt une chose, tantôt une autre ; la langue exprime ce qu'il voit et entend. » La crase, dans ces conditions, n'existait plus, et le trouble intellectuel qui s'ensuivait avait conséquemment pour cause une altération matérielle.

Siége de la folie, le cerveau était aussi le siége de l'intelligence ; il en était l'interprète, le messager : doctrine qui, on le voit, n'est pas neuve, quoiqu'il ait fallu arriver presque jusqu'à nos jours pour la mettre hors de contestation.

On dirait qu'Hippocrate avait prévu la définition célèbre de M. de Bonald : « L'homme est une intelligence servie par des organes. » Les yeux, dit-il, les oreilles, la langue, les mains, les pieds agissent suivant que le cerveau a de la connaissance (2).

Ces notions physiologiques sur le siége de l'intelligence et de la folie ne se séparent pas, en définitive, sauf les théories humorales qui les accompagnent, des idées admises actuellement. Le cerveau est, pour les modernes, comme il l'était pour quelques médecins chez les anciens, l'organe qui sert à la manifestation des pensées et des sentiments. Au delà tout est ténèbres et mystère.

On a considéré, dans le traité de la *Maladie sacrée*, l'air

(1) *Maladie sacrée*, § 14.
(2) *Ibid.*, § 16.

comme le principe de l'intelligence. Suivant le traité du *Régime*, les qualités de l'esprit, de même que la folie, résulteraient des différents mélanges de l'eau et du feu. Ces deux principes se trouvant dans un rapport exact, l'intelligence est parfaite; mais l'un ou l'autre diminue-t-il, l'équilibre est rompu et un changement se manifeste. Si c'est le feu qui subit cette réduction, l'esprit devient plus lourd et plus lent : de là les niais; il y a obtusion des sens, les impressions et les réactions sont moins vives et moins justes. A un degré encore plus avancé, l'inégalité du mélange produit les insensés ou étonnés. L'eau est-elle, au contraire, surpassée par le feu, il se déclare un état tout opposé : tel excès produit les demi-fous et chez eux l'inflammation du sang et l'ivresse amènent le délire. La situation de ces malades serait constamment voisine de la folie (1).

Ces explications, qui reposent sur des conceptions physiques encore dans l'enfance, nous semblent aujourd'hui puériles; mais, outre que le temps où elles furent conçues est leur excuse, n'est-il pas permis de se demander avec M. Littré, si les hypothèses plus savantes du fluide électrique et du fluide nerveux, tout en satisfaisant mieux l'exprit, appartiennent moins au domaine conjectural?

Ainsi, niais ou imbéciles, étonnés ou mélancoliques, semi-fous (excités, délirants ou maniaques), telles sont les formes qu'une observation sagace avait signalées, à côté des trois grandes divisions : phrénitis, manie et mélancolie.

L'auteur du traité du *Régime* s'était, non-seulement occupé de l'âme dans l'état sain et dans l'état de maladie, mais encore pendant le sommeil.

D'après sa théorie, « l'âme, alors qu'elle sert le corps éveillé, se partage entre plusieurs occupations et n'est pas à elle-même;

____

(1) *Du régime*, liv. I, § 35.

mais elle donne une certaine portion de son activité à chaque affaire du corps, à l'ouïe, à la vue, au toucher, à la marche, à toutes les actions corporelles. De la sorte, l'intelligence ne s'appartient pas. Au lieu que, quand le corps repose, l'âme mue et parcourant les parties du corps, gouverne son propre domicile et fait elle-même toutes les actions corporelles. En effet, le corps dormant ne sent pas ; mais elle, éveillée, a la connaissance, voit ce qui se voit, entend ce qui s'entend, marche, touche, s'afflige, se recorde, accomplissant, dans le petit espace où elle est, pendant le sommeil, toutes les fonctions du corps et de l'âme (1). »

Telle est, à peu de chose près, l'opinion qu'a soutenue Th. Jouffroy, dans ses *Mélanges philosophiques*. Mais, si par l'âme on entend l'intelligence, cette assertion de l'auteur hippocratique, à savoir que l'âme est toujours éveillée, n'est peut-être pas exacte ; comme le corps, elle présente, pour nous, divers degrés d'engourdissement ; l'esprit se repose, dans le repos des organes, si lui-même en est empêché par sa nature propre. Car le cerveau participe à l'état général et il n'est pas possible de le distinguer, en tant qu'organe de la pensée, de la force par laquelle il agit (2).

M. Albert Lemoine, disons-le en passant, a très-ingénieusement comparé le cerveau pendant le sommeil à une espèce de cadran électrique ; l'esprit représenterait un homme placé derrière le cadran ; les nerfs, les fils électriques. « Le cadran seul, dit-il, le cerveau veille, donne à sentir, à penser encore; il constitue à lui seul tout l'appareil télégraphique. L'esprit est trompé par ce jeu d'un appareil qui n'a plus qu'un centre et n'a pas d'extrémités. De là les impressions cérébrales sponta-

____

(1) *Des songes*, liv. IV.
(2) Voyez, sur ce sujet, l'ouvrage de M. A. Maury : *Le sommeil et les rêves*.

nées, sans occasion actuelle extérieure, que l'on prend pour des impressions extérieures et normales. Il sent, croit et conclut en conséquence, c'est-à-dire avec désordre, incohérence et contradiction (1). »

Nous terminerons là ce que nous avions à dire sur la période hippocratique.

Si, frappés maintenant du vide qui se fait tout à coup autour de nous, nous jetons un coup d'œil sur le chemin que nous avons fait et celui qu'il nous reste à parcourir, Hippocrate nous apparaît à la limite extrême des âges comme une des plus grandes figures de l'humanité. Debout sur son piédestal, il a vu toutes les générations s'inspirer de ses œuvres et il s'élève seul, expression toujours vivante de la médecine antique, au milieu des ruines du passé, semblable à ces hauts monuments qui dominent l'espace et le désert.

Tout, en effet, s'est effacé et a disparu autour de lui. Que reste-t-il de Dioclès de Caryste, de Praxagoras, d'Erasistrate lui-même et d'Hérophile? Ainsi, une époque tout entière s'est personnifiée dans un homme. Quelle plus belle et plus noble destinée !

Erasistrate et Hérophile représentent une période intermédiaire entre Hippocrate ou le monde grec, et Asclépiade et Celse ou le monde gréco-romain : c'est la période alexandrine. Nous l'indiquerons en quelques pages, ne pouvant nous y arrêter, faute de documents.

(1) Albert Lemoine, *Du sommeil.*

PÉRIODE ALEXANDRINE.

Érasistrate et Hérophile.

Athènes avait été longtemps sans rivale dans le monde. L'antique civilisation de l'Égypte s'effaçait peu à peu. Après la mort d'Alexandre, et sur la terre même des Pharaons, brille inopinément un nouveau foyer de lumières, emprunté à la Grèce. Un des débris de l'empire du fils de Philippe, Alexandrie, devient, sous l'impulsion des Ptolémées, le rendez-vous de tous les savants, des rhéteurs, des poëtes, des philosophes et des médecins (1). Ptolémée-Soter, à peine maître de son royaume, attire auprès de lui Érasistrate et Hérophile. Par malheur, les ouvrages de ces hommes célèbres n'existent plus et nous sommes réduits à en chercher les traces dans Galien qui nous a conservé quelques-unes de leurs opinions.

On ne connaît d'Érasistrate, en ce qui tient à la folie, que ce que la tradition lui attribue. Nous avons mentionné déjà sommairement le fait d'Antiochus, fils de Séleucus, roi de Syrie, épris d'un amour invincible pour Stratonice, sa belle-

(1) Les grandes bibliothèques alexandrines du Bruchium et du Serapeum furent fondées sous les deux premiers rois. C'est à ces mêmes dates qu'on peut rapporter aussi la création du Musée , espèce d'académie à laquelle appartint Hégésias, philosophe de l'école cyrénaïque. La doctrine qu'il enseignait conduisant au suicide, l'autorité prohiba son école. On l'avait surnommé Pisithanate, l'orateur de la mort.

mère. Il se consumait de langueur sans qu'on parvînt à démêler la cause de son mal. Érasistrate, qui le voyait chaque jour, fut frappé du trouble qu'il ressentait en la présence de Stratonice : ses joues se coloraient et son pouls augmentait de fréquence. Plus de doute dès lors pour lui : « Votre fils, dit-il à Séleucus, aime une personne dont il ne peut espérer aucune faveur. Plus surpris encore de l'obstacle que de la nouvelle, Séleucus lui demanda quelle était cette femme : c'est la mienne, répondit-il. Eh! quoi, s'écria le roi de Syrie, voudriez-vous par un refus laisser mourir un fils qui m'est si cher? Érasistrate répliqua au roi par cette question : « Céderiez-vous Stratonice à Antiochus, si votre fils l'aimait? — Sans nul doute, répartit Séleucus, je n'hésiterais pas un seul instant. — Eh bien! donnez Stratonice à Antiochus, car c'est elle qu'il aime. »

Cette anecdote, dont la critique moderne conteste l'authenticité, a été rapportée et acceptée historiquement par beaucoup d'auteurs; et, à ce titre, nous n'avons pas cru devoir la négliger.

Antiochus était-il réellement fou? La mélancolie amoureuse, ainsi qu'on l'a remarqué, se dissimule parfois sous des dehors trompeurs. Les malades ne déraisonnent point, mais ils sont tristes, sombres, distraits et absorbés. Ils ne mangent pas, maigrissent rapidement et tombent dans la fièvre, à marche plus ou moins aiguë, que Lorry a appelée *érotique*. L'amour est-il satisfait; la guérison est bientôt complète. Tel était l'état d'Antiochus (1).

(1) Dulaurens a emprunté à un auteur qu'il ne nomme pas un cas analogue à celui d'Antiochus, et qui en diffère seulement par sa terminaison. Les détails en sont curieux. « J'ai autrefois leu, dit-il, une plaisante histoire d'un jouvenceau d'Égypte qui estoit extrêmement passionné de l'amour d'une courtisane qu'on nommoit Théognide : elle n'en faisoit cas et luy demandoit une somme excessive d'argent. Il arrive que ce pauvre amoureux songea une nuict qu'il tenoit sa maî-

Il ne reste rien, nous l'avons dit, d'Érasistrate ni d'Hérophile sur la folie. Ce qu'on sait, toutefois, de leurs recherches
sur le système nerveux pourrait faire supposer, que, sous ce
rapport comme sous bien d'autres, leurs études n'avaient pas
été stériles. Hérophile, le premier, distingua nettement, en
effet, les nerfs des tendons et des ligaments; le premier, il
reconnut qu'ils tiraient leur origine du cerveau et de la moelle
épinière. De plus, idée neuve et hardie pour l'époque, il leur
assigna, par une clairvoyance singulière de l'esprit, la double
faculté de transmettre au cerveau les sensations extérieures et
aux muscles les ordres de la volonté.

Cette aperception scientifique d'Hérophile est d'autant plus
digne d'attention qu'un grand nombre de médecins considéraient encore le cerveau comme une glande unique destinée à
sécréter la pituite ou, ainsi qu'Aristote l'avait enseigné, à
rafraîchir et à tempérer la chaleur du cœur, siége de l'âme et
de la pensée. En vain, Hippocrate avait écrit que les sens et les
membres n'agissent qu'autant que le cerveau a de la connaissance : stoïciens et épicuriens niaient cette vérité, et ils devaient
faire prévaloir encore pendant longtemps l'opinion opposée.
Mais si, à proprement parler, l'étude anatomique du cerveau
date d'Hérophile, c'est à Érasistrate que revient l'honneur
d'avoir saisi l'intime relation qui existe entre le développement
de l'intelligence et le nombre et le relief des circonvolutions

tresse entre ses bras et qu'elle estoit du tout en sa puissance. Comme il fut esveillé,
il sentit cette ardeur qui l'allait consumant du tout refroidie, et ne rechercha
plus la courtisane, laquelle en estant advertie fit appeler le jeune homme en
justice, demandant son salaire, et alléguoit pour toute raison qu'elle l'avoit
guary. Le juge Bochor ordonne sur-le-champ que le jeune homme apporteroit une
bourse pleine d'escus et qu'il la verseroit dans un bassin, et que la courtisane se
payeroit du son et de la couleur des escus, comme le jeune homme s'estoit
contenté de la seule imagination. » (*Des maladies mélancoliques*, traduction de
Théophile Gelée. Paris, 1621.)

cérébrales. Franchissant la borne où Hérophile s'était arrêté, il admit deux espèces de nerfs, les uns pour le mouvement et les autres pour le sentiment.

« L'homme , disait d'un autre côté Érasistrate , ne peut vivre, s'il n'introduit continuellement de l'air en lui ; l'air, c'est la vie ou du moins la condition du maintien de la vie ; c'est lui qui produit et entretient la chaleur du corps ; il n'y a pas de chaleur innée (1). » N'est-ce pas là, en germe, la théorie contemporaine de Lavoisier et Laplace? Hippocrate, au contraire, était partisan du principe de la chaleur innée, chaleur qui s'allumait et s'éteignait avec la vie.

S'efforçant de donner à la paralysie un point de départ physiologique, Érasistrate, dans une hypothèse ingénieuse, supposait que les nerfs sont creusés de cavités contenant une humeur particulière, laquelle va, vient et circule avec plus ou moins de liberté. Cette humeur transmettrait au cerveau les sensations et le mouvement aux muscles. Bogros, il y a une trentaine d'années, affirmait, d'après ses dissections, qu'il existe un canal central dans chaque filet nerveux et que ce conduit est susceptible d'injection. Personne ne le crut alors ; mais le temps a marché et la science avec lui. Ehremberg a démontré depuis Bogros que les nerfs sont composés de tubes particuliers, à diamètres infiniment petits, et renfermant un liquide parfaitement distinct de l'enveloppe. Une intuition de génie avait révélé le fait à Érasistrate.

Hérophile, l'évangéliste de l'anatomie, comme l'appelait Fallope, naquit à Chalcédoine en Bithynie, province qui devait fournir un autre médecin célèbre, Asclépiade ; Érasistrate vit le jour dans l'île de Céos , une des Cyclades. Ce dernier,

____

(1) Voyez les belles leçons de M. Andral sur l'histoire de la médecine (*Union médicale*, 1853).

au témoignage de Pline, eut pour mère la fille d'Aristote.

Alexandrie est surtout connue par l'école philosophique qui porte son nom. Ville de commerce, de sciences et de plaisirs, fréquentée par tous les navigateurs de l'Europe et de l'Asie, elle s'appliqua, dès son origine, à unir l'esprit oriental et l'esprit grec. L'Orient l'emporta dans cette alliance et de là le mysticisme de cette école, mysticisme qui constitue son véritable caractère et son originalité. Exagérant la donnée platonicienne qui veut que l'homme tende, autant qu'il est en lui, à ressembler à Dieu, les Alexandrins proposèrent l'unification de l'homme avec la Divinité, et ils lui reconnurent une faculté par laquelle ce mystique hyménée pouvait s'accomplir. L'extase, état où l'âme se perd dans l'unité divine, était le moyen de réaliser cette simplification. L'homme, pour communiquer avec l'être absolu, devait nécessairement sortir de lui-même (1).

Selon Plotin, le plus grand philosophe de cette école, l'homme a dans les pouvoirs de sa sensibilité une faculté supérieure à l'entendement et qui, une fois éveillée, rend accessible au sens intime le champ où la raison ne peut pénétrer. « Par l'extase, disait-il, on découvre l'*unité absolue* que la raison humaine, bornée parce qu'elle est finie, ne saurait embrasser ni définir. C'est l'absorption, fugitive en l'Être suprême, de l'individuel et du mobile. Dans cet état, l'esprit uni au créateur n'habite plus le corps ; celui-ci devient comme un palais désert que son maître n'occupe plus et qui ne subit d'autres lois que celles de la nature organique. »

(1) Le but de la contemplation, de l'extase, suivant le Bhagavad-Gita, livre sacré de l'Inde antique, était de s'unir à Dieu en lui ressemblant le plus possible, c'est-à-dire en se réduisant soi-même à l'être pur par l'abolition de tout acte intérieur et de toute pensée. Il fallait, entre autres prescriptions pour parvenir à cet anéantissement divin, retenir son souffle et murmurer le simple monosyllabe *Om*, représentation de l'idée même de Dieu. — Voyez Cousin, *Histoire générale de la philosophie*, p. 88.

Suspendue, comme l'a écrit M. Villemain (1), entre une
métaphysique tout idéale et une théurgie délirante, l'école
d'Alexandrie s'égara, par un nouveau polythéisme, dans ces
régions peuplées de puissances subalternes que la magie
mettait en rapport avec l'humanité. Les génies de l'Orient se
mêlèrent avec les démons de la Grèce. Activités émanées de
Dieu, rebelles à l'autorité divine ou appelées à lui servir d'in-
termédiaires, ces génies n'avaient ni temples ni autels. Les
mauvais, amants des hommes et tentateurs constants de l'innocence, tourmentaient les corps et les âmes : croyances d'où
dérivèrent les nombreuses possessions que l'histoire de cette
époque a mentionnées.

Plotin (2), toutefois, rejeta toute solidarité avec ces superstitions insensées et il s'éleva contre elles avec force. Parlant
des gnostiques (3) « ils se glorifiaient, dit-il, de chasser les
maladies. Si c'était par tempérance, par une vie bien réglée,
comme les sages, ils auraient une prétention raisonnable ; mais
ils affirment que les maladies sont des démons, qu'ils peuvent
les chasser par leurs paroles, et ils s'en vantent, afin de passer
pour des hommes vénérables auprès du vulgaire, toujours porté
à admirer la puissance de la magie. Il est ridicule d'admettre
que la maladie ait une cause et que, dès que cette cause agit,
il y ait un démon tout prêt à venir la seconder » (4). Un
rapprochement naturel vient à la pensée en lisant ce passage
qui offre tant d'affinité avec celui d'Hippocrate, cité plus haut.

(1) *Tableau de l'éloquence chrétienne au* IVe *siècle.*

(2) Plotin, né vers l'an 205 de J. C., mourut vers l'an 270.

(3) Le gnosticisme, qui signifie par son étymologie, γνῶσις, connaissance par
excellence ou connaissance de l'être divin, était un mélange d'éléments grecs,
juifs et persans. Le théisme s'y rencontrait quelquefois avec le panthéisme, et la
doctrine de la création avec celle de l'émanation.

(4) *Ennéades* 11, liv. IX, p. 296, trad. Bouillet.

Du reste, le travail d'élaboration qui donna naissance à ce qu'on a appelé le *néoplatonisme* dura plus de cinq siècles ; et, presque aussitôt que ce système eut pris un corps, Plotin le transporta à Rome, où déjà depuis bien longtemps le mouvement scientifique l'avait devancé (1). Le néoplatonisme devait inonder de son idéalisme mystique, tout à la fois grec, égyptien et juif, le moyen âge chrétien tout entier. Nous le retrouverons avec les solitaires de la Thébaïde, que les thérapeutes précédèrent sur les bords du Nil. Mais, auparavant, examinons quel était en Italie l'état de la médecine mentale, au déclin de la république et sous l'empire.

(1) Le mouvement scientifique passa, en effet, d'Alexandrie à Rome sous Ptolémée-Évergète, 150 ans avant J. C. La discorde qui survint alors dans la amille des Lagides et les troubles qui s'ensuivirent, dispersèrent les savants.

PÉRIODE GRÉCO-ROMAINE

CHPITRE PREMIER

Asclépiade.

Le flambeau de la médecine passa donc d'Alexandrie à
Rome, grâce aux discordes survenues dans la famille des
Lagides et à la dispersion des savants sous Ptolémée Éver-
gète II. Mais ce fut surtout après les victoires de Lucullus et
de Pompée, en Grèce et en Asie, que les littérateurs, les philosophes et les médecins accoururent en foule dans la nouvelle
capitale de l'univers.

A Rome, jusque-là, les sciences comme les lettres avaient
été peu cultivées ; les arts y étaient inconnus. Les Romains
les regardaient, dit Montesquieu, « comme des occupations
d'esclaves, et ne les exerçaient point ; ils ne connaissaient que
l'art de la guerre, qui était la seule voie pour arriver aux
honneurs et aux magistratures (1). » Tout alors change de
face. Les jeunes Romains vont chercher l'instruction en Grèce.
Athènes, vaincue, remplace le bruit des luttes guerrières par
celui des académies ; elle devient une ville d'études, et Rome,
malgré elle, s'imprègne insensiblement de la civilisation hellé-
nique. En effet, lettres et philosophie, les Romains devaient
tout recevoir des Grecs : « Ce ne fut pas, dit Cicéron, un faible

(1) *Grandeur et décadence*, ch. x

ruisseau détourné de Grèce dans nos murs, ce fut un fleuve abondant et rapide (1). »

Asclépiade se rendit à Rome au commencement du premier siècle avant notre ère. La philosophie d'Épicure, nouvellement importée, y comptait de nombreux sectateurs, et le temps n'était pas éloigné où elle allait, sous le séduisant et habile pinceau de Lucrèce, y briller d'un poétique éclat. D'abord rhéteur, Asclépiade se fit ensuite médecin. Il était hardi, entreprenant, et, de plus, doué d'une singulière élocution. L'éloquence et la nouveauté de son langage imposèrent à ses contemporains. Il avait, d'ailleurs, accepté la tâche toujours éclatante, mais facile, de faire table rase du passé. Traitant avec dédain la médecine d'Hippocrate, il l'appelait irrévérencieusement une méditation sur la mort. Le fougueux novateur devait soulever des passions rivales. Charlatan pour les uns, il fut, aux yeux des autres, un homme de génie ; et tandis que beaucoup le qualifiaient avec mépris, Cicéron le jugeait digne de son amitié (2).

Se ralliant aux idées philosophiques de Leucippe et de Démocrite, plus clairement exposées par Épicure, il expliqua par les atomes, non-seulement la formation du monde, sa constitution et ses phénomènes, mais encore l'homme, son organisation et ses maladies. Par atome, on entendait le dernier terme de la divisibilité de la matière. On en supposait de toute forme, de toute grandeur, et l'on pourrait dire, de toute vertu. Reçus par les pores, ils arrivaient à constituer, par leur accumulation et leurs arrangements, les différentes parties dont le

______

(1) *De republ.*, 11-19.

(2) Cicéron fait dire à Crassus : Et lorsque Asclépiade, qui fut mon médecin et mon ami, effaçait par son éloquence tous les hommes de sa profession, ce n'était pas seulement à cette éloquence qu'il le devait, mais à sa science. (*Dialogues de l'orateur*, liv. I, § xiv.)

corps humain se compose. Du parfait rapport des uns avec les autres, et de la libre circulation des atomes, résultait la santé. Nous voilà, assurément, bien loin de la crase ! Mais, de même que l'harmonie respective des pores ou vides et des atomes rendait le corps bien portant, leur disproportion entraînait la maladie. Dans cette théorie, il y avait, en définitive, obstacle et cause morbides, toutes les fois que les pores, trop petits, ne pouvaient donner accès aux atomes, ou que, trop grands, ils s'ouvraient au delà des limites normales.

A cette dernière vue de l'esprit, le resserrement et le relâchement des pores, on a rattaché, non sans raison, la doctrine du *strictum* et du *laxum* de Thémison, qui servira, à son tour, de point de départ au dogme de l'excitabilité moderne et enfin de l'irritation, dont Broussais fut l'ardent apôtre, et dont il est resté parmi nous le représentant illustre.

Telles étaient, dans leur ensemble, les idées médico-philosophiques d'Asclépiade. Quant à la folie, voici comment, pour se conformer à ses principes, il en exposait l'origine.

Nous apprenons de Cælius Aurelianus, qu'il définissait l'âme par cette phrase bien digne d'être consignée : « *Nihil aliud esse dicit animam quam sensuum omnium cætum* (1). » Ce que Montaigne, dans sa langue pittoresque a traduit par « une exercitation des sens. » L'âme n'avait pas pour Asclépiade de siége déterminé : « *Regnum animæ aliqua in parte corporis constitutum negat* (2). » Chimérique était encore, selon lui, la croyance à des forces indépendantes de la matière : « Sentir, c'est penser, et la sensibilité, c'est l'âme, s'écrira plus tard Broussais (3). »

(1) Cæl. Aur. *Acut. morb.*, lib. I, chap. XIV.
(2) *Loc. cit.*
(3) *Traité de physiologie*, t. II, p. 100, 2ᵉ édit.

« *Alienatio est passio in sensibus* (1), » telle est la définition qu'Asclépiade donne de la folie, qu'il désignait, d'ailleurs, par le terme générique de « *alienatio mentis* » et qu'il divisait en phrénitis, manie ou fureur, et mélancolie. Les démarcations, cette fois, sont formelles. Hippocrate, ainsi que nous l'avons dit, avait admis implicitement lui-même cette division, du reste, antérieure très-certainement au médecin de Bithynie, qui la trouva établie dans la science.

Toujours est-il qu'à partir d'Asclépiade, l'histoire nous montre les auteurs considérant l'aliénation mentale à un double point de vue, savoir : l'aliénation aiguë avec fièvre, ou phrénitis, et l'aliénation chronique sans fièvre, ou manie et mélancolie.

La manie ou fureur, chez les Latins, portait aussi le nom de *insania* : « *Furor quem vulgo insaniam dicunt.* »

Au point de vue de ses doctrines, la pensée d'Asclépiade est nettement formulée dans cette définition ou plutôt dans cette escription de la phrénitis : « *Phrenitis est corpusculorum statio sive obstrusio in cerebri membranis frequenter sine sensu, cum alienatione et febribus* (2). »

C'était pour lui une affection idiopathique, se différenciant par des caractères spéciaux de la manie et de la mélancolie, aussi bien que des délires toxiques (3). Quoique placée dans sa nosologie, en dehors des fièvres périodiques ordinaires (4), il la considérait, néanmoins, comme une maladie avec accès entrecoupés de rémissions. Ainsi, du *lethargus* et de la καταληψις, *apprehensio* ou *oppressio*, Asclépiade rappelait, à ce

(1) Cæl. Aur., liv. 1.
(2) Liv. I.
(3) *Ibid.*
(4) Le type des fièvres dépendait, pour Asclépiade, de la grosseur des atomes. Lib. I, chap. xiv.

propos, qu'il avait fréquemment observé, à Rome, des fièvres
double-tierces avec abattement du corps et de l'esprit (*cum
corporis atque mentis oppressione*). Ces fièvres ressemblaient
au *lethargus* et elles se terminaient, au deuxième ou au troisième accès, par la guérison ou par la mort (1).

En somme, la phrénitis, la léthargie et la catalepsie n'étaient
pour Asclépiade que trois formes d'une affection fébrile aiguë,
avec lésion spéciale du système nerveux, caractérisées plus
particulièrement, la première par le délire, la seconde par le
coma, la troisième par un état de stupeur avec abolition des
sens et de la parole : autant de variétés de fièvres intermit-
tentes pernicieuses.

De la nature de certaines causes, telles que l'insolation et les
veilles prolongées, invoquées par Asclépiade, on peut induire
que cet auteur, sous la dénomination de phrénitis, embrassait
également le délire aigu et la méningite.

Asclépiade était un esprit non-seulement théorique, mais
éminemment observateur. Envisageant le délire en tant que
désordre de l'intelligence, il a émis, dans cette direction d'idées,
des vues ingénieuses et saisissantes. La pratique en usage
voulait qu'on tint, dans des lieux obscurs, les phrénétiques et les maniaques. Il s'éleva sévèrement contre cette
coutume.

« A la lumière, dit-il, les conceptions maladives sont faibles,
peu intenses ; elles peuvent être rectifiées par les impressions
normales des sens. Ainsi, la flamme d'une lampe disparaît
devant l'éclat du jour. Dans l'obscurité, au contraire, ces
conceptions erronées sont plus fortes et plus tenaces, les sens
étant en repos et dans l'impuissance de les contrôler. Tout
alors est présent et réel pour les malades, comme dans un

(1) Liv. II, chap. x.

rève. Et, en effet, l'esprit seul, dans l'inaction des organes des sens, crée les fantômes qui l'assiégent. Privés de ces moyens naturels de contrôle, les malades croient donc à leurs chimères comme à la réalité (1). »

C'est évidemment des hallucinations qu'il s'agit dans ce passage si intéressant et si remarquable; voici, maintenant, pour les illusions :

« Les malades voient souvent les choses autrement qu'elles ne sont : les objets extérieurs existent, mais les aperceptions qui en résultent sont fausses et donnent lieu à des erreurs maladives. C'est ainsi qu'Hercule, dans son trouble, prenait sa femme et ses enfants pour des ennemis, et qu'Oreste épouvanté voyait une furie dans la personne de sa sœur (2). »

Entre ces deux états, la délimitâtion est, il nous semble, catégorique.

Sous la dénomination de *visum* (φαντασια), Asclépiade comprenait, on a pu le reconnaître avec nous, deux phénomènes fort distincts : l'un, purement psychique, *silentibus sensibus* (3), l'autre, où se montre comme élément déterminatif une impression sensoriale primitive : *ex visis veris ducentes quidam mentis errorem* (4).

Qu'on rapproche à travers les temps cette division de celle d'Esquirol, la similitude est frappante. Dans l'hallucination, dira le savant aliéniste, tout se passe dans le cerveau; l'halluciné donne un corps et de l'actualité aux images, aux idées que la mémoire reproduit sans l'intervention des sens. Dans les illusions, au contraire, les malades se trompent sur la nature et la cause de leurs sensations actuelles. N'est-ce pas, en

(1) Lib. I, chap. xv..
(2) *Loc. cit.*
(3) *Loc. cit.*
(4) *Loc. cit.*

d'autres termes et sous une forme plus précise, l'explication d'Asclépiade?

Il ne serait peut-être pas sans intérêt d'insister sur le sens que les anciens attachaient aux mots *visum*, φαντασια. C'est, suivant la définition de Zénon, qu'on trouve dans les *Académiques*, « une impression, une représentation conforme à l'objet dont elle vient, et qui ne saurait ressembler à l'objet dont elle ne vient pas (1). » Mais passons. Ce mot reçut de Cicéron, qui l'employa pour désigner toutes les aperceptions, hallucinations et illusions, une acception plus étendue. Il s'exprime, effectivement, en ces termes, répondant à Lucullus, défenseur de l'académie :

« Dans le sommeil, dans l'ivresse, dans le délire, les aperceptions (*visa*), disiez-vous, sont plus indécises que lorsqu'on est éveillé, à jeun, ou dans son bon sens. D'où tirez-vous cette conclusion?... Comme si quelqu'un niait qu'au sortir du sommeil, on reconnaisse la vanité de ses songes ; qu'en revenant d'un accès de folie, on s'aperçoive des illusions (*visa*) dont on a été le jouet. Ce n'est pas là ce dont il s'agit. Quand ces apparences nous frappent, comment les prenons-nous ? Voilà la question... Hercule dans Euripide, lorsqu'il perçait à coups de flèches ses fils, les prenant pour ceux d'Eurysthée, lorsqu'il immolait sa femme et voulait tuer son père, ne cédait-il pas à de fausses impressions, comme il eût cédé à de véritables?

» En citant tous ces exemples, ajoute Cicéron, je me propose d'arriver à cette conséquence, la plus sûre que vous puissiez trouver : qu'entre les aperceptions vraies et les fausses, il n'y a nulle différence, quant à l'assentiment de l'esprit. Vous ne prouvez rien, quand vous réfutez les illusions de la folie ou du sommeil, par le souvenir qui en revient plus tard (2). »

(1) *Acad.*, liv. II, § viii, édit. Panckoucke.
(2) *Acad.*, liv. II, chap. xxvii-xxviii.

Le problème de la folie avait souvent occupé les méditations du grand orateur, ainsi qu'on peut le voir encore au début du troisième livre des *Tusculanes :* « Puisque l'homme est composé, y lit-on, d'un corps et d'une âme, comment se fait-il qu'on ait donné tant d'attention à l'art de guérir le corps et de le conserver ; que l'invention de cet art, à cause de son utilité, ait été attribuée aux dieux, tandis qu'on néglige si fort la médecine de l'âme ? »

Mais la véritable médecine de l'âme pour Cicéron, c'était la philosophie ; car elle seule enseigne à maîtriser les passions. Or, pour un grand nombre de philosophes, et en particulier pour les stoïciens, les passions étaient des maladies. Cicéron, pourtant, sut établir une différence et il ne les confondit point avec la folie. Toutes ces émotions fougueuses et ardentes, tous ces mouvements violents du cœur, indépendants, jusqu'à un certain point, de la raison, tels que la pitié, l'envie, l'allégresse, etc., n'étant, suivant lui, que des troubles naturels, il proposait, en conséquence, de leur imposer le nom de *perturbations.* Les expressions de *insipientia, insanitas, insania, dementia,* il les réservait pour des états de l'âme qui ne lui enlèvent point forcément sa liberté.

Cicéron a rendu sa pensée plus saisissable, dans un passage caractéristique, et qui vaut la peine d'être cité, malgré sa longueur.

« Il me serait difficile de dire, fait-il observer, d'où les Grecs ont pris l'expression de μανια, manie. Mais, certes, nous la distinguons mieux qu'eux, car nous mettons de la différence entre la fureur (*furor*) et la démence (*insania*), qui est jointe à la sottise et qui a une acception plus large. Les Grecs ont la prétention d'en faire autant, mais ils sont mal servis par leur langue ; ce que nous appelons *fureur*, ils l'appellent μελαγχωλιαν, (mélancolie), comme si l'âme n'était troublée que par la *bile noire*, et qu'elle ne le fût pas par la colère, la crainte, la douleur. C'est dans ce sens que nous entendons la fureur d'Athamas, d'Alcméon, d'Ajax, d'Oreste ; et quiconque est atteint, chez nous, de cette maladie de l'âme, est privé par la loi des *Douze Tables*, de la gestion de ses affaires. Aussi le texte ne porte-t-il pas, *si insanus*, mais *si furiosus escit*. Les législateurs ont pensé que l'absence de calme, ou l'absence de *santé morale*, n'empêchait pas de suivre les devoirs ordinaires, les affaires de la vie commune, de la vie d'habitude ; mais ils ont regardé la *manie* comme un état de complète incapacité intellectuelle ! »

Une dernière considération achève d'élucider sa pensée : « Quoique cet état (*furor*), poursuit-il, soit bien plus grave que celui de la maladie morale (*insania*), il peut atteindre même le sage que ne peut jamais frapper celle-ci (l'*insania*) (1). »

Si remarquables et si judicieux que soient ces aperçus des *Tusculanes*, il n'en reste pas moins démontré que, pas plus alors qu'aujourd'hui, des limites n'avaient été posées entre la folie et les passions. Le champ de l'erreur était même plus vaste. Il nous a paru curieux, néanmoins, de relater ces passages, parce que, sans s'écarter de l'horizon philosophique, ils rentrent par leur objet dans le domaine de la médecine. Philosophe, orateur, homme d'État, Cicéron était encore jurisconsulte, et cette citation nous montre, non-seulement comment il comprenait la folie, mais aussi quelle était la législation qui la concernait. C'est, sous ce rapport, le plus ancien document que la science puisse revendiquer.

On rencontre, d'autre part, dans les œuvres de cet homme célèbre, l'indice et la trace des progrès que faisait la physio-

______

(1) *Tuscul.*, liv. III, § v.

logie : « Ce n'est pas des yeux, dit-il, que nous voyons les choses qui frappent nos regards ; car le sentiment n'est pas dans le corps, et, selon les physiciens et les médecins qui ont examiné cela de près, il y a une sorte de conduits qui vont du siége de l'âme aux yeux, aux oreilles, aux narines. Aussi, quand nous sommes absorbés dans la réflexion ou empêchés par la violence de quelque maladie, nous ne voyons pas, nous n'entendons pas, quoique nous ayons les yeux ouverts, les oreilles bien disposées ; en sorte qu'il est facile de se convaincre que c'est l'âme qui voit et qui entend ; que ce ne sont pas les organes qui, pour ainsi dire, lui servent de fenêtres, mais par lesquels elle ne saurait rien apercevoir, à moins de s'y appliquer par elle-même. D'ailleurs, la même âme reçoit les impressions les plus diverses, celles de la couleur, de la saveur, de la chaleur, comme celles de l'odorat et du son. Jamais elle n'apprendrait tout cela par ses cinq messagers, si tout ne tenait à elle, et qu'elle ne fût juge de tout. Eh bien ! quand l'âme dégagée et libre sera parvenue là, où elle tend par sa nature, elle verra tout avec plus de pureté et de lumière (1). »

Expression des théories de l'académie, ce magnifique langage est confirmatif des données philosophiques d'Hippocrate. Cicéron était l'ami d'Asclépiade ; mais il ne partageait, comme on le voit, ni ses croyances, ni ses idées métaphysiques ; il était spiritualiste.

Mais voici Lucrèce. — Ainsi que Cicéron, il avait grandi au milieu des troubles de Rome ; il avait vu les proscriptions de Marius et de Sylla ; et telle avait été, au dire de plusieurs historiens, l'impression qu'il reçut des déchirements et des malheurs de sa patrie, qu'il finit par douter de la Providence.

____

(1) *Tuscul.*, liv. I, § xx.

A cette époque, d'ailleurs, Rome avait perdu ses antiques vertus. Les mœurs si austères des anciens Romains s'étaient relâchées, et si les lettres et les arts commençaient à briller et à étendre leur empire sur cette société nouvelle, le respect de la loi et le sentiment de la religion disparaissaient. Lucrèce, dévoré de la soif de connaître, avait étudié toutes les sciences de son temps. Disciple enthousiaste des doctrines d'Épicure, il en fut l'interprète fidèle et autorisé. Les commentateurs rapportent que, devenu lui-même aliéné, il aurait composé son immortel ouvrage dans les intervalles de son délire. Et une tradition fort ancienne attribue à un philtre amoureux que lui aurait donné sa femme ou une maîtresse jalouse la perte de sa raison. Ce que l'histoire constate d'une manière certaine, c'est qu'il se donna la mort à un âge peu avancé.

Si nous passons maintenant de l'homme au poëte-philosophe, nous verrons qu'aux yeux de Lucrèce, l'esprit et l'âme, bien qu'étroitement unis, demeurent pourtant distincts. L'esprit (*animus*) a son siége dans le cœur, tandis que l'âme (*anima*), puissance subalterne, est répandue dans le corps entier. Seul, l'esprit a ce privilége de s'entretenir avec lui-même et de jouir de son individualité, alors que l'âme et le corps n'éprouvent même aucune impression. Substance mobile sans être simple, l'esprit est formé, comme l'âme, des atomes les plus petits, les plus lisses et les plus arrondis. Leur sortie du corps détermine une mort immédiate. Le corps est l'enveloppe de l'âme ; l'âme est la gardienne du corps ; l'esprit est leur principal soutien. Périssable, ainsi que le corps, l'âme comme l'esprit naît, croît et vieillit avec lui. Comme lui encore, l'esprit peut être malade, soit isolément , soit en même temps ou consécutivement (1).

____

(1)   *Quin etiam morbis in corporis avius errat*
         Sæpe animus : dementit enim, deliraque fatur. (Lucr., liv. III.)

« Lorsque le vin, dit Lucrèce, cette liqueur active, s'est rendu maître de l'homme, et a fait couler son feu dans ses veines brûlantes, pourquoi ses membres sont-ils pesants, sa démarche incertaine, ses pas chancelants, sa langue embarrassée, son âme noyée, ses yeux flottants? Pourquoi ces clameurs, ces hoquets impurs, ces querelles et ces disputes, enfin, tous ces désordres que l'ivresse traîne à sa suite? Que signifient-ils, sinon que la force du vin attaque l'âme elle-même au fond de nos corps (1) ? »

Pour Hippocrate et l'école d'Alexandrie, le cerveau, on l'a vu, était matériellement le siége de tous les troubles de la raison. Pour Lucrèce, l'esprit, étant lui-même constitué d'éléments matériels, est susceptible d'altération et par conséquent périssable.

Peu de descriptions de l'épilepsie égalent, en richesse de couleur, celle que nous a laissée le poëte latin.

« Voici, dit-il, un autre spectacle : c'est un malheureux attaqué d'un mal subit, qui tombe tout à coup à vos pieds, comme frappé de la foudre, dont la bouche écume, dont la poitrine gémit, dont les membres palpitent. C'est un phrénétique qui se roidit, qui se débat, qui se met hors d'haleine, tant il se tourmente, s'épuise et s'agite en tous sens : c'est que la violence du mal, répandue dans les membres, pénètre jusqu'à l'âme et la trouble, comme le souffle d'un vent impétueux fait bouillonner les flots écumants de la mer. Ces gémissements qui vous attendrissent, c'est la douleur qui les arrache : c'est que tous les éléments de la voix, chassés à la fois, se précipitent en foule par le canal, qu'ils trouvent ouvert et que l'habitude leur a rendu familier. La démence naît du trouble de l'esprit et de l'âme qui, séparés par la violence du mal, exercent en désordre leurs facultés. Mais quand les humeurs qui causaient la maladie

_____

(1) Liv. III, trad. de la Grange.

ont repris un autre cours, quand le noir poison est rentré dans ses réservoirs cachés, le malheureux se relève d'abord en chancelant et recouvre peu à peu l'usage des sens et de la raison (1). »

Lucrèce et Cicéron, par le double attrait du talent littéraire et de la science, nous ont éloigné quelque peu d'Asclépiade ; mais la nature de ces études nous ramène au médecin de Bithynie. C'était, ainsi que nous l'avons fait remarquer, un esprit puissant et qui, malgré ses exagérations, et sous un air peut-être charlatanesque, possédait une merveilleuse sagacité.

La transformation d'une forme de folie en une autre est un fait qui le frappa vivement, et, partant de cette observation, il se demanda comme on se l'est demandé depuis, sans plus de succès, si au moyen d'un excitant cérébral, le vin par exemple, il ne serait point possible, en vue de la guérison, d'opérer chez les aliénés une métamorphose analogue. C'est sous l'influence de ces idées préconçues qu'il fut, sans nul doute, conduit à couseiller l'ivresse dans le traitement général de l'aliénation.

Au milieu du luxe et des voluptés du temps, les excès bachiques n'étaient certes pas rares, et le *delirium tremens* ne pouvait manquer de se produire quelquefois. Si l'on en croit Cælius Aurelianus, l'ivrognerie avait sa place dans l'étiologie d'Asclépiade (2). Ne comparait-il pas la phrénitis à l'ivresse (3)? Il avait donc pour principe, en thérapeutique mentale, de provoquer, chez tous les malades qu'il soignait, une espèce de folie substitutive, à moins qu'il n'y eût chez eux répulsion complète pour le vin.

Cælius Aurelianus, en improuvant et en combattant cette

(1) *Loc. cit.*
(2) Cæl. Aur. *Acut. morb* . liv. I, chap. II.
(3) Liv. I, chap. XV.

méthode, se sert d'expressions curieuses, et qui prouvent qu'il connaissait certaines conséquences de l'alcoolisme, entre autres le tremblement et les insomnies. Asclépiade, dit-il, s'imagine nous amener à son opinion par le raisonnement suivant : si une plus grande quantité de vin plonge les gens ivres dans un sommeil profond, pourquoi la même chose n'arriverait-elle pas chez les phrénétiques après de copieuses libations? Mais, se hâte d'ajouter Cælius : il n'y a point de similitude entre ces deux états. Dans l'ivresse, le désordre intellectuel résulte manifestement de l'ingestion d'une trop grande quantité de vin, et, dès que ce vin a été cuvé, l'aliénation disparaît. Dans la phrénitis, au contraire, le délire est la conséquence d'une inflammation et il persiste.

Poursuivant cette comparaison, il établit enfin que, quand même les phrénétiques ressembleraient à des gens ivres, il ne s'ensuivrait pas qu'on dût traiter l'ivresse par l'ivresse (1), aucun homme, dans cet état n'étant, en buvant, redevenu sain d'esprit. Cælius Aurelianus tient même pour une vérité incontestable, que, chez ceux qui ne renoncent point à leurs habitudes d'ébriété, l'aliénation mentale fait des progrès; ils sont pris de spasmes ou tombent dans une insomnie incurable (2).

Asclépiade, qui admettait l'ivresse du vin dans le traitement de la phrénitis, proscrivait la saignée, même au début de l'affection. Saigner les phrénétiques, c'était les juguler, disait-il, en se servant du langage de Dioclès de Caryste.

Quoi qu'il en soit, l'ascendant qu'exerça cet auteur sur la médecine mentale, fut considérable et son nom resta populaire. Un grammairien latin du ɪɪɪᵉ siècle, Censorin, nous en

______

(1) « *Non oportuit etrium inebriando curare* » (*loc. cit.*, chap. xv).
(2) « *In spasmum aut vigilias incurabiles devenerunt* » (*loc. cit.*).

fournit la preuve. On lit, en effet, dans un traité qui reste de
lui, qu'Asclépiade, « par l'emploi d'une musique harmonieuse,
rendit souvent la raison aux esprits troublés des phrénétiques (1). » Apulée l'appelle le prince et le premier des
médecins après Hippocrate.

CHAPITRE II.

Celse.

Asclépiade avait été chef d'école; il avait réuni autour de
lui de nombreux disciples ; et, privilége rare, il eut le bonheur
de voir ses idées lui survivre. Celse et Cælius Aurelianus ne
cessent d'invoquer son autorité. Cependant plusieurs doctrines
rivales se partageaient la scène au moment où Celse y parût :
le dogmatisme qui, tout en cherchant par le raisonnement
l'essence des maladies et leurs causes occultes, recommandait
l'étude de l'anatomie; l'empirisme qui, bornant la médecine
aux faits observés, et ne lui reconnaissant d'autre base que
l'expérience, rejetait, par une singularité assez frappante,
l'anatomie et la physiologie comme inutiles ; le pneumatisme,
rapportant l'origine des maladies à l'action du pneuma, esprit
aérien qui modifiait les solides et les liquides ; le méthodisme,
enfin, qui faisait consister toutes les maladies dans le resserrement et le relâchement des pores.

Ces divers systèmes étaient représentés par des hommes
remarquables.

(1) Censorin, *Die natali*, édit. Nisard, p. 367.

Esprit froid, douteur et plein de circonspection, Celse déclare n'appartenir à aucun d'eux. Il était éclectique, du nom d'une secte alors nouvelle, dont il a lui-même parfaitement caractérisé les tendances. « Il est utile d'exposer, disait-il, les idées auxquelles nous reconnaissons le plus grand degré de vraisemblance. Dans cette manière de voir, on n'adopte exclu- sivement aucune opinion, de même qu'on n'en rejette aucune d'une manière absolue; mais on conserve un moyen terme entre les sentiments contraires, et c'est en général le parti que doivent prendre dans les discussions ceux qui recherchent la vérité sans ambition (1). »

Celse avait, et très-probablement dans le même esprit, com- posé une espèce d'encyclopédie des connaissances humaines, dont le temps a seulement épargné la partie médicale, comme pour faire regretter le reste aux savants. Ses traités sur l'agri- culture, la rhétorique et l'art militaire furent livrés de bonne heure à la destruction. Quant au beau livre *De re medica*, si précieux pour nous autres médecins, il est le premier qui ait été écrit en langue latine sur les sciences médicales, circon- stance qui dut même nuire à son succès, puisqu'il n'y avait à Rome d'autorité, suivant Pline, que pour ceux qui parlaient et écrivaient en grec (2).

Né, à ce qu'on croit, sous le règne d'Auguste, Celse publia ses ouvrages sous celui de Tibère. Écrivain élégant, clair et concis, les éloges ne lui ont pas manqué. On l'a appelé l'Hippo- crate latin, le Cicéron des médecins; Casaubon va plus loin : il en fait un dieu, *medicorum deus.*

Bien qu'indépendant de tout entraînement systématique, Celse avait en suprême vénération Hippocrate et Asclépiade :

(1) Celse, liv. I, page 7. Traduction de M. Des Étangs.
(2) Pline, liv. XXIX, 8.

le premier, chef du dogmatisme, expliquant la folie par le transport au cerveau de la bile et de la pituite ; le second, inspirateur du méthodisme, rattachant la cause de l'aliénation à la stase des atomes dans les méninges. Essayons d'établir quelles furent, à cet égard, les idées de l'auteur latin.

Celse ne s'abandonne à aucune hypothèse ; les phénomènes extérieurs semblent seuls l'occuper. Divisant, comme l'école méthodique, les maladies en aiguës et chroniques, il les partage de plus en deux groupes principaux, savoir : les maladies générales, qui affectent l'économie tout entière, et les maladies locales, qui n'en intéressent qu'une partie.

Parmi les affections générales, *totius corporis*, Celse, en première ligne, range les fièvres tierce, quarte, pernicieuse, etc.; puis la *phrenesis* avec les autres formes mentales. Si la phrénésie occupe ici sa place naturelle, il n'en est pas de même de la folie proprement dite. Mais les unes et les autres constituent pour Celse des affections de tout le corps, n'ayant point de siége déterminé, et cette condition lui suffit ; car, sous ce rapport, il ne voyait la vérité dans aucun système.

Contrairement à Asclépiade, qui avait adopté la dénomination générique de *alienatio mentis*, notre auteur préfère celle de *insania*, qu'il applique aux trois genres de folie dont sa classification est formée. Chez les Latins, il est bon de le répéter, le mot *insania* était employé généralement dans le sens de manie ou de fureur. Et à ce sujet, remarquons, dès à présent, que Celse, dans le chapitre si instructif qu'il a consacré à la folie (1), ne fait point usage des deux appellations, pourtant si universellement acceptées, de manie et de mélancolie. Quel en fut le motif? N'offraient-elles pas à son esprit exigeant une idée claire et une distinction satisfaisante? Les anciens,

____

(1) Liv. III, chap. XVIII.

ce qui ne surprendra personne, confondaient fréquemment, ainsi que le remarque Prosper Alpin, ces deux formes de l'aliénation mentale (1).

Consistant dans la phrénésie (*phrenesis*, φρένησις), le premier genre de Celse, *insania acuta*, est caractérisé par de la fièvre et un délire continu, *continua dementia*. Le désordre des idées est plus ou moins complet ; l'agitation nulle ou plus ou moins vive ; et, en raison de ces nuances diverses, les malades atteints de phrénésie pourraient être répartis en phrénétiques gais, tristes, tranquilles et violents. C'est la *phrenitis* d'Hippocrate.

Le second genre, sans autre désignation, répond à la mélancolie, à peu près telle qu'on la conçoit de nos jours. La tristesse mêlée de terreurs et d'angoisses est le fond prédominant de l'affection. S'il se produit des conceptions délirantes, le fonctionnement intellectuel, quoique entravé plus ou moins dans son activité, garde son allure régulière. Ici Celse est humoral, car il dit de cette vésanie : « *Consistit in tristitia quam videtur bilis atra contrahere.* »

Le troisième genre se subdivise en deux espèces : 1° le délire hallucinatoire gai ou triste : c'est le délire perceptif ou sensorial ; 2° le délire général et partiel.

Dans la première variété, le malade est trompé par des images : *Quidam imaginibus, non mente falluntur* ; l'intelligence paraît intacte. Dans la seconde, au contraire, c'est l'esprit lui-même, le jugement qui est affecté : *Quidam animo desipiunt*. En d'autres termes, il existe une incohérence notable ou une association grossièrement vicieuse des idées.

Par *imago*, on ne saurait douter que Celse n'ait compris ce qu'entendait Asclépiade par φαντασία, mot qu'à l'exemple de Cicéron, Cælius Aurelianus traduira par *visum*. Celse cite, pour

____

(1) *De medicina methodica*, liv. X, chap. x.

modèles d'hallucinés, Ajax et Oreste. Ces deux héros, nous apprend la mythologie , furent agités par les furies et les ombres. En rappelant qu'Alcméon, pour venger son père, le devin Amphiaraüs, avait tué sa mère, Ovide exprime supérieurement l'état de quelques insensés dans ces vers :

« . . . . *Exul mentisque domúsque*
Vultibus Eumenidum matrisque agitabatur umbris (1). »

Mais toutes les hallucinations (*imagines, visa*) n'ont pas une teinte terrifiante, concentrée ; elles peuvent accuser des impressions agréables et de nature expansive. Le fou du Pirée dont parle Horace (2), n'est point une pure fiction, et des cas analogues ont dû servir de type à la création du poëte. Délirant sur un point ou sur une série limitée d'idées, les monomanes ont, pour la plupart, le masque et les traits extérieurs de l'homme en pleine possession de lui-même. En tant que faculté, le raisonnement chez eux reste intact ; et de là des conceptions qui s'enchaînent et dont la logique est inattaquable. Mais comme le point de départ de ce raisonnement est faux, maladif, les conséquences tirées sont erronées , les croyances folles, les actes anormaux et en apparence parfois coupables : *Eos imagines fallunt.* Celse établit, seulement d'une manière aphoristique, ces distinctions que la science mentale a, de nos jours, rendues plus lumineuses.

L'aliéné est susceptible, enfin, d'être trompé par le jugement, ou autrement dit par la raison, dont le pouvoir syllogistique est en défaut : *Si vero consilium insanientem fallit*, etc. Celse rangeait dans cette catégorie les maniaques et probablement les déments, que ne mentionnent pas les anciens.

(1) *Métamorph.*, liv. IX, v. 411.
(2) Liv. II, ép. II, v. 128.

La manie, on le sait, a des aspects multiples, depuis la simple excitation de la pensée jusqu'à sa complète perversion. Toutes les notes ne sont pas fausses dans la gamme du délire. En outre, si certaines idées sont persistantes, d'autres se montrent fugaces et mobiles. L'âme est égayée ou attristée par des sentiments contraires. Resserré dans son cadre, Celse se borne à indiquer d'un trait quelques-unes de ces variétés, qui nous occuperont de nouveau quand il s'agira du traitement. Il est, dit-il, des aliénés qui répètent ou font toujours la même chose; d'autres sont inattentifs; ceux-ci rient sans raison; ceux-là sont tristes et abattus sans motifs légitimes.

On peut reconnaître déjà, par ce qui précède, que, du temps de Celse, la médecine mentale avait réalisé d'importants progrès, et qu'en se constituant, elle agrandissait peu à peu son horizon. A côté de la véritable science, mais bien au-dessous d'elle, subsistaient encore, il est vrai, les vieux préjugés, maintenus et alimentés par les pratiques et les superstitions d'un culte en décadence, lot du vulgaire ou source aimée de la poésie. Nulle part Celse ne fait allusion aux causes surnaturelles, et notamment à l'intervention des dieux dans la production des maladies. Les grandes écoles scientifiques de la Grèce et de Rome répudièrent toujours ces crédulités; et, comme dans Hippocrate, la médecine est, dans l'auteur latin, à l'état d'observation rigoureuse.

Au sein de cette civilisation, à tant d'égards, si avancée de l'Italie, il y avait donc comme en Grèce beaucoup de croyances et de préjugés bizarres, et par suite beaucoup de recettes et de remèdes populaires, compositions indigestes dont Pline nous a transmis sans commentaires la fastidieuse énumération. A Rome, on appelait l'aliéné *larvarum plenus*, *larvatus*, c'est-à-dire troublé par des larves et des fantômes. On le qua-

lifiait aussi de *cerritus* (1), le supposant en butte à la vengeance de Cérès qui, comme déesse de la terre, gardait dans
son sein les âmes des morts. Les hallucinés étaient poursuivis,
pensait-on, par des spectres et des lémures (2). En vue de la
guérison ou d'un soulagement quelconque, on avait recours,
là aussi, à des prêtres et à des prêtresses. D'autre part, la
magie avait en Italie comme en Orient, au dire de Pline, ses
autels, ses adeptes et ses cérémonies mystérieuses.

§ I.

Ce précepte du médecin de Cos que, pour traiter les maladies, il faut étudier et connaître les symptômes qui les rapprochent ou les séparent, avait été adopté par Celse, qui en faisait une des bases de sa thérapeutique. Le traitement, selon lui,
devait différer en raison de chaque genre et de chaque espèce.
« Les personnes atteintes de folie feront beaucoup d'exercice
et seront frictionnées souvent; elles ne prendront ni viande
grasse ni vin; seulement, après avoir été purgées, elles choisi-
ront les aliments les plus légers de la classe moyenne (3). Il
ne convient pas de les laisser seules ou avec des inconnus,
non plus qu'avec des gens qu'elles dédaignent ou qui leur sont
indifférents. Elles doivent changer de pays, et, si la raison
leur revient, voyager tous les ans. » Tels sont, pour l'auteur latin, les moyens généraux applicables à l'ensemble des
aliénés.

(1)   *Hellade percussa, Marius cum præcipitat se*
         Cerritus fuit?....   (HORACE, liv. II, sat. III, v. 277.)

(2) On célébrait, à Rome, au mois de mai, des fêtes en l'honneur des *Lémures*
ou fantômes, revenants envoyés par les morts.

(3) Celse rangeait parmi les aliments de cette classe : « les plantes potagères
dont on mange les bulbes et les racines, le lièvre, tous les oiseaux et tous les
poissons. » (Liv. II, chap. XVIII.)

D'autres citations viendraient, au besoin, à l'appui de la précédente, pour établir que Celse divisait la thérapeutique de la folie en traitement moral et en traitement physique; division, d'ailleurs, toute naturelle et qui s'impose, pour ainsi dire, puisqu'elle repose sur les phénomènes extérieurs, les uns résultant du trouble de l'intelligence, et les autres du désordre des fonctions organiques.

Que l'âme, dans l'aliénation mentale, soit ou non malade, Celse ne se préoccupe pas de cette question subtile ; il l'abandonne aux philosophes qui alors, comme aujourd'hui, cherchaient à pénétrer le mystère de la pensée et de ses déviations. Il paraît même qu'ils dépassaient parfois la frontière philosophique et se mêlaient de médecine, car Celse dit quelque part : « Si l'art de raisonner faisait les médecins, il n'y en aurait pas de plus grands que les philosophes; mais ils ont en excès la science des mots et n'ont point celle qui guérit. » Il est impossible, toutefois, de nier que, jointe à l'expérience directe, l'étude de la philosophie n'ait contribué à la formation et au développement du traitement moral. Asclépiade, qui le préconisa l'un des premiers, est certes l'une des plus grandes intelligences médicales qu'offre l'histoire. Et, ici, se montre cette antithèse curieuse : le traitement moral datant d'Asclépiade l'épicurien.

Bien que la nécessité eût, sans aucun doute, donné naissance à des inventions particulières que personne n'a consignées, nous ne voyons, au temps de Celse, d'autres moyens de contention que les liens. Ces liens étaient-ils des chaines de fer comme on l'a supposé? Nous ne le pensons pas. *Vinculum* ne précise pas la nature du lien ; il s'applique à tous sans exception. L'emploi de la contrainte était déterminé. Celse déclare inutiles les moyens coercitifs « pour ceux dont le délire ne s'exhale qu'en paroles ou qui sont faiblement agités » ; mais, poursuit-il, « il convient d'attacher ceux qui témoignent plus d'emportement et de les mettre hors d'état de se nuire à eux-mêmes ou de nuire à ceux qui les entourent. »

A l'emploi des liens, il faut ajouter un autre mode de coercition, l'isolement dans une chambre séparée, soit éclairée, soit obscure ; car si Asclépiade, regardant les ténèbres comme une cause d'épouvante, laissait les phrénétiques jouir de la lumière, Celse était moins absolu. A notre avis, ses observations touchant cette pratique sont pleines de justesse. « Ce qu'il y a de mieux à faire, dit-il, c'est d'éprouver l'une et l'autre méthode, de rendre à la lumière celui qui redoute l'obscurité et de tenir dans les ténèbres celui que la clarté épouvante. »

Les phrénétiques ne devaient rien avoir sous les yeux qui pût devenir pour eux un sujet d'effroi, et il était de principe commun, ainsi que nous le verrons dans Cælius Aurelianus et dans Arétée, que les murs de leurs chambres fussent unis et sans peinture. On trouve dans Vitruve la raison probable de cette recommandation : « Dans les appartements que l'on habite pendant le printemps, dit-il, l'automne et l'été, et même dans les vestibules et les péristyles, les anciens avaient coutume de faire des peintures avec de certaines couleurs et d'une façon particulière, suivant la destination de chaque pièce. A présent on ne peint plus sur les murailles que des monstres extravagants au lieu de choses régulières et véritables (1). » Or, tout est matière à sensations trompeuses dans certaines formes de délire.

Que souvent des cas de délire aigu et de manie aiguë aient été confondus avec la phrénésie, cela est certain et était iné-

____

(1) Vitruve, p. 115, édit. Nisard.

vitable. Celse, du reste, envisageant les phénomènes intellectuels en eux-mêmes, les conseils qu'il formule à l'occasion de
cette maladie s'appliquent à la folie en général. Ces conseils,
observe Pinel, « portent le caractère d'une utilité immédiate
pour la guérison des aliénés et d'une certaine habitude d'être
spectateur de leurs écarts. » Les considérations auxquelles se
livre l'auteur latin méritent d'être citées en entier : « En traitant ces égarements de l'esprit, dit-il, il est nécessaire de se
plier aux diverses formes qu'ils présentent. Il y a chez les uns
de vaines terreurs à dissiper, témoin l'exemple de cet homme
qu'agitait, malgré ses richesses, la crainte de mourir de faim
et auquel on annonçait, de temps à autre, des successions imaginaires. Il y en a d'autres dont il faut maîtriser l'audace et
qu'on ne peut dompter que par des châtiments physiques.
C'est par la réprimande et la menace qu'on arrête parfois des
éclats de rire insensés; parfois aussi, pour arracher ces malades
à leur mélancolie, on a recours à la musique, au son des cymbales et à d'autres moyens bruyants. En général, il vaux mieux
entrer dans leur folie que de les combattre ouvertement, et les
ramener par degrés et sans qu'ils s'en doutent, de la déraison
à des idées plus saines. Dans certains cas, on doit tâcher de
captiver leur attention : aux gens de lettres, par exemple, on
fera des lectures, soit d'une manière correcte, s'ils y prennent
plaisir, soit avec des incorrections calculées, s'ils en paraissent
choqués, parce qu'en voulant les relever ils sont obligés déjà
d'exercer leur jugement; on peut même les contraindre à
réciter les passages dont ils ont gardé le souvenir. Il y a de
ces phrénétiques auxquels on a pu rendre le goût des aliments
en les plaçant à table au milieu des convives. »

La mélancolie, telle qu'elle est décrite par Celse, avec une
teinte uniforme, devait être naturellement l'objet, de sa part,

d'indications moins nombreuses ; car, tandis que les deux autres genres de folie se présentent pour lui avec le double caractère de l'excitation et de la dépression, la mélancolie n'a qu'un seul signe extérieur : l'abattement. Éloigner dès lors du malade toute cause d'épouvante, et, mieux encore, lui redonner, autant que possible, bon espoir ; s'efforcer de le distraire par les récits et les jeux qui lui plaisaient le plus en état de santé ; vanter, s'il est auteur, ses écrits avec complaisance et les lui remettre sous les yeux ; opposer à ses tristes imaginations de douces remontrances, en cherchant à lui faire sentir qu'il devrait, dans les choses qui le tourmentent, trouver plutôt un sujet de satisfaction que d'inquiétude ; voilà les prescriptions qui paraissent à Celse le mieux appropriées à l'état des mélancoliques et celles dont l'emploi offre le plus de chances à la guérison.

Celse complète l'exposé de ses vues scientifiques sur le traitement moral dans ses rapports avec le délire perceptif systématisé et maniaque, suivant le langage moderne, par des remarques judicieuses, expression d'un grand sens pratique ou fruit d'une longue expérience collective. Malheureusement, à cette peinture fidèle, à ce tableau pris sur nature, se mêle une ombre. Il dit formellement, en effet, que lorsque le malade a perdu le jugement on recourra avec succès à certaines corrections. « Dès que ses actes ou ses paroles attestent sa déraison, il faut, écrit-il, pour le dompter, employer le jeûne, les chaînes (*vincula*) et les châtiments. » Il veut qu'ensuite on le force d'être attentif, d'exercer sa mémoire sur certains sujets et de se les rappeler quand on l'interroge, la crainte l'obligeant ainsi par degrés à se rendre compte de ses actions. Un moyen dont on doit, suivant lui, faire également usage, est d'exciter chez ces malades de soudaines terreurs et tout ce qui peut imprimer à l'intelligence une secousse profonde : utile ébranlement qui peut les arracher à leur situation fâcheuse.

Cette phrase citée plus haut : « *Ubi perperam dixit aut fecit, fame, vinculis, plagis coercendus est,* » a été avec raison considérée comme une tache dans cet admirable chapitre. Un disciple d'Asclépiade, Titus, avait insisté aussi, en les adoptant, sur ces mesures de contrainte cruelle. On serait donc autorisé à croire qu'elles régnèrent presque sans conteste jusqu'au moment où une réforme née de sentiments supérieurs vint à s'opérer sous le gouvernement plus doux des Antonins. Cælius Aurelianus, qui protesta contre cette pratique au nom de l'humanité méconnue, vivait vers cette époque.

Quelques auteurs, assimilant les fous à des enfants, ont pensé qu'il pouvait être permis de les faire souffrir dans leur intérêt. « La douleur sert aux aliénés, dit Leuret, comme elle sert dans le cours ordinaire de la vie, comme elle sert dans l'éducation : elle est un des mobiles qui font fuir le mal et rechercher le bien; mais elle est loin d'être toujours nécessaire (1). » Or, tous ceux qui ont pu voir Leuret à l'œuvre, pendant les longues heures de sa visite à l'hospice de Bicêtre, ou qui ont attentivement lu ses ouvrages, ne l'accuseront certainement pas de cruauté. Ce reproche, est-il licite de l'adresser à l'auteur latin? Pas davantage. Il est nécessaire seulement de faire observer que l'éducation chez les Romains était rude et sévère (2); et que Celse, en écrivant les mots que lui reproche la postérité, et qui, par une exagération de sa pensée, ont servi de prétexte jusqu'à Pinel pour l'emploi de la

____

(1) *Du traitement moral de la folie,* p. 157.

(2) Les maîtres, dit Cicéron, ont coutume de punir leurs élèves et les mères leurs filles, non-seulement de paroles, mais de verges, lorsque dans un deuil de famille il y a quelque fait ou quelque mot de trop gai. (*Tuscul.*, liv. III, chap. xxvii.)

rigueur dans le traitement de l'aliénation mentale, obéissait, suivant toute probabilité, à l'entraînement d'une coutume générale. Il n'y a pas si longtemps que l'éducation publique, en perdant de son âpreté, est revenue partout à des méthodes plus douces.

En résumé, diversion morale puissante, intimidation, surprises, exercices variés, tant physiques qu'intellectuels, voyages, choix scrupuleux des gardiens, surveillance attentive, tels sont les éléments dont se compose le traitement moral de Celse.

Quant à sa thérapeutique physique, s'il ne proscrit pas d'une manière absolue comme Asclépiade la phlébotomie dans la phrénésie, il en limite l'application avec prudence. On en abusait, à ce qu'il paraît. « Ce n'est pas une chose nouvelle, dit-il, de tirer du sang des veines; mais ce qui est nouveau, c'est de recourir à la saignée dans presque toutes les maladies. » Il a émis, en ce qui touche la phrénésie, cette considération qui dénote le praticien : « Il est permis, quand le péril est pressant, d'appeler à son aide les ressources qu'on devrait s'interdire dans d'autres circonstances. » Celse ne saignait qu'autant que les forces du malade l'y autorisaient, et il choisissait pour pratiquer la phlébotomie le moment où la fièvre cesse de croître.

Il saignait aussi, en général, dans la mélancolie.

Beaucoup de pratiques, autrefois en vogue, sont tombées depuis bien des siècles en désuétude, et, en particulier, celle qui consistait à raser la tête des aliénés et des phrénétiques. On mettait à nu le cuir chevelu; on le fomentait avec de l'eau de verveine et l'on y répandait ensuite de l'huile rosat. Afin de produire le sommeil, il était d'usage d'appliquer sur la tête un onguent spécial, formé de safran et d'iris. Le pavot et la jusquiame étaient administrés en tisane ou, à défaut, et comme agent également soporifique, on plaçait sous l'oreiller des malades des pommes de mandragore. Le balancement du malade dans un lit suspendu, la gestation après le repas et le bruit monotone de l'eau tombant, par intervalles réguliers, d'un tuyau posé dans le voisinage, étaient encore utilisés à cet effet.

Il y avait, à cette époque, non-seulement des lits, mais des bains suspendus (*balneæ pensiles*). Le génie inventif d'Asclépiade avait doté les Romains de cette molle et nouvelle jouissance (1). Toutefois, Sprengel interprète autrement ces deux mots : suivant lui, on devrait entendre par *balneæ pensiles* des douches, et non point des bains, comme on l'a cru (2). Mais cette interprétation est en désaccord avec le langage de Pline, non pas que les douches fussent inconnues : « Rien ne fait tant de bien, dit Celse, à la tête que l'eau froide : aussi, pour remédier à sa faiblesse, il faut, pendant l'été, l'exposer chaque jour un certain temps à la chute d'un large courant d'eau (3). » D'après Asclépiade, l'eau froide était, en effet, employée avec succès sous différentes formes, lotions, aspersions, douches, bains prolongés, dans le traitement des névroses, et naturellement de la folie. Celse recommande aussi les bains d'eau et d'huile.

En présence d'une insomnie opiniâtre, et si le malade n'avait pas été saigné, il regardait encore comme utile une application de ventouses scarifiées à l'occiput; mais personne, avait-il dit (4), si ce n'est dans le but de réprimer une hémor-

(1) Pline, liv. XXVI, chap. VIII.

(2) Sprengel, *Histoire de la médecine*, t. II, p. 16.

(3) « Itaque is, cui hoc caput infirmum est, per æstatem id bene *largo canali* » quotidie debet aliquandiù subjicere. » (Liv. I, chap. IV.)

(4) Liv. II, ch. XI.

rhagie par révulsion, n'appliquera des ventouses ailleurs qu'au siége du mal et sur le point même que l'on veut guérir. » Il localisait donc tant soit peu, et malgré lui, l'aliénation mentale.

Un mot enfin sur l'ellébore. Les deux espèces, l'ellébore noir et l'ellébore blanc, avaient cours dans la thérapeutique des Latins. En général, on purgeait avec le noir, et l'on donnait le blanc pour faire vomir. Une particularité qui n'avait point échappé au médecin romain, c'est que le mode de préparation des médicaments a son importance chez les aliénés, qui, souvent, difficiles, méfiants, rejettent tout ce qu'on leur présente. Aussi conseille-t-il de masquer l'ellébore dans du pain pour abuser plus facilement le malade, s'il refuse de le prendre en potion ; conseil qui témoigne·d'une observation répétée et du bon sens pratique de l'auteur.

Nous ne parlerons de l'épilepsie, dans cette étude, que pour signaler l'apparition d'un nom nouveau dans la science, c'est celui de *morbus comitialis*, mal des comices. A Rome, une attaque d'épilepsie faisait lever les assemblées du peuple ; c'était un présage de mauvais augure, comme le bruit de la foudre ou le vol d'une corneille à gauche des spectateurs. A propos de préjugés, on a reproché à Celse, homme si érudit et si sage d'ailleurs, dont la profession de foi médicale se résume dans ces paroles : « Je pense que la médecine doit être rationnelle, en ne puisant cependant ses médications que dans les causes évidentes » ; on a reproché à Celse, disons-nous, d'incliner à croire, comme moyen curatif du mal caduc, à la vertu du sang humain. « Quelques épileptiques, raconte-t-il, se sont délivrés de cette affreuse maladie en buvant le sang d'un gladiateur récemment égorgé. » Mais survient aussitôt cette réflexion qui rectifie sa pensée : « Déplorable secours que pouvait seul faire supporter un mal plus affreux encore. » Pline, après avoir mentionné le même remède dégoûtant, indique que, parmi les malheureux atteints du haut mal, il y en a qui recherchent la moelle des fémurs et la cervelle des enfants. Un médecin, du nom d'Artémon, aurait fait boire, « dans le crâne d'un homme tué et non brûlé, de l'eau puisée à une fontaine, la nuit, pour l'épilepsie ». — « Loin de nous, s'écrie Pline, loin de nos écrits de pareilles choses ! » Le savant, le sceptique Pline accréditera pourtant de son autorité bien des erreurs populaires, sa thérapeutique n'étant, ainsi que l'a qualifiée M. Littré, qu'un ramassis d'absurdités et de superstitions. Exemples : « Le sang de l'homme même, de quelque partie qu'il sorte, est un topique très-efficace pour l'angine, au dire d'Orphée et d'Archélaüs; et, appliqué sur la bouche de ceux qui viennent de tomber d'épilepsie, il les fait se relever aussitôt. Suivant d'autres, pour l'épilepsie, il faut piquer les gros orteils et mettre au visage quelques gouttes du sang qui sort, ou bien qu'une vierge touche le malade du pouce droit, etc., etc. (1). »

« La cervelle du chameau, desséchée et prise en boisson dans du vinaigre, guérit, dit-on, de l'épilepsie (2). »

« Le foie d'âne, avec un peu de panax, instillé dans la bouche, préserve les enfants de l'épilepsie et d'autres maladies; on recommande de faire cela pendant quarante jours. En jetant une peau d'âne sur un enfant, on l'empêche d'être sujet aux frayeurs (3). »

Non-seulement la science médicale et l'expérience personnelle, mais la critique, manquent dans Pline. Il blâme la magie, et il écrit, comme s'il y adhérait : « Les mages assu-

______

(1) Liv. XXVIII, chap. x.
(2) Liv. XXVIII, chap. xxv.
(3) *Ibid.*, chap. lxxviii.

rent que les individus en délire reprennent la raison si on les asperge avec du sang de taupe, et que ceux qui sont tourmentés par les dieux nocturnes et par les faunes sont délivrés de leurs visions s'ils se frottent, matin et soir, avec la langue, les yeux, le fiel et les intestins d'un dragon bouillis dans du vin et de l'huile et refroidis pendant la nuit au grand air (1). »

Il serait superflu de poursuivre ces citations. Celles qui précèdent prouvent surabondamment qu'entre Celse et Pline il y a une différence profonde : le premier a observé et sait, tandis que le second semble véritablement avoir copié « le livret des recettes de quelque vieux berger, et parfois des formules de quelque sorcier de son temps. »

Nous le demandons, qui de nos jours oserait aligner gravement de pareilles puérilités? Assurément personne. On ne peut donc guère s'expliquer ces défaillances de l'esprit, chez un homme aussi remarquable que Pline à tant de titres, que par l'état de la société contemporaine, dont la raison, troublée et confuse, flottait au milieu de vagues incertitudes et de vérités acquises. Le polythéisme était détruit, et rien ne le remplaçait encore. En fait de philosophie, le panthéisme du célèbre naturaliste se réfute de lui-même par les faits miraculeux et les prodiges qu'il admet. La médecine cependant avait trouvé sa voie, et Galien allait la parcourir bientôt, en la remplissant, pour de longs siècles, du bruit de sa glorieuse et puissante renommée,

(1) Liv. XXX, chap. XXIV.

CHAPITRE III.

Arétée.

Si Celse, dans l'antiquité, représente l'éclectisme, Arétée est le représentant non moins célèbre du pneumatisme, en aliénation mentale. Asclépiade avait battu en brèche les doctrines d'Hippocrate et, sous l'influence de ce puissant agitateur, l'idée d'une force régissant à la fois les phénomènes de la santé et ceux de la maladie fut exclue du domaine de la physiologie et de la médecine. Celse ne fait allusion nulle part à cette force. Les méthodistes la rejettent. La tradition, néanmoins, n'avait pas complétement disparu, et bientôt, suivant la marche ordinaire de l'esprit humain, une réaction en faveur des anciens principes se manifesta. Parmi les hommes qui essayèrent de les réhabiliter, tout en leur donnant une forme nouvelle, se rencontre Athénée (de Cilicie), le fondateur de la secte pneumatique.

Pour Hippocrate, il est nécessaire de le rappeler, la force régulatrice, l'ἐνορμῶν, ne s'altère pas ; elle joue dans la maladie le même rôle que dans la santé, réglant et dirigeant toutes choses pour la conservation de l'être. L'ἐνορμῶν n'est jamais ni cause ni principe de la maladie.

Les pneumatistes, au contraire, prenant pour base de leur système l'altération de cette force, y rapportent l'origine de tous les actes morbides. Et c'est cette force, cause et agent de tous les phénomènes normaux et anormaux de l'économie, qu'ils désignent sous la dénomination de pneuma.

Ainsi, de même que, en face du système d'Épicure, s'était dressé un autre système philosophique, le stoïcisme, de même, en présence du système d'Asclépiade, s'éleva celui d'Athénée (de Cilicie). C'est, en effet, au stoïcisme que la pensée mère du pneumatisme paraît avoir été empruntée. L'âme, pour les stoïciens, était comme la nature un pneuma, mais un pneuma sec et chaud, tandis que, dans le second cas, il était sec et humide.

La doctrine d'Athénée, qui fut adoptée par Arétée (de Cappadoce), est donc, comme celle d'Asclépiade, le reflet d'un système philosophique; et si du méthodisme dérivent les théories de l'excitation, de l'autre doctrine découlent l'archée de Van Helmont, l'animisme de Stahl et le vitalisme de Barthez. Les ressemblances sont sensibles malgré des différences, pour ainsi dire externes et acquises, dues à l'évolution des siècles et aux degrés divers de la civilisation.

Quelques détails sont ici nécessaires pour l'intelligence des idées que nous exposons.

Toutes les maladies, selon les pneumatistes, commencent par la souffrance et l'altération du pneuma. L'action du pneuma est-elle augmentée, diminuée, pervertie? Il en résulte différentes affections. Renfermé dans le corps, s'il ne peut trouver d'issue, il s'y accumule en ébranlant l'économie tout entière; « spiritus intùs coercitus omnia impulit. » Tournant sur lui-même en cercle, il produit l'épilepsie; subtil et sec, la phrénésie et les vertiges; sec et chaud, il détermine la manie et la mélancolie; froid, il donnerait lieu enfin à la démence sénile.

Mais, pour l'interprétation d'Arétée, il importe aussi de remarquer que les pneumatistes, tout en attribuant, en général, les maladies au pneuma, faisaient intervenir concurremment les humeurs. Athénée regardait le chaud, l'humide, le froid, le sec comme les véritables éléments plutôt que l'air, l'eau, le feu et la terre. La chaleur et l'humidité réunies seraient la combinaison la plus favorable pour la santé et son maintien. De la chaleur et de la sécheresse viennent les maladies aiguës; du froid et de l'humidité les affections phlegmatiques. Le pneuma revêt toutes ces qualités.

Telle est, en résumé, la secte médicale à laquelle appartenait Arétée, suivant l'opinion commune.

Ce grand médecin était originaire de Cappadoce, en Asie, et rien ne prouve qu'il ait exercé son art à Rome. Les probabilités historiques fixent sa pratique médicale aux premières années du iie siècle de l'ère chrétienne, entre Pline et Galien. C'était le beau temps du pneumatisme, dont la vogue fut, du reste, passagère.

Arétée occupe, à juste titre, une place à part dans l'antiquité. Joignant à la fidélité scrupuleuse de l'observateur l'imagination brillante de l'artiste, il a fait de ses descriptions des tableaux achevés, qui séduisent autant par la régularité des traits que par la perfection et la vivacité des couleurs.

La mélancolie, la manie, le satyriasis, l'épilepsie, l'hystérie, forment dans son ouvrage des divisions particulières. Il indique, en outre, le traitement qui convient à chacune de ces affections.

Voyons, maintenant, sous le double rapport des principes généraux et des applications, ce que cet auteur ajouta aux notions déjà connues.

§ I.

Arétée définit la mélancolie : une tristesse de l'âme avec concentration de la pensée sur une idée fixe, sans fièvre, ἐστὶ δὲ ἀθυμίη, ἐπίμιη, φαντασίη, ἄνευ τε πυρετοῦ (1). D'où il suit que les limites circonscrites du délire la différencient de la manie, qui est un trouble général de l'intelligence : ἔκστασις γάρ ἐστι τὸ σύμπαν χρόονιος (2). Cette considération cependant ne serait pas suffisante. Dans la mélancolie (et cette particularité ressort du texte à chaque instant), il y a oppression, tandis qu'on constate dans la manie une expansion continuelle des forces, même quand le délire est à forme triste. Celse avait pareillement envisagé cette espèce d'aliénation mentale.

Le siége de la mélancolie et celui de la manie sont placés par Arétée dans la tète et les hypochondres, simultanément affectés ou réagissant sympathiquement l'un sur l'autre. La pensée de l'auteur n'est pas toutefois explicite : « Pour la manie et la mélancolie, dit-il quelque part, c'est dans les hypochondres que siége le mal, tandis que c'est dans la tète et les sens que siége la phrénésie (3). » Et, ailleurs : « La cause première de la mélancolie est dans la tète, et c'est ce qui fait, ajoute-t-il, que les sens qui ont leur origine et leur point de départ dans le cerveau ne sont pas toujours intacts, qu'ils s'altèrent, et qu'en vertu de cette altération, l'imagination s'égare (4). — A ce point de vue, la bile ne serait plus considérée que comme la cause occasionnelle de cette affection. Il dit encore dans le même esprit et en différenciant d'un trait deux ordres de phénomènes : « Les phrénétiques, par suite d'une lésion des sens, croient voir des choses qui n'existent pas et qui ne sont visibles que pour eux seuls ; les mania-

(1) ARÉTÉE, édit. de Kühn, *De diut. morb.*, liv. II, chap. v, p. 75. L'apyrexie n'est pas constante ; les mélancoliques ont souvent le pouls accéléré et souvent aussi au-dessous de l'état normal. Voir Leuret et Mitivié.

(2) *Ibid.*, chap. vi, p. 78.

(3) *De diut. morb.*, liv. II, chap. vi, p. 82.

(4) *De cur. morb. diut.*, liv. I, chap. v, p. 318.

ques, au contraire, voient comme il faut voir, seulement, ils jugent mal des objets et en dehors de la raison commune (1). »

Arétée localisait sous le bregma l'émergence des filets nerveux et le siége du sentiment. Où plaçait-il l'intelligence ? Quant à l'âme, il a écrit ces mots, à propos du don de seconde vue, particulier, suivant lui, à certains malades quand vient la mort : « Là (dans le cœur) est l'âme et son essence ; ἔνθα καὶ ἡ ψυχη καὶ ἡ φύσις αὐτέης ἦν. Mais, là aussi, était pour lui le principe de la vie : τῆς ζωῆς ἀρχὴ (2).

Quoi qu'il en soit, la mélancolie n'était pour Arétée que le commencement et une partie de la manie, opinion déjà professée par Thémison, et qui, plus tard, le sera de nouveau par d'autres écrivains, et notamment par Alexandre (de Tralles) : δοχέει τε δέ μοι μανίης τε ἔμεναι ἀρχὴ καί μέρος ἦ μελαγχολίη. Ces deux affections, du reste, se distinguaient non-seulement par l'étendue, mais aussi par la physionomie du délire ; ainsi, tandis que dans la manie le délire alterne, qu'il est tantôt gai, tantôt triste, dans la mélancolie il présente constamment cette dernière condition. D'un aspect général toujours le même, ayant l'abattement pour signe principal, le délire mélancolique offrirait néanmoins les variétés suivantes : « Ou les mélancoliques s'imaginent qu'on veut les empoisonner, ou, devenus misanthropes, ils recherchent la solitude ; des idées superstitieuses les effrayent ; ils ont la vie en horreur. »

(1) L'absence relative des hallucinations dans la manie est un fait assez important; M. Delasiauve a essayé d'en indiquer la raison. Dans le délire aigu, il y a congestion ; dans la mélancolie, stase oppressive, deux conditions favorables au développement des fausses sensations. Dans la manie, il y aurait seulement incohérence nerveuse ou irritative, et, par suite, désordre fonctionnel, irrégularité de la pensée, sans pseudo-perceptions nécessaires.

(2) *De morb. acut.*, liv. I, chap. III, p. 40.

Si nous rapprochons ces caractères de ceux énumérés par l'auteur du livre du *Régime* ou du traité des *Maladies*, on voit qu'ils sont au fond absolument identiques. Arétée est seulement plus précis. « La mélancolie, dit-il, se reconnaît à des signes évidents. Elle débute sans cause connue (1). D'abord, tristes, silencieux, abattus, les malades deviennent ensuite, sans plus de raison, irascibles et difficiles. Ils dorment mal et se réveillent en sursaut au milieu de leurs rêves. La maladie fait-elle des progrès, leurs craintes augmentent et ils prennent pour des réalités les visions qui les terrifient. Mobiles, d'ailleurs, dans leurs résolutions, les mélancoliques sont, suivant le moment, bizarres, vétilleux, intéressés ou libéraux, généreux, prodigues, et cela, non par bonté d'âme, mais par l'effet des changements d'impression que le mal amène. » Aux premiers traits de ce tableau, qui ne reconnaît la lypémanie d'Esquirol et la mélancolie avec tristesse profonde et concentration de Pinel ? Il semblerait que, sur ce passage, a été calqué le suivant du médecin de Charenton : « Les lypémaniaques dorment peu ; l'inquiétude, la crainte, la terreur, la jalousie, les hallucinations, les tiennent éveillés ; s'ils s'assoupissent, dès que leurs yeux se ferment, ils voient mille fantômes qui les terrifient ; s'ils dorment, leur sommeil est interrompu, agité par des rêves plus ou moins sinistres ; souvent ils sont réveillés en sursaut par le cauchemar, par les rêves qui représentent les objets qui ont causé ou qui entretiennent leur délire, etc. » (2).

La mélancolie avec stupeur ou la stupidité n'avait pas plus échappé à la sagacité analytique d'Arétée, qu'à l'esprit d'ob-

____

(1) Ceci est vrai quelquefois, mais si l'on remonte aux origines, on voit la plupart du temps saillir des causes.

(2) *Des mal. ment.*, t. I, p. 412.

servation de l'auteur du traité du *Régime*. « Il y a beaucoup d'aliénés, dit-il, chez lesquels l'insensibilité morale, l'hébète-ment, arrivent à un tel degré, qu'ignorants de toutes choses, ils s'oublient eux-mêmes et vivent à la manière des brutes. »

L'habitude extérieure du corps, la couleur livide de la peau, les conditions de la nutrition, toujours si imparfaites, celles des sécrétions, d'ordinaire si profondément troublées, la lenteur et la faiblesse du pouls, de même que sa concentration et sa fréquence, avaient été très-exactement saisis par Arétée.

Des conséquences de la mélancolie, alors que sa marche a résisté à tous les efforts du traitement, celles-ci, qu'il signale, sont surtout dignes de remarque : « Quand la mé-lancolie s'est une fois emparée de tout le corps et qu'elle a atteint le sentiment, l'intelligence, le sang, la bile, elle se jette sur les nerfs et elle devient non-seulement incurable, mais elle dispose le corps à d'autres affections, convulsions, manie, paralysie, affections d'autant plus graves qu'elles dérivent de la mélancolie (1). » Voilà donc la paralysie nettement indiquée et, appuyé de ce passage, on peut très-péremptoirement affir-mer que les anciens avaient eu connaissance de ce mode de complication ou de terminaison de la folie.

Parmi les complications, l'état de l'estomac, dont les troubles sont si fréquents dans la mélancolie, avait fait l'objet aussi des préoccupations d'Arétée. « L'estomac est le promoteur, dit-il, de la gaieté et de la tristesse ; c'est de lui que viennent le courage et l'abattement. La gaieté produit les bonnes diges-tions, tandis que la nutrition est entravée par le chagrin. De là, du dégoût, des vomissements, des douleurs de tête, des défaillances, des insomnies, de l'amaigrissement. Tristes, taci-

______

(1) *De cur. morb. diut.*, liv. II, chap v, p. 318.

turnes, irritables , il n'est pas rare que les malades tombent
dans la mélancolie (1) . »

Cette affection particulière de l'estomac, espèce de dyspepsie,
sur laquelle Arétée appelle l'attention, était, à ce qu'il paraît,
commune alors chez les gens de lettres, à qui l'amour de
l'étude faisait négliger tous les soins physiques. Le langage
d'Arétée s'élève et s'ennoblit en parlant de ces hommes pas-
sionnément laborieux, qui acceptent pour s'instruire toutes
les privations, « mangent peu, ne dorment presque pas,
n'ayant, en définitive, pour aliment que la faim, l'eau pour
boisson , pour sommeil une veille constante, pour lit la terre
nue, pour vêtements des étoffes grossières et pour toit la voûte
du ciel. Toutes leurs richesses sont dans ces connaissances
divines, seuls biens de leur ardent amour. Courbés sous le
poids de la contemplation intérieure, ils ont une vieillesse
anticipée. »

Ainsi, toutes les phases de la forme mélancolique, de son
début aux périodes ultimes, avaient été, dès cette époque,
l'objet d'un examen scrupuleux. La science marchait ou plutôt
elle se propageait de plus en plus, car Asclépiade semble
l'avoir portée pour le temps à son summum.

§ II.

L'étude d'Arétée sur la manie (2) témoigne de cette diffusion
rapide des connaissances mentales. Il caractérise cette vésanie
en la dépeignant comme une affection dont les aspects sont
divers, mais dont le fond est toujours le même. Il la distingue

____

(1) *De diut. morb.*, liv. II, chap. vi, p. 145.
(2) *De diut. morb.*, liv. II, chap. vi, p. 78.

tout d'abord et mieux qu'on ne l'avait fait précédemment
(dans les ouvrages qui, du moins, nous sont parvenus) des
délires toxiques produits par le vin, la mandragore et la jusquiame. Non pas qu'Asclépiade et Hippocrate aient ignoré ces
distinctions; mais le pinceau d'Arétée leur prête un relief plus
net et mieux arrêté. « On ne peut désigner, dit-il, sous le
nom de *manies* ces affections, parce qu'elles surviennent soudainement et se dissipent de même, tandis que la manie est
stable et permanente. »

Un autre état de l'intelligence devait, suivant Arétée,
occuper une place à part dans la pathologie mentale, c'est la
démence sénile. « ce délire de la vieillesse, espèce de torpeur
et d'engourdissement des sens et de l'esprit. » Mais ce délire,
lui aussi, est stable et permanent, et, dès lors, comment le diffé-
rencier de la manie? Indépendamment de ses caractères
propres, la manie, d'une part, a, ou peut avoir, à l'inverse de
la démence, des intermissions complètes. D'autre part, elle
est curable et la démence ne l'est pas.

Le terrain des affinités et des différences ainsi déblayé,
Arétée aborde l'étude intime de la manie, qui était pour
lui, nous le répétons, un trouble général de l'intelligence
chronique et sans fièvre, ἔκστασις ἐστι τὸ σύμπαν χρόνιος, ἄνευθεν
πυρετοῦ.

Les causes de la manie, ses formes, sa marche, sa terminaison, sa nature, telles sont les questions que le célèbre médecin
de Cappadoce se pose et que nous allons étudier avec lui.

L'énumération des éléments étiologiques compose un groupe
où les plus importants ont été soigneusement réunis :

« Les personnes les plus sujettes à la manie, dit Arétée,
sont d'un caractère irritable, emporté, violent, facile d'ailleurs, joyeux, agréable. Un caractère inverse expose égale-

ment à cette affection. Toutefois, les gens tristes, apathiques, qui apprennent avec peine et oublient vite quoique laborieux, sont plus enclins à la mélancolie. L'âge de la vie où le sang et la chaleur abondent, l'adolescence et la jeunesse, l'âge mûr où les forces ont le plus d'énergie, favorisent le développement du délire maniaque. Mais si la chaleur provient de la bile noire, si le tempérament est sec, on voit plutôt apparaître la mélancolie. Parmi les habitudes, les excès de table, l'ivresse (1), l'abus des plaisirs vénériens, facilitent l'explosion de la manie. L'arrêt des règles et l'approche de la puberté chez la femme prédisposent aussi à cette affection, laquelle, en dehors de ces causes, se manifeste, à la vérité, moins aisément, mais sévit par contre avec plus d'intensité. Ajoutons que, chez l'homme, la suppression d'une évacuation habituelle, soit du côté du sang, soit du côté de la bile ou de la transpiration cutanée, est encore une cause excitante de la manie. »

Arétée considérait, on l'a vu, cette maladie comme susceptible d'affecter mille et mille formes différentes. Le maniaque est comme le Protée de la Fable. Qui oserait se flatter, dit Esquirol, d'avoir observé et de pouvoir décrire tous les symptômes de la manie, même dans un seul individu ? De ces formes néanmoins, quelques-unes paraissent plus particulièrement l'expression des mœurs contemporaines. Tels sont ces aliénés « qui rient, qui jouent, qui dansent nuit et jour et qui se montrent en public la tête couronnée de fleurs comme s'ils

---

(1) De tout temps les abus alcooliques figurent dans les causes de la manie ; mais il faudrait se garder d'en tirer une induction constante. Des observations, données comme des exemples de manie, appartiennent au *delirium tremens.* — L'utilité de cette remarque est justifiée plus loin dans les signes indiqués comme constituant le danger de certaines formes mentales.

revenaient vainqueurs de quelque combat. » Cette espèce de folie était regardée comme inoffensive. Rien n'était non plus à appréhender des maniaques « qui s'en allaient sans but hors des villes, revenaient ensuite sur leurs pas ou suivaient les passants sans mot dire. » Aussi ne les privait-on pas de la liberté. Mais, quant à ceux « qui criaient, vociféraient, s'imaginant qu'on voulait les voler ou les égorger », nous doutons, malgré l'absence d'indications, qu'en aucun lieu du monde et surtout dans la Rome des empereurs, où l'administration civile fut portée si loin, nous doutons, disons-nous, qu'on les laissât maîtres de leurs mouvements et d'eux-mêmes, pendant un intervalle de temps quelque peu considérable. A plus forte raison devait-on surveiller et séquestrer ceux qu'Arétée nous dépeint comme en proie à des désirs libidineux et que ni la honte ni la crainte n'empêchaient de satisfaire publiquement leurs brutales passions. La barbarie seule, et encore, tolérerait de pareils excès. En effet, les aliénés dangereux ont été de tout temps séparés de la société qu'ils menacent et partout l'objet d'une surveillance attentive. « Il en est, dit encore Arétée, qui, au milieu de leur fureur, déchirent leurs vêtements, tuent leurs gardiens, θεράποντας ἀπέκτειναν, et portent jusque sur eux des mains criminelles. — Les aliénés avaient donc des gardiens, des domestiques spéciaux pour les soigner et réprimer au besoin leurs écarts.

Qu'une fois l'exaltation passée, et quand le calme était rentré dans l'âme, malades et serviteurs sortissent ensemble, c'est ce qui se voit et se pratique tous les jours.

Un passage d'Arétée, dont l'explication est pourtant fort simple, a embarrassé certains commentateurs. Parmi les maniaques, il en est, dit-il, qui, doués d'intelligence et ayant l'esprit cultivé, dissertent sur l'astronomie et la philosophie, sans avoir étudié ces sciences et font des vers comme s'ils étaient inspirés des Muses; car, même dans la folie, continue-t-il, se trahit l'excellence de l'éducation.

Arétée ne prétend pas, loin de là, comme on a paru le croire, que, par le fait même de la folie, les aliénés deviennent, tout d'un coup ou insensiblement, astronomes, philosophes, poëtes. Sa pensée est seulement que, sous l'influence de l'excitation, certains de ces malades s'expriment sur divers sujets d'une manière plus élevée, plus correcte, plus abondante qu'à l'état de santé. Un fait cité par Pinel vient précisément à l'appui de cette assertion. Étant médecin de Bicêtre, le grand aliéniste s'arrêtait souvent devant la loge d'un homme instruit qui, pendant son accès, discourait sur les événements de la Révolution avec toute la force, la dignité et la pureté de langage qu'on aurait pu attendre de l'orateur le plus distingué. En dehors des crises, dans les intervalles de calme et de rémission, l'intelligence de cet homme ne dépassait point la portée ordinaire (1).

Pour comprendre ces oppositions, il suffit de remarquer qu'elles ont leur pendant dans les conditions normales, que l'influence du café, du thé, du vin, ou d'une animation quelconque, peut donner parfois une apparence de facultés aux êtres les moins capables et les plus taciturnes.

Autre fait relatif à l'enthousiasme poétique. — Combien de malades composent des vers! « J'ai entendu moi-même un maniaque, écrit Pinel, déclamer, avec grâce et un discernement exquis, une suite plus ou moins longue de vers d'Horace et de Virgile, depuis longtemps effacés de sa mémoire, puisque, après son éducation, il avait fait un séjour de vingt

____

(1) *Traité méd. phil.*, p. 110.

années dans les colonies d'Amérique, uniquement livré aux soins de sa fortune (1). »

Ce n'est pas que les aliénés, plus que les autres hommes, créent de toutes pièces. Qui ne sait que la mémoire se meuble, à notre insu, d'une multitude d'idées des provenances les plus diverses : observation, réflexion, entretiens, lectures, etc.? Ils puisent alors dans ce fonds commun ou propre les éléments qu'évoque et élabore leur imagination surexcitée. On connaît les effets du hachisch.

D'autre part, il n'est pas sans exemple que des monomaniaques s'appliquent à l'étude des sciences ou des lettres, y fassent des progrès ou continuent à s'y distinguer.

Les malades illettrés auraient, suivant notre auteur, d'autres idées et d'autres tendances. On en voit porter de lourds fardeaux, s'exercer dans l'art du potier, s'improviser menuisiers, tailleurs de pierres, etc.

Ici se place le cas si connu du charpentier dont Arétée, d'après des témoignages contemporains, a vulgarisé l'histoire. « Ouvrier plein de sens, tant qu'il s'occupait activement dans son atelier, il mesurait très-bien son bois, le coupait, l'aplanissait, l'assemblait habilement et pouvait mener ainsi à bonne fin la charpente d'une maison. Il traitait fort raisonnablement de ses travaux et en discutait sagement les prix avec les entrepreneurs. Chez lui, en un mot, au centre de ses habitudes (et à l'abri des distractions extérieures), la raison la plus parfaite présidait à ses opérations journalières. Mais sortait-il pour aller sur la place publique, au bain ou partout ailleurs, il soupirait d'abord profondément en se séparant de ses outils, puis, à peine dans la rue, il serrait les épaules et,

_____

(1) *Traité méd. phil.*, p. 111.

aussitôt qu'il avait perdu de vue sa maison et ses compagnons, il divaguait complétement. Revenait-il sur ses pas (saisi sans doute d'une de ces terreurs paniques si fréquentes en aliénation mentale), il rentrait incontinent en possession de soi-même ; comme si une affinité étroite eût existé entre cet homme et sa demeure. »

A ces exemples ajoutons les suivants, devenus classiques : Un fou halluciné, voyant en imagination des amphores à huile, en redoutait la chute ; un autre, se figurant être une brique de terre, refusait de boire, de peur de se ramollir. Galien, *De locis affectis*, rappelle des observations analogues ; mais il les rattache à la mélancolie, contrairement à Arétée et à Cælius Aurelianus, qui partageait sur ce point les opinions du médecin de Cappadoce. Pour Galien, la crainte et la tristesse étaient, entre autres symptômes, les caractères essentiels de la mélancolie.

Que si l'accès est violent, poursuit Arétée, la sensibilité s'exalte, les impressions deviennent plus vives. Est-ce la tristesse qui domine? Les maniaques méfiants, irascibles, se fâchent à la moindre contrariété, ou se lamentent sans motifs. L'expansion constitue-telle, au contraire, le fond du délire? Ils se montrent pétulants, mobiles, et d'une gaieté exubérante. Les premiers dorment peu. Dans l'un et l'autre cas, l'expression de la figure s'altère. Il survient de la céphalalgie, des pesanteurs de tête. L'ouïe acquiert une finesse excessive; impossible de fixer l'attention distraite. Quelques-uns parmi eux éprouvent des bourdonnements, des tintements d'oreilles; ils croient entendre le bruit de la trompette ou de la flûte. La maladie, enfin, va-t-elle s'aggravant sans cesse? Aux symptômes indiqués ci-dessus, se joignent des désordres physiques plus prononcés. L'appétit se perd ou se montre insatiable; les flatuosités abondent; il se produit des éructations, des nausées ; et, devant les yeux obscurcis, voltigent des images d'une couleur bleuâtre, noire, qui fatiguent et agacent s'il y a tendance à la mélancolie; et d'une couleur rouge pourpre lorsqu'un accès de manie va se manifester. Ceux-là semblent éblouis par l'éclat des éclairs et frappés dans tout leur être comme si la foudre les avait atteints. D'autres ont les yeux rouges ou remplis de sang.

Quant aux terminaisons de la manie, Arétée les avait également observées avec soin et il les indique avec plus d'exactitude que ses devanciers. Il savait non-seulement que la manie a des rémissions et des intermittences, mais encore qu'elle peut aboutir à la guérison, comme aussi dans certains cas dégénérer en démence. Il pense, d'ailleurs, que la guérison ne saurait être complète, si elle ne succède pas à un traitement approprié ou si elle ne survient dans une saison et sous l'influence d'une température favorables. Le retour du printemps, une erreur de régime, un accès fortuit de colère, peuvent suffire, chez des gens supposés guéris, pour déterminer une rechute.

De telles réflexions sont assurément pleines de justesse; qui ne connaît l'action fâcheuse que les saisons, d'une part, les causes morales et physiques, de l'autre, exercent sur la réapparition des affections du cerveau?

§ III.

Si la mélancolie amoureuse avait frappé les anciens et si elle avait fixé l'attention d'Arétée lui-même, puisqu'il en cite un exemple (1) où l'amour, comme la lance d'Achille, guérit

(1) ὁ ἔρως μὶν ἰήσατο. — καθισταται γὰρ τὴν γνώμην ἔρωτι ἰητρω.
Amor
Amore medico sanatur.
(OVIDE.)

les blessures qu'il avait faites, le satyriasis n'avait pas été
décrit, du moins jusqu'à lui, dans toutes ses manifestations
morbides. On ne voit pas, toutefois, qu'il le distingue du
priapisme, dont le nom et les caractères différentiels devaient
être pourtant déjà connus. Ils le seront parfaitement du temps
de Galien et Soranus. Le priapisme, dit Galien, est la tension
avec accroissement de volume de la verge, mais sans désir
vénérien (1).

Tout autres sont les caractères du satyriasis : désir et besoin
insatiables des plaisirs de l'amour, spasmes nerveux, rougeur
et transpiration abondante de la face avec odeur de bouc,
délire érotique, propos sales, licencieux, actes obscènes, tels
sont, d'après Arétée, les symptômes principaux de cette dégoûtante névrose, qui est à l'érotomanie, selon le langage heureux d'Esquirol, ce que le libertinage effréné est aux affections
vives, mais chastes et honnêtes du cœur. Les satyrisiaques,
« d'abord silencieux, tristes, abattus, comme honteux de leur
mal, perdent bientôt tout sentiment de retenue et de pudeur,
et la brutalité de leurs actes, de même que l'inconvenance
lubrique de leurs paroles, atteste la nature de leur délire. »
« Cette maladie, poursuit-il, qui sévit surtout dans le printemps
et dans l'été, parmi les jeunes gens d'un tempérament ardent
et voluptueux, a souvent une issue funeste vers le septième
jour, à moins de crises favorables se produisant naturellement
ou provoquées par une médication opportune. » Pinel rattachait, dans ces cas, la maladie à un état inflammatoire des
organes génitaux. Arétée avait lui-même devancé cette opinion, car il dit dans un autre endroit : « Lorsque le paroxysme
cesse, le malade revient à lui et reprend son bon sens ordinaire.

_____

(1) Galien, édit. de Kühn, t. 8, p. 439, liv. VI, chap. VI.

Plusieurs auteurs avaient déjà remarqué que les femmes sont sujettes à cette vésanie. Arétée répudia très à tort cette opinion, s'appuyant pour la rejeter sur la seule différence des parties sexuelles. Le satyriasis, assez fréquent dans les pays chauds, est, d'après Cælius Aurelianus, commun aux deux sexes : *est autem communis passio viris atque fœminis.* Dans nos climats, la nymphomanie serait même plus fréquente que le satyriasis, quelque rares que soient, d'ailleurs, ces deux affections. Arétée, cependant, admettait chez les femmes une maladie analogue, moins les troubles de l'intelligence, et que caractériseraient seulement la salacité, μαχλοσύνη, ainsi qu'un écoulement abondant de liquide par la vulve.

Des auteurs modernes ont repris et soutenu cette thèse. La μαχλοσύνη alors a pris différents noms : *salacitas, pruritus uteri, vulvæ, tentigo venerea,* fureur utérine, etc. Mais s'il existe, ce que tout le monde reconnaît, des degrés dans la nymphomanie et le satyriasis, il n'en reste pas moins établi que les nymphomanes et les satyrisiaques sont dominés, jusqu'à la perte même de la raison, par l'attrait irrésistible et l'impérieux besoin des plaisirs physiques.

Tel était l'état de la science mentale sous Arétée.

§ IV.

Voyons, maintenant, sans nous écarter de notre point de vue, comment Arétée a envisagé l'épilepsie dans le chapitre qu'il a consacré à cette affection. Hippocrate avait étudié le sujet d'une manière supérieure ; Arétée le précise avec plus d'art encore en traçant une histoire régulière de la maladie sacrée. Il la divisait, à l'exemple de Celse, en épilepsie aiguë et en épilepsie chronique. Passé le quatrième jour, dit l'auteur

latin, le mal a perdu son acuité et, s'il persiste, il doit être
traité comme une affection chronique. Il s'agit évidemment,
aux yeux de Celse, de l'accès au début de la maladie ou envisagé dans son cours comme un accident isolé (1). Nul auteur,
y compris le grand poëte Lucrèce, n'a donné de cette scène
terrible qu'on appelle l'accès une description plus émouvante
qu'Arétée. « L'homme, dit-il, gît étendu par terre, sans connaissance, ses mains se contractent, ses jambes, violemment
écartées, sont agitées de secousses nerveuses. On dirait l'aspect
d'un taureau qu'on égorge. Le cou est dévié, la tête se tord
en divers sens ; tantôt le corps est courbé en avant et le
menton incliné touche la poitrine ; tantôt la tête, renversée en
arrière, comme si on la tirait par les cheveux, bat sur l'une
et l'autre épaule. La bouche est béante, la gorge sèche ; la
langue, pendante, est exposée à de graves blessures, à l'ampu-
tation même, par suite du rapprochement convulsif des arcades
dentaires. Les yeux sont contournés, les paupières cligno-
tantes, largement ouvertes ; et, si elles se rapprochent, ce
n'est qu'imparfaitement et en laissant à nu le blanc de l'œil.
Les sourcils, froncés comme dans la colère, se redressent sur la
ligne médiane, ou, tirés vers les tempes, ils tendent la peau du
front et en font disparaître les rides. » Arétée dit plus loin :
« Les épileptiques, de même que la mer lorsqu'elle est agitée
par la tempête, rejettent par la bouche une grande quantité
d'écume. Puis ils se relèvent, l'accès est fini (2). »

Pour ce qui est des phénomènes prodromiques, indiqués
déjà par Hippocrate, Arétée les soumet à une analyse plus
savante et plus exacte : « Ou le mal est fixé dans la tête et
c'est de là que partent ses sévices ; ou il paraît prendre son

____

(1) Ou encore d'une attaque d'éclampsie.
(2) *De acut. morb.*, liv. I, chap. v, p. **3.**

origine dans des nerfs situés loin du cerveau, mais en rapport avec lui. Ainsi, on voit les premiers doigts des mains et des pieds se contracter ; survient un sentiment de douleur, de trémulation ; puis, si le mal se porte vers le cerveau, toute sa violence éclate sur cet organe, et alors les malades éprouvent dans la tête comme le retentissement douloureux d'un coup de bâton ou d'un coup de pierre, qui les aurait atteints » (1). On peut de cette indication déduire assez naturellement la division de l'épilepsie en idiopathique et en sympathique.

Nous n'insisterons pas, au reste, sur ce point, car c'est des complications et des conséquences du mal caduc que nous avons à nous occuper. Les troubles graves apportés dans les fonctions du cerveau par les commotions répétées des vertiges et des accès (car Arétée avait établi aussi cette distinction) ne lui étaient point, en effet, inconnus. Il les signale et les énumère à plusieurs reprises. « Si le vertige (σκότωμα) persiste, il devient, disait-il, la source d'autres maladies, de la manie, de la mélancolie, de l'épilepsie, affections auxquelles il se mêle par ses symptômes. » Et il ajoute, après avoir insisté sur les infirmités qui sont parfois la conséquence de l'épilepsie dans l'enfance et dans la jeunesse : « Elle jette aussi l'esprit dans la manie. » Ailleurs, à propos de l'insomnie et des dérangements que le manque de sommeil apporte dans la digestion et l'assimilation, il remarque que l'insomnie épuise et abat le corps et qu'elle devient une cause de folie. Les vertigineux, écrit-il, sont sujets à la manie et à la mélancolie (2).

Mais les perturbations mentales sont nombreuses et susceptibles de gradations. Outre la céphalalgie, la fatigue, l'abatte-

---

(1) *De acut. morb.*, liv. I, chap. v, p. 2.
(2) *De diut. morb.*, liv. I, chap. iii, p. 71.

ment, l'hébétude, qui peuvent subsister plus ou moins longtemps après les accès, ceux-ci amènent également des
transformations, qui se résument finalement en une détério-
ration profonde du physique et du moral. « Si l'épilepsie
passe à l'état chronique, il arrive que les malades ne se
rétablissent plus complétement dans l'intervalle des crises.
Ils se montrent lourds, tristes, abattus, cruels, intraitables ;
l'âge et la faiblesse ne réussissent pas à les adoucir. Ils
dorment peu, ont des rêves pénibles, monstrueux ; appétit
nul ; digestion imparfaite ; leur teint est pâle et plombé. Incapables d'attention, par la double obtusion de l'intelligence
et des facultés sensoriales, ils ont l'ouïe dure, avec des bourdonnements d'oreilles et des bruits dans la tête. La langue est
embarrassée, bégayante (γλῶσσα ἀσαφὴς καὶ παράφορος), soit que ce
phénomène dérive de la nature de la maladie (ὑπὸ τῆς διάθεσεως
τῆς νόσου), ou qu'il dépende des blessures qui peuvent résulter
de l'accès, la langue étant poussée alors entre les arcades
dentaires en différents sens. Souvent, enfin, la maladie com-
promet assez profondément la raison de ces malheureux,
pour qu'ils tombent dans l'imbécillité. »

Assurément, rien, avant Arétée, n'avait été tracé de si précis
et de si juste sur le caractère et les conséquences de l'épilepsie.
Ses vues sur la méthode curative sont empreintes du même
talent d'observation.

Arétée partage le traitement : 1° en traitement de l'accès ;
2° en moyens médicaux, comprenant les émissions sanguines,
les évacuants (vomitifs et purgatifs), les exutoires, les frictions,
les calmants, les spécifiques, etc. ; 3° en moyens hygiéniques,
qui sont notamment l'habitation, un milieu paisible, le régime,
l'exercice soutenu et la gymnastique (1). Mais revenons à la folie.

(1) *De cur. morb.*, liv. I et II.

§ V.

L'antiquité ne nous a pas, malheureusement, transmis dans son intégrité l'œuvre de l'illustre médecin de Cappadoce. La science aura toujours à regretter, entre autres, la perte du chapitre sur la description de la phrénitis et de celui, d'une importance si grande, sur le traitement du délire maniaque. Toutefois, dans ce naufrage du passé, on est heureux de retrouver, l'un complet et l'autre à demi conservé, deux chapitres sur la thérapeutique de la folie. Une réaction s'était-elle opérée dans quelques esprits contre l'emploi des moyens coercitifs blâmables recommandés par Celse ? Un fait certain, c'est qu'Arétée ne mentionne ni liens, ni ligatures, dans ses prescriptions concernant les phrénétiques, même furieux, mais qu'il indique seulement l'isolement, dans une chambre particulière. Le chapitre perdu sur la cure de la manie aurait à cet égard levé tous les doutes. Cette réserve exceptée, les conseils d'Arétée ne diffèrent pas de ceux de ses contemporains.

Les considérations auxquelles il se livre sur le traitement de la phrénitis peuvent s'appliquer sans difficulté à la période aiguë de la manie. « Il convient, dit-il, de faire coucher le malade dans une chambre de moyenne grandeur, bien exposée, chaude l'hiver, fraîche l'été, et dont la température variera, au printemps et dans l'automne, suivant les changements atmosphériques. On recommandera au patient et à ceux qui l'entourent, le repos le plus absolu. Les phrénétiques ont l'ouïe excessivement fine et le plus léger bruit suffit pour les irriter et les jeter dans le délire. Les murs de leur chambre seront lisses, polis, sans inégalités ni peintures. Les images murales égarent, en effet, l'esprit, qui les convertit en fantômes

que les mains cherchent à saisir, comme s'ils avaient réellement un corps. Tout prétexte, même le plus futile, attire vers
ces objets. Quant au lit à mettre en usage, ses dimensions
doivent être ordinaires. Trop large, il permet aux malades
de s'y agiter, trop étroit, une chute est à craindre. Des couvertures bien unies sont indispensables, si l'on veut éviter
qu'ils n'aient l'idée d'en arracher le duvet. Le lit sera doux :
un coucher trop dur excite les nerfs et, de tous les malades,
les phrénétiques sont les plus nerveux et les plus impression-
nables. » Arétée prescrit de n'admettre auprès d'eux que
leurs amis les plus intimes, ces malades ne devant entendre
jamais que des discours aimables et des paroles affectueuses.
« Il faut, en un mot, dit-il, chercher surtout à leur faire
plaisir, et cela d'autant plus qu'ils sont enclins davantage à
la colère. Les symptômes indiqueront s'il est utile de les tenir
dans l'obscurité ou à la lumière. Car, si la lumière les aigrit,
s'ils voient des objets qui n'existent pas, prennent une chose
pour une autre, si de vaines figures troublent leurs regards,
et si, par suite, la lumière devient pour eux, par ce qu'elle
leur montre, une cause d'effroi, il vaut mieux, en ce cas, les
renfermer dans un endroit obscur. Dans l'hypothèse contraire,
on agira par un procédé opposé. On doit, du reste, si, le délire s'apaisant à l'éclat du jour, la physionomie se rassérène
sous cette influence, considérer ce changement comme un
indice favorable (1). »

Telle était la pratique d'Arétée dans la phrénitis pendant
l'agitation et telle était aussi, nous l'avons dit, celle de Celse.

Asclépiade, qui, le premier, paraît avoir insisté sur ces particularités, voulait, au contraire, on l'a vu, qu'on maintînt les

______

(1) *De cur. morb. acut.*, liv. I, chap. I, 186 et suiv.

phrénétiques et les maniaques dans des endroits toujours éclairés, afin qu'ils pussent rectifier plus aisément leurs fausses impressions et leurs erreurs sensoriales. Arétée, presque partout, adopte la thérapeutique des méthodistes ; car le méthodisme fut, malgré tout le mal qu'en a dit Galien, la grande école du temps. Il s'en sépare, toutefois, à l'exemple de Celse, en ce qu'il recommande la saignée dans la mélancolie, toutes les fois que les forces du malade peuvent l'autoriser. On la tenait pour indispensable au printemps, si la maladie débutait à cette époque de l'année. Une théorie subtile arguait, en effet, qu'en ouvrant la veine médiane du bras droit, on évacuait directement le sang du foie et de la tête.

L'estomac attirait ensuite l'attention d'Arétée et, s'il y reconnaissait la présence de l'atrabile, il administrait l'ellébore noir dans de l'eau miellée. Un bain était chargé d'ordinaire de hâter l'action de ce médicament. Des topiques (embrocations, cataplasmes), des ventouses sur la région du foie, sur celles de l'estomac, du dos et de la tête, préalablement rasée, complétaient le traitement de la période aiguë.

Aucune indication n'était négligée par notre auteur. Il cherchait, en cas de suppression, à rappeler les menstrues et les hémorrhoïdes. Comme purgatifs, il faisait encore usage de l'iéra, de l'aloès et du suc d'absinthe, remède qui, d'ailleurs, resta en grande vénération, jusqu'au siècle dernier, contre les maladies du foie.

Si la maladie se prolongeait, il avait de nouveau recours à l'ellébore noir, le seul remède, dit-il, sur lequel il soit permis de compter, quand la mélancolie a jeté de profondes racines (1).

____

(1) *De cur. morb. diut.*, liv. I, chap. v, p. 316 et suiv.

La réputation faite à l'ellébore était-elle méritée par sa nature et justifiée par ses résultats? Quand on considère l'accord unanime des médecins de l'antiquité pour le prescrire et en reconnaître les vertus spéciales, il est difficile de ne pas conclure par l'affirmative.

Archigène, qui vivait sous Trajan, et qui appartenait, comme Arétée, à la secte pneumatique, nous a laissé des renseignements précieux sur la manière d'administrer ce médicament dans la folie.

L'ellébore préférablement employé était celui de l'Œta, d'Anticyre. On le donnait, suivant les cas, coupé en petits morceaux, à l'état de poudre ou bien sous forme de décoction. Les aliénés, remarque Archigène, ont des soupçons mal fondés contre cette substance ; quelques-uns même tombent dans des accès par la peur que ce purgatif leur occasionne. Il importe d'user de ruse avec eux. C'est ainsi qu'après une onction on feindra de les conduire à un repas, et, afin qu'ils obéissent au temps voulu, on les accoutumera insensiblement à garder l'abstinence et à prendre, à une certaine heure de la journée, de la bouillie grossière, de l'alica lavé ou un gâteau de miel. L'ellébore sera incorporé, soit à l'un ou à l'autre de ces aliments, soit à une friture, suivant le goût des malades. En profitant de la sorte de leurs habitudes « et en me servant, ajoute Archigène, du désir qu'ils ont de déjeuner et de l'ardeur qui les y porte, je les fais tomber dans l'embûche sans qu'ils s'en doutent » (1).

On renfermait parfois dans plusieurs boules la même quantité d'ellébore, afin que la dose nécessaire fût facilement complétée. En deçà et au delà d'un certain poids, c'était une

____

(1) Cf. Oribase. Trad. de M. Darenberg, t. II, p. 147 et suiv.

croyance, pour plusieurs médecins, que l'ellébore pouvait avoir des dangers.

On variait, au surplus, les expédients, suivant la résistance des malades.

L'ellébore, pour les anciens, n'était donc pas seulement un émétique ou un purgatif, ils le considéraient encore comme jouissant de propriétés particulières et doué d'une action générale sur l'organisme. Il constituait, en un mot, pour eux, le spécifique de la folie.

Son administration était, par suite de ces idées, précédée de préparatifs minutieux et entourée de grandes précautions.

On évacuait d'abord doucement le malade, puis on le nourrissait copieusement, pendant plusieurs jours, afin de le faire vomir au déclin de la lune. On réitérait le vomitif cinq jours après. Les forces étaient rétablies de nouveau pendant un mois. Puis, la même série d'évacuations était renouvelée, deux ou trois fois, de trois en trois jours. Enfin, après un repos de vingt-quatre heures, pendant lequel on faisait prendre au malade un lavement, un bain et une alimentation légère, on pratiquait sur toutes les parties du corps une friction huileuse, et l'on administrait l'ellébore. Telle était la règle. On comprend que, pour certains aliénés, force était souvent de s'en départir, d'autant plus que deux conditions, auxquelles il était difficile d'obvier, pouvaient se présenter : ou les vomissements survenaient trop tôt, ou ils se montraient trop tard. Dans le premier cas, le repos, des frictions sur les jambes, une application de ventouses le long de l'épine et sur l'épigastre, de l'eau froide pour se rincer la bouche, etc., retardaient, pensait-on, les contractions de l'estomac et laissaient au médicament le temps d'agir. Les patients étaient placés ensuite sur un lit suspendu d'où on leur permettait de vomir.

S'il y avait, au contraire, paresse et, pour ainsi dire, résistance de l'estomac, l'action prolongée de l'ellébore sur l'organisme pouvait se manifester par un sentiment de strangulation et la perte absolue de la connaissance. On remédiait alors à ces inconvénients en introduisant dans la gorge de longues plumes d'oie ou des gantelets de cuir trempés dans de l'huile de cyprès. On donnait de l'hydromel, en abondance, et l'on agitait le lit suspendu de manière à imiter le roulis d'un vaisseau, etc.

L'énumération des procédés usités à cette époque, pour ralentir ou accélérer les vomissements, n'offre aujourd'hui aucun intérêt scientifique; ils piquent plutôt la curiosité. Ces moyens étaient nombreux : lit avec des supports aux pieds opposés diagonalement; lit suspendu, bandes, éponges, eau vinaigrée et eau miellée de diverses espèces (dans l'une, on faisait bouillir de l'hysope, dans une autre, de l'origan, dans une troisième, de la rue, et dans une quatrième, du thym); huile d'alcanna, de pommes d'iris, de roses, poudres pour étancher la sueur, infusions d'ellébore, ventouses, étaux, plumes, fourreaux pour les doigts, fomentations, absinthe, vin, aliments, bains. Il y avait de quoi, en vérité, à la vue de ces préparatifs, effrayer les plus courageux.

Après avoir épuisé toutes ces indications et cherché en vain à reconstituer la santé physique et morale des malades, Arétée les envoyait, toutes les fois que la possibilité s'en présentait, dans des thermes pour y suivre un régime de bains.

Le séjour des aliénés dans des endroits agréables, au milieu de sites variés, et les distractions nouvelles qui en résultaient pour eux, favorisaient naturellement l'action curative des eaux.

Arétée, parmi ces établissements, recommandait ceux d'eaux

minérales contenant du bitume, du soufre ou de l'alun. Il
conseillait encore les bains de mer et de sable, et les voyages
sur l'eau. Les exercices gymnastiques et le régime acquéraient
à ses yeux une efficacité prépondérante, alors que la maladie
tendait à devenir chronique ou pendant la convalescence. Mais
nous ne voulons pas insister ici sur ce genre de détails, en
réservant le développement pour l'article où il sera question
de Cælius Aurelianus.

Arétée, du reste, avait, en vertu de ses doctrines, une certaine confiance dans la nature. Il n'isolait pas l'homme, toutefois, des choses extérieures. « C'est la force de la nature,
disait-il, qui redonne la santé, c'est sa faiblesse qui engendre
les maladies. »

L'influence du milieu était pour lui, d'un autre côté, non-
seulement certaine, mais puissante. « On récréera les yeux
du malade de diverses manières, écrit-il dans un passage
qu'on peut appliquer aux aliénés, par la perspective des
eaux, des bois, de la verdure. On lui procurera une société
amusante ; on maintiendra ses sens dans le calme, et son
esprit dans la gaieté. Les alentours d'une prairie verdoyante,
les bords riants d'une fontaine ou d'un ruisseau dont les
eaux coulent avec un doux murmure, seraient un séjour
extrèmement convenable pour ceux auxquels la fortune
permet cette recherche et ces agréments ; car la beauté des
lieux, les tranquilles horizons, l'air pur, raniment les forces,
réveillent l'appétit et refont une nouvelle vie (1). »

(1) *De cur. acut. morb.*, liv. II, chap. III, p. 260.

CHAPITRE IV.

Cælius Aurelianus.

Cælius Aurelianus est sans contredit, au point de vue de l'aliénation mentale, la plus grande personnalité de la médecine antique. Ni Celse, ni Arétée, malgré l'exactitude, la clarté et le charme de leurs descriptions, ne peuvent lui être comparés. Mais s'il est supérieur à l'un et à l'autre sous le rapport du fond, il est loin d'en être de même sous celui de la forme. Cælius Aurelianus, en effet, a écrit dans un latin barbare, si toutefois le texte n'en a pas été altéré par le temps. L'œuvre qu'il a laissée à la postérité constitue, d'ailleurs, un vaste champ d'idées neuves et originales, et qu'on s'étonne de rencontrer à une époque si éloignée. Nul avant lui, on peut l'affirmer, n'avait pénétré aussi profondément dans l'étude ardue de la folie.

Cælius Aurelianus était Africain. Il naquit à Sicca, petite ville de Numidie, située à peu de distance de Zama, au midi de Carthage. On ignore l'année et même le siècle de sa naissance. Ce qu'on sait, c'est qu'il apparut sur la scène après les règnes de Trajan et d'Adrien, sous lesquels florissait à Rome Soranus d'Éphèse, dont il nous a transmis les doctrines médicales.

A cette époque, celle des Antonins, l'Afrique, colonie romaine, jouissait de la civilisation de la mère patrie. Carthage, rivale d'Alexandrie et d'Antioche, était, par son commerce, ses richesses, sa magnificence et aussi par la dépravation de ses mœurs, une des premières villes de l'empire. L'activité des esprits y était extrême. Elle avait des écoles célèbres où l'on enseignait les lettres et les sciences. On l'appelait la Muse céleste ; et, stimulées par son exemple ou déjà travaillées sourdement par les luttes religieuses qui s'y préparaient, les autres villes de la province se livraient à l'étude avec toute l'ardeur de l'âpre et subtil génie de ces contrées.

Que Cælius Aurelianus se soit inspiré de Soranus d'Éphèse, nous ne le nierons pas, puisque lui-même, en maints passages de son livre, l'avoue avec modestie ; mais qu'il n'en ait été que l e traducteur servile, comme on l'a souvent répété, c'est une opinion qu'il nous a toujours été impossible d'admettre. Avec Celse, Cassius Felix, Scribonius Largus et Pline, Cælius Aurelianus est un de ceux qui commencèrent à composer leurs ouvrages en latin sur la médecine. Pline prétend même avoir osé le premier mettre à exécution ce hardi dessein. Il oubliait ses devanciers. Écrire en grec était, à Rome, on le sait, une condition *sine qua non* de succès pour les médecins (1). Presque tous ceux qui y ont joué un grand rôle sont venus d'Asie : Asclépiade, Thémison, Soranus, Galien, etc. Rien de surprenant, dès lors, que Cælius Aurelianus, écrivant dans la langue latine, ait dit, à l'occasion des publications de Soranus : *quæ latinizanda suscepimus.* Selon nous, il voulait par là faire sentir l'utilité de l'initiative qu'il prenait en exprimant en latin des choses que la langue grecque avait eu, seule jusque-là,

______

(1) Juvénal a dit, dans un autre sens :

> « ...... Omnia græcè,
> » Quùm sit turpè magis nostris nescire latinè.
> » Hoc sermone pavent ; hoc iram, gaudia, curas,
> » Hoc cuncta effundunt animi secreta. »

(Sat. VI, v. 187.)

le privilége d'énoncer. Tel serait encore le sens de ces mots : *Soranus autem cujus verissimas apprehensiones latino sermone describere laboramus.* Un rapprochement fortifie cette interprétation. La philosophie, lorsque Cicéron entreprit d'en répandre les connaissances, ne se trouvait-elle pas dans des conditions identiques avec celles de la médecine ? On l'étudiait dans Platon, Aristote, Théophraste, Zénon et autres philosophes de la Grèce, dont il n'existait pas de traductions. Car la langue grecque fut pendant longtemps, chez les Romains, la langue des sciences, comme, chez nous, le latin a été, durant plusieurs siècles, l'idiome des savants. Au reste, Cælius Aurelianus, n'ayant nulle part fait abstraction de sa qualité d'auteur, a autant de droits à ce titre, il nous semble, que beaucoup d'autres dont on ne conteste point l'originalité. C'est toujours en son nom qu'il expose et qu'il discute.

Un mot sur le méthodisme, dont nous n'avons indiqué qu'en passant l'origine et les bases fondamentales. Pour les méthodistes, toutes les maladies aiguës et chroniques sont comprises sous deux genres principaux, le resserrement et le relâchement, autrement dit le *strictum* et le *laxum*. De ces deux genres en naîtrait un troisième, le genre mixte ou composé, qui participerait des deux premiers. La cause des maladies consisterait dans une altération des solides, ou plutôt d'une propriété des solides. Dans toutes, les méthodistes admettaient trois périodes, d'augment, d'état et de déclin. De là des distinctions corrélatives dans les applications thérapeutiques, qui se bornaient, en général, à l'emploi des relâchants et débilitants ou des toniques et des resserrants. Ces vues d'ensemble portèrent même Thémison, le fondateur de la secte, à définir ainsi la médecine : « Une méthode qui conduit à connaître ce que les maladies ont de commun entre elles, et qui est évidente. » Ce qui n'empêchait pas Cælius Aurelianus, à l'imitation d'Hippocrate et d'Asclépiade, de rechercher ce qu'elles ont de particulier et de spécial.

Le strictum et le laxum existant dans le corps entier, toute maladie, aux yeux des méthodistes purs, affectait l'ensemble de l'économie et réclamait par conséquent un traitement général. Ils attachaient peu d'importance à l'étiologie, puisque, la maladie une fois produite, la connaissance de la cause ne devait modifier en rien le traitement. Par la même raison, la détermination du siége n'avait ou n'aurait dû avoir aucune influence sur la thérapeutique. Mais il est rare que dans la pratique, pour peu qu'elle soit éclairée, l'esprit se courbe complétement sous les exigences doctrinales. Aussi, à propos de la phrénitis, Cælius Aurelianus déclare-t-il que, si tout le corps est pris, puisqu'il y a de la fièvre, c'est surtout la tête qui est affectée, comme le prouvent les symptômes précurseurs (1). De même dans la manie, bien que tout le système nerveux, *omnis nervositas*, soit atteint, c'est encore, selon lui, la tête qui souffre principalement (2) ; et des phénomènes locaux découlaient presque forcément des indications locales.

Des médecins contemporains de notre auteur, s'appuyant sur la physiologie, diagnostiquaient les maladies, à la manière de Cnide, d'après l'organe lésé et l'altération des fonctions. Cælius Aurelianus tient sur eux ce curieux langage : « *Eos vero qui nos ex naturali tractatu, quam Græci physiologiam vocant, patientem locum apprehendere dixerunt (siquidem*

______

(1) « Nos igitur communiter totum corpus pati accipimus, etenim totum febre » jactatur..... Sed plus pati dicimus caput, etenim antecedentia demonstrant » signa, ut ejus gravedo, tensio, dolor, sonitus, aurium tinnitus, siccitas atque » sensuum impedimentum, etc.» (Cæl. Aurel., Amstelodami, 1722, p. 22.)

(2) « Patitur omnis nervositas, ut ex iis quæ sequuntur vel accidunt conjicere » poterimus : magis tamen caput. » (Page 328.)

prœnoscentes animæ regalia in capite constituta, exinde men-
tis alienationem capitis offensa fieri acceperimus) ita expu-
gnamus, ut primo regale locum internum remanserit (1). »
Admettant que le siége de l'âme est dans la tête, nous en con-
clurions, dit-il, que la lésion de cette partie est la cause de
l'aliénation de l'esprit. Seulement, le siége de l'âme est in-
connu, et c'est d'après la variété et la multiplicité des signes
tirés de la tête que l'on s'aperçoit qu'elle souffre plus que le
reste du corps (2).

Dans le passage suivant, Cælius Aurelianus rend peut-être
plus nettement sa pensée sur le rôle de l'âme dans la folie :
« Ils se trompent, dit-il, ceux qui regardent l'aliénation mentale comme étant dans le principe une maladie de l'âme et consécutivement du corps (3). » Une des raisons à l'appui de cette
proposition est toutefois plus spécieuse que réelle ; mais elle
indique, remarque déjà consignée par Celse, la tendance des
philosophes à se mêler de médecine : « Aucun philosophe,
objecte-t-il, n'a réussi à guérir la folie ; et, avant que l'esprit
soit égaré, on observe des symptômes du côté du corps. » C'est-
à-dire que pour lui, comme pour la plupart des aliénistes modernes, la folie est une maladie physique.

Cælius Aurelianus, à proprement parler, n'admettait comme

----

(1) Page 22.

(2) La phrénitis avait été localisée différemment, suivant l'opinion que chacun
professait sur le siége de l'âme : « Aliqui igitur cerebrum pati dixerunt ; alii ejus
» fundum, sive basin quam nos sessionem dicere poterimus ; alii membranas ; alii
» cerebrum et ejus membranas ; alii cor ; alii cordis summitatem ; alii membra-
» nam quæ cor circumtegit, etc., etc. Nam singuli eum locum in phreniticis pati
» dixerunt, in quo animæ regimen esse suspicati sunt. » (Page 22.)

(3) « Peccant denique etiam ii qui animæ passionem principaliter, dehinc
» corporis esse concipiunt, cum neque quisquam philosophorum ejus tradiderit
» curationem, et antequam mente falluntur, accidentia substantia corporis habere
» videatur. » (Page 329.)

maladies de l'âme que les passions ; il professait sous ce rapport les doctrines du Portique.

Ainsi, en traitant de l'hydrophobie, il écrit ces lignes remarquables : « Il y a des gens qui croient que l'hydrophobie est une maladie de l'âme ; pour nous, c'est une maladie du corps, mais qui occupe la qualité de l'âme, de même que la manie et la mélancolie. » La qualité de l'âme, *qualitas animæ* ? On entendait par ce mot *qualitas*, en grec ποιότης, expression en usage chez les stoïciens, la combinaison de deux principes, et dans le cas présent, sans doute, la combinaison du corps et de l'esprit (1).

Pour que la folie existât, il fallait donc que le mode d'union de l'âme et du corps fût changé.

Bien qu'opposé par ses doctrines aux localisations, Cælius Aurelianus se préoccupait cependant des lésions locales plus qu'on ne le croit communément et que ne le permettait sa secte. Le diagnostic différentiel tient même une place importante dans ses œuvres. Une citation nous fera connaître comment il entendait cette partie, qui, en médecine, a pour objet la distinction des maladies : « *Intelligimus phrenitim ex toto signorum concursu. Unum etenim singulare quicquam, ut est alienatio, vel febricula, non designat phreniticum, sed si multa concurrerint, quæ nihil aliud quam passionem designent, ut sit significatio, quæ ut suprà diximus ex multis confecta, unum faciat signum et significans ejus rei quam demonstrat.* » Ainsi, tout en analysant isolément les divers symptômes, Cælius Aurelianus ne fait reposer le diagnostic que sur leur en-

____

(1) Cette manière de concevoir l'âme dans ses rapports avec le corps et réciproquement, est celle qui a été adoptée par Albert le Grand, saint Thomas d'Aquin et saint Bonaventure. L'âme et le corps ne forment, pour eux, qu'une unité substantielle, un suppôt (*suppositum*). C'est le corps qui individualise l'âme.

semble : *ex toto signorum concursu.* Dans cette synthèse,
dans cette expression unique, réside pour lui la signification,
le signe de la maladie : *signum et significans ejus rei.*

Enfin, au point de vue encore des localisations, Cælius Aurelianus a laissé échapper de sa plume ces paroles qu'on pourrait attribuer à Galien : « *Nostri corporis loca divina providentia certis destinavit officiis* (1). »

§ I.

Asclépiade divisait l'aliénation mentale, *alienatio mentis*, en
aiguë et en chronique. Cette division, déjà adoptée dans la
science, devait prédominer dans les âges postérieurs. La dénomination *alienatio mentis* vaut mieux certainement que celle
de Celse : *insania.* Cælius Aurelianus suivit, sous ce rapport,
les idées d'Asclépiade. Il est douteux, d'ailleurs, qu'il connût
Celse, dont il ne prononce pas une seule fois le nom.

Mais qu'entend Cælius Aurelianus par aliénation mentale ?
Les médecins méthodistes n'avaient pas, en général, l'habitude
des définitions ou, pour mieux dire, ils les rejetaient systématiquement. Cælius Aurelianus s'abstient en conséquence de
donner une définition de la folie. De plus, il critique celle
d'Asclépiade comme manquant d'exactitude : « *Alienatio est
passio in sensibus.* » Néanmoins, s'il ne définit pas l'aliénation,
terme générique, il définit deux de ses divisions principales :
la phrénitis et la manie.

Nous avons insisté assez longuement, dans les chapitres précédents, sur la phrénitis et ses divers phénomènes pour n'y
plus revenir. Il nous semble indispensable cependant de rap-

(1) Page 544.

peler ici la manière dont Cælius Aurelianus l'envisage, ne fût-ce que pour la mettre en parallèle avec celle d'Asclépiade, son maître de prédilection (1) après Soranus. Il dit : « *Phre-nitim esse alienationem mentis celerem, cum febri acuta, atque manuum vano errore, ut aliquid suis digitis attrectare videantur, quod Græci* χροχιδισμον, *sive* χαρφολογίαν *vocant, et parvo pulsu ac denso.* » Galien n'est pas plus explicite.

Outre cela, la phrénitis était subdivisée par lui en deux espèces, d'après l'état général de l'économie. Dans l'une, le délire se traduit au dehors par de la joie et une agitation puérile ; dans l'autre, par de la tristesse, des cris, de la crainte, un air sombre, taciturne. Dans le premier cas, il y a, en un mot, expansion, et, dans le second, concentration, mais non diminution des forces (2). Cælius Aurelianus appliquera cette subdivision à la manie.

Sa description de la phrénitis confirme ces données ; aucune n'est aussi complète, et nous croyons, à ce titre, ne devoir pas la passer sous silence. « Le délire apparaît, dit-il, dans les trois premiers jours, ou après la première diatrite. Il est continu ou intermittent, caractérisé soit par de la joie, une joie muette et que trahit seul le visage, soit par des éclats de rire ou des chants ; tantôt, il se traduit à l'extérieur par de la tristesse, un air sombre, taciturne, des murmures, des cris ou une espèce de chuchotement léger. D'autres fois, les malades, comme s'ils étaient dans un accès de manie et sous l'influence de la colère, se laissent difficilement contenir. Tout les irrite, ils crient à tue-tête. On en voit qui se frappent, déchirent leurs vêtements ou ceux des personnes qui les entourent. D'autres,

____

(1) Voy. p. 90.

(2) On s'y trompe souvent : Dépression ou concentration n'est pas synonyme de faiblesse.

en proie à un sentiment de frayeur, se cachent, pleurent, refusent de répondre et parfois s'entretiennent avec des êtres
chimériques, qui leur représentent des vivants ou des morts.
En cet état, ils ne demandent ni à manger ni à boire, et, si on
leur offre quelque chose, ils s'en emparent avec avidité, l'a-
valent sans le mâcher, ou, s'ils le mâchent, ils le gardent dans
la bouche pour le rejeter peu de temps après. La lumière ou
les ténèbres les gênent. Insomnie ou sommeil de peu de durée
et troublé par des songes. Yeux rouges, gonflés ; regard fixe,
sans mouvement des paupières ou avec un clignotement continuel. Parfois ils portent la main devant leurs yeux, comme
s'ils voulaient prendre des objets arrêtés ou en mouvement.
Affaissement des traits pendant que les joues restent rouges
ou pâlissent par intervalles. Sécheresse brûlante de la tête, au
point que le liquide des fomentations s'évapore à l'instant
même. Grincements de dents. Épistaxis légères. Jactitation.
Ils prêtent l'oreille comme s'ils écoutaient quelque bruit. Dé-
cubitus malséant. Mouvement continuel des pieds de haut en
bas. Efforts inutiles. Engourdissement prolongé des articulations. Ils attirent à eux les couvertures et les font remonter
des pieds à la tête du lit. Relâchement du ventre. Urines
aqueuses, jaunâtres, recouvertes de nuages caractéristiques.
Enfin, chez quelques-uns, facies cadavéreux ; chez d'autres,
gonflement du cou et du visage, tremblement des mains. Pouls
très-fréquent, petit, inégal, à peine sensible et vacillant, à la
manière d'une lampe qui manque d'huile. Tension des hypochondres, hoquets, embarras de la langue, articulation impossible des sons. Puis résolution des forces, convulsions ou coma,
ce qui dénote la léthargie. »

Cette description offre, comme on le voit, un tableau aussi
fidèle que minutieux et régulier dans ses détails des différentes

phases de la phrénitis. Elle est, d'autre part et abstraction faite des théories de l'auteur, conforme aux histoires particulières relatées par Hippocrate dans les livres des épidémies.

Cælius Aurélianus termine ce chapitre de l'aliénation aiguë par des considérations pronostiques pleines de sagesse : à savoir, que la maladie est d'autant plus dangereuse que le délire se déclare plus tardivement et lorsque les forces du malade sont déjà affaiblies ; car plus sa situation, ajoute-t-il, s'éloigne de l'état physiologique, plus sa vie est en danger.

§ II.

Tout autre est la manie dans son essence ; mais, en vertu de l'analogie ou de la similitude que présentent certains symptômes, il avait paru nécessaire à notre auteur de bien circonscrire les limites des diverses formes mentales. Voyons comment il comprend la manie.

Cælius Aurelianus se livre d'abord à toutes sortes d'hypothèses sur l'étymologie de ce mot. D'où vient-il, et pourquoi a-t-il été imposé à cette affection par les Grecs ? Nous avons vu qu'on l'avait fait dériver du radical *man, men, âme des morts*. Ici plusieurs opinions sont en présence : Est-ce parce que l'âme se remplit d'anxiété, et que sous le nom de μανία on désigne plus particulièrement un état d'abattement excessif ? Les Grecs auraient-ils regardé cette maladie comme une pollution, une souillure de l'âme, du verbe λυμαίνειν ? Peut-être ce mot vient-il du goût prononcé qu'ont les aliénés pour la solitude, de μονόυσθαι, ou encore de la difficulté avec laquelle s'en va la folie, de μονία, etc., etc. ? Le médecin de Sicca ne se prononce pour aucune de ces opinions, et il laisse son lecteur dans le doute sur la sienne.

Pour lui, deux aspects opposés étaient également à considérer dans la manie, l'expansion et la concentration. En effet, le
délire s'exprime, là par de la colère ou de la joie, ici par du
chagrin ou de la crainte. La manie, dit-il, est une aliénation
chronique, sans fièvre, ce qui la distingue de la phrénitis. Ce
n'est une maladie ni aiguë, ni fébrile ; si quelquefois la fièvre
s'y rencontre, elle a un caractère particulier. Dans la manie,
l'aliénation la précède ; le pouls n'est point petit. Ces deux
signes sont, au contraire, caractéristiques de la phrénitis.
Violente chez quelques-uns, la manie, chez d'autres, est légère.
Elle diffère d'espèces et de formes, bien qu'au fond toujours
la même et n'appartenant qu'à un seul genre. Colère, joie,
tristesse, crainte, peurs vaines, tels en sont les principaux
symptômes.

Les anciens, observe en passant Cælius Aurelianus, à l'occasion
de la fureur, se figuraient que cet état est souvent accompagné
du don de seconde vue. En s'exprimant de la sorte, il fait sans
doute allusion à l'opinion de Platon rapportée plus haut (1).
L'enthousiasme des oracles ne portait-il pas le nom de fureur
ou de manie ? Arétée accordait la même faculté de clairvoyance
à ceux qui succombent à une maladie du cœur. « Ils ont plus
de clarté dans l'esprit, l'âme devient plus pure et, tels que de
vrais prophètes, ils annoncent le présent et prévoient l'avenir. »
Un certain Démétrius, cité par notre auteur, appelait, à cause
de cela, la fureur une extension momentanée de l'esprit.

Mais il est un état opposé, qui avait également éveillé l'attention, c'est celui que l'on désigne sous le nom de stupidité.
Démétrius mentionnait, à ce qu'il paraît, quelques hommes
qui, frappés d'un bruit inattendu, remplis d'épouvante, au

____

(1) Page 11.

raient oublié subitement ce qu'ils avaient appris. Un auteur, Apollonius, nous apprend que le grammairien Artémidore, ayant eu peur d'un crocodile étendu sur le rivage, s'imagina, dans son effroi, que cet animal lui avait mangé la cuisse et le bras gauches. Il perdit sur-le-champ la mémoire. Pinel rapporte des cas semblables.

Des divergences d'opinion ont existé de tout temps dans la science. Cælius Aurelianus ne partage point, et avec raison, suivant nous, les idées d'Arétée sur la mélancolie. « La mélancolie, dit-il, a été regardée par quelques-uns comme une espèce de fureur ; tel n'est pas mon avis. » Pour lui, la manie est continue ou intermittente, avec perte ou non de la mémoire, perversion des sens, trouble de l'intelligence, fausses sensasions. Entre autres exemples, il relate les suivants : Un maniaque se prenait pour un moineau, un autre pour un coq, un troisième pour un vase de terre, celui-là pour une brique ; celui-ci se complaît dans l'idée qu'il est dieu, cet autre dans celle qu'il est orateur, acteur tragique, comédien. L'un s'imaginait qu'il portait le sceptre du monde, un autre enfin, pleurant comme un enfant, réclamait le secours d'un bras pour le conduire.

Cælius Aurelianus, en médecin habile et expérimenté, attachait beaucoup d'importance aux prédispositions et notamment aux causes, sur lesquelles il a écrit un livre, qui est perdu. La sagacité ne manque point, certes, sous ce rapport, dans ses appréciations. D'après lui, la manie s'observerait souvent chez les jeunes gens et les adultes, plus rarement chez les vieillards et encore moins chez les enfants et les femmes. Elle débute tout à coup ou lentement. Les causes sont appréciables ou latentes. Au nombre des premières, figurent l'ustion, l'insolation, les frictions prolongées, les indigestions, l'ivresse fréquemment répétée (crapule des Grecs), les veilles sans interruption, l'amour, la colère, le chagrin, la crainte et la superstition dans ses excès, les coups sur la tête, la tension trop grande des sens et de l'esprit, soit par amour de la philosophie, de l'argent ou de la gloire. Les philtres (1), de même que la suppression des hémorrhoïdes et du flux menstruel, se trouvent encore dans la même catégorie.

Cette énumération, à part l'hérédité, dont on ne voit la trace en aucun endroit, contient à peu près toutes les causes morales et physiques connues de la folie. Il rangeait sans doute l'hérédité parmi les causes latentes.

Pour ce qui est des prodromes, Cælius Aurelianus avait là-dessus des idées spéciales. Certains signes étaient dans sa pensée communs à toutes les maladies du cerveau : pesanteur de tête, bruit intérieur et qui retentit à l'occiput ; éblouissements, tintements d'oreilles ; ouïe obtuse, obnubilation de la vue ; taches de marbre passant devant les yeux, toiles d'araignées, mouches, étincelles, cercles de feu, langue embarrassée, etc.

Aux signes communs se joignent des signes propres, et, sans se soucier de Thémison ni du méthodisme, Cælius Aurelianus s'arrête pour y insister : « Si un sommeil lourd, écrit-il, est le présage de l'épilepsie, un sommeil léger, de courte durée, est celui de la manie ou fureur. Un accès de manie peut éclater

(1) « Hic magicos affert cantus, hic Thessala vendit
 » Philtra quibus valeant mentem vexare mariti ,
 » Et soleâ pulsare nates. Quod desipis, indè est ;
 » Indè animi caligo, et magna oblivio rerum
 » Quas modo gessisti. Tamen hoc tolerabile, si non
 » Et furere incipias, ut avunculus ille Neronis,
 » Cui totam tremuli frontem Cæsonia pulli
 » Infudit. »
     (JUVÉNAL, sat. VI, v. 610 et suiv.)

au milieu de la colère, quand le sang monte à la tête, et être remplacé par de l'oppression et du mutisme, conséquences de vaines terreurs. Le chagrin, l'anxiété, l'agitation, un appétit exagéré, le clignotement des paupières, des battements de cœur, des songes pénibles, effrayants, sont également autant de signes avant-coureurs de l'affection.

Sauf quelques restrictions, nous n'avons qu'à approuver les observations si judicieuses du médecin numide.

§ III.

Bien qu'ayant déjà parlé de la mélancolie dans cet article, nous reviendrons un instant sur ce sujet diversement envisagé par les auteurs (1).

Cælius Aurelianus, après avoir combattu l'opinion qui attribue la mélancolie à la bile noire, cherche à démontrer qu'elle doit son nom à d'autres considérations. Les mélancoliques sont tristes, enclins à la colère. Pour peindre cette passion dans ses nuances exagérées, Cicéron et Virgile, au lieu de cette locution : *alta iracundia*, emploient indifféremment celle-ci : *atra bilis*. Ne serait-ce pas aussi par métaphore que le nom de mélancolie aurait pris cours dans le vocabulaire médical pour désigner une affection où la tristesse et la colère se trouvent réunies? Cælius Aurelianus, comme les

______

(1) Bellérophon a été regardé comme un type de mélancolie dans Homère ; ce qu'il éprouve est tout simplement la profonde tristesse d'un père qui, ayant perdu ses enfants, s'éloigne de la foule et va les pleurer dans la solitude :

« Postquam autem invisus superis est factus, in agro
» Errabat miser ipse suo, solusque dolorem
» Consumens animi, atque hominum consortia vitans. »

(Iliade, liv. VI, v. 200.)

méthodistes, rejetait, d'ailleurs, toute théorie basée sur les humeurs.

La mélancolie, selon lui, est plus fréquente chez les hommes que chez les femmes. Arétée pensait qu'elle sévissait également dans les deux sexes. La statistique n'a pas encore, que nous sachions, résolu définitivement ce problème. Esquirol, s'appuyant sur l'hypothèse que les femmes sont plus fréquemment victimes des passions tristes et oppressives que les hommes, a pensé, au contraire, que la lypémanie se déclare, de préférence, chez elles. Quant à la manie, on la constaterait plus souvent chez les hommes.

Relativement à l'âge, la mélancolie, selon Cælius Aurelianus, se montrerait surtout à l'époque moyenne de la vie et plus rarement pendant les autres périodes. Les calculs d'Esquirol indiquent effectivement que c'est de vingt-cinq à trente-cinq ans qu'elle est le plus fréquente, et que, passé ce dernier terme, la proportion irait toujours en décroissant. L'attention, on le voit, s'était déjà portée sur toutes ces questions.

Mais si Cælius Aurelianus différencie la manie de la mélancolie, il paraît confondre cette dernière avec l'hypochondrie. Toutes deux auraient pour siége principal et primitif le même organe, l'estomac, tandis que le délire maniaque, comme la phrénitis, dépendrait du cerveau, ou, pour nous servir des expressions de l'auteur, de la tête : *Patitur omnis nervositas, magis tamen caput.* Les idées ont bien varié sur le siége de la folie et, pour en dire un mot seulement, nous rappellerons qu'Esquirol en plaçait le siége dans les divers foyers de la sensibilité, tout aussi bien que dans le cerveau. Pinel, de son côté, n'a-t-il pas écrit cette phrase : « Il semble, en général, que le siége primitif de l'aliénation mentale est dans la région de l'estomac et des intestins, et que c'est de ce centre que se propage, comme par une espèce d'irradiation, le trouble de l'entendement. »

Quoi qu'il en soit, dans l'état mental décrit par Cælius Aurelianus sous le nom de mélancolie, on rencontre des symptômes communs à cette névrose et à l'hypochondrie, se rapportant, selon les cas, tantôt à l'une et tantôt à l'autre. Cela se conçoit, l'hypochondrie n'étant, en réalité, qu'une variété de la mélancolie (1).

§ IV.

A l'époque où Soranus d'Éphèse et Cælius Aurelianus pratiquaient la médecine, la débauche et les vices avaient-ils étendu leurs ravages ? On serait tenté de le croire à la lecture du curieux chapitre intitulé : « *De mollibus sive subactis quos Græci* μαλθαχους *vocant* », si l'on ne savait ce qu'était déjà la moralité des Romains du temps de Pétrone et de Juvénal. Cette lèpre hideuse, à laquelle nous avons fait allusion dans notre étude sur Hippocrate, et qui, condamnée par la loi des Hébreux, était presque en honneur parmi les Grecs, avait infecté la société romaine dès les premiers Césars. Voyons comment notre auteur l'envisage.

> « Formosum pastor Corydon ardebat Alexim,
> » Delicias domini.....»

Telle est la plaie sociale en question; l'idée d'un pareil désordre, d'un si effréné libertinage, soulève l'indignation de Cælius Aurelianus. Sa raison ne tolère pas qu'on prostitue les

(1) On trouve dans l'*Oreste* d'Euripide cette pensée profonde :

> « Quamvis deesset morbus, ipsa opinio
> » Morbi malum ingens atque ineluctabile est. »

organes à des actes si contraires à la nature, quand la Providence, s'écrie-t-il, assigne des usages certains à toutes les parties de notre corps : « *Nostri corporis loca divina Providentia certis destinavit officiis.* »

Il peint les *subacti*, ces êtres misérables, cherchant à plaire et à séduire, par leur mise, leur démarche, et ces mille moyens de la femme, qui, indépendants des agréments corporels, tiennent à la corruption de l'esprit. Envisageant cet état honteux, aussi bien en moraliste qu'en médecin, il le regardait, en définitive, comme une maladie de l'âme, souillée et dégradée (1).

De même que les *tribades*, les *molles*, les *pathici*, recherchent et poursuivent, avec une passion dégoûtante, les personnes de leur sexe. Ce qu'il faut, dit-il, traiter dans ces circonstances, ce n'est pas le corps, mais l'âme : « *Neque ulla curatio corporis depellendæ passionis causâ rectè putatur adhibenda, sed potius animus coercendus, qui tantâ peccatorum labe vexatur* (2). »

Sous ce rapport, l'opinion de Cælius Aurelianus se rapprochait de celle des stoïciens. Entre ce vice et la folie, il n'y avait point pour lui de similitude, celle-ci étant due à une lésion matérielle, celui-là dépendant d'une affection de l'âme, dont la cause, d'ailleurs, lui échappait et exigeait un remède spécial. Comme Parménide, dans son poëme de la nature, il l'attribuait à des accidents arrivés dans la conception.

§ V.

Ni Celse, ni Arétée n'ont parlé des incubes, auxquels Cælius Aurelianus a consacré quelques pages dans sa description des

(1) *Malignæ ac fœdissimæ mentis passio.*
(2) **Page 544.**

11

névroses. Leur état consiste dans une espèce de rêve ou d'hallucination pénible, qui se produit pendant le sommeil. Des
traits évidents permettent de le reconnaître isolément, sous
divers noms, dans les ouvrages antérieurs : εφιαλτης, ·επιβολης,
πνιγαλιων, ονειρογονος.

Ne pourrait-on pas, sans forcer l'analogie, rapporter à
l'incube ce passage du traité de la *Maladie sacrée?* Quand la
nuit surviennent des peurs, des terreurs, des délires, des sauts
hors du lit, des visions effrayantes, des fuites de la maison,
ce sont, disent les devins, des assauts d'Hérate, des irruptions,
des héros : « Εκάτης φασῖν εἶναι ἐπιβολὰς καί ἡρὼων ἐφὸδους. » Les
incubes, on le sait, se rencontrent, quelquefois, parmi les
épileptiques.

Le cauchemar, dont il s'agit, est désigné par Pline, sous le
nom de *Ludibria Faunorum.* La pivoine, dit ce dernier, est
un préservatif contre les illusions nocturnes causées par les
Faunes : « *Hæc (pæonia) medetur et Faunorum in quiete
ludibriis* (1). »

Dans la mythologie, les Faunes étaient censés errer pendant
la nuit comme des esprits malfaisants. Ce privilége leur était
commun avec les Sylvains, *Sylvani*, dont on redoutait les
accointances charnelles. Les Gaulois nommaient ces démons
Dusies.

Dioscoride, presque contemporain de Pline, conseille,
comme le grand naturaliste, l'emploi de la pivoine contre les
illusions des incubes : « *Iis, quos incubus frequenter quasi
præfocat, remedio sunt pæoniæ grana nigra XV, ex aqua
sæpe numero pota* (2). »

____

(1) *Plin.*, liv. XXV, chap. x.
(2) *Diosc.*, édit. de Kühn, t. II, p. 105.

Virgile a tracé, dans ces vers élégants, la peinture de
l'incube :

> « Ac velut in somnis oculos ubi languida pressit
> » Nocte quies, nequicquam avidos extendere cursus
> » Velle videmur, et in mediis conatibus ægri
> » Succedimus, non lingua valet, non corpore notæ
> » Sufficiunt vires, nex vox, aut verba sequuntur (1). »

Pour Cælius Aurelianus, ce délire sensorial reconnaissait
l'une ou l'autre de ces causes : abus des liqueurs fortes, indigestions fréquentes. Il en faisait aussi un signe avant-coureur
de l'épilepsie. Ce médecin était loin d'approuver les bizarres
interprétations auxquelles avaient conduit les manifestations
étranges du mal. A une époque rapprochée de nous, l'incube
était Satan en personne. Certaines sectes anciennes le présu-
maient un Dieu, un demi-Dieu ou, à cause des étreintes
ressenties, l'Amour lui-même, ce qui n'était pas moins
extravagant.

Après avoir énuméré les divers symptômes du cauchemar :
poids sur la région épigastrique, impuissance de se mouvoir,
de parler, de respirer, ou exclamations confuses, Cœlius Aurelianus ajoute que des individus ayant des hallucinations s'imaginent voir quelqu'un s'abattre sur eux pour se livrer à
d'infâmes débauches : « *Quidam denique ita inanibus adfi-
ciuntur visis, ut et se videre credant irruentem sibi, et usum
turpissimæ libidinis persuadentem.* »

Ces fantômes sont naturellement insaisissables... : « *Cujus
si digitos apprehendere nixi fuerint, fugatum existiment.* »
Au réveil, sueurs abondantes, pesanteur de tête, toux légère,
pâleur.

Quelques personnes, assure Cælius Aurelianus, succombe-

____

(1) *Énéide*, liv. 12.

raient dans la violence de ces paroxysmes. « *Cum enim vehe-menter impresserit præfocatio, quosdam interficit...* »

Si cela était, on n'aurait pas lieu d'en être bien surpris ; car les affections graves du cœur et les fièvres pernicieuses donnent fréquemment lieu à des songes pénibles, basés sur une cohabitation fictive.

Enfin, selon Cælius Aurelianus, un médecin, du nom de Silimaque, aurait vu cette affection régner épidémiquement à Rome, et d'une manière assez meurtrière : « *Memorat denique Silimachus, Hippocratis sectator, contagione quadam, plurimos ex ista passione, veluti lue, apud urbem Romam confectos* (1).

Une névrose, une hystéro-démono-manie, comme celles qui ont sévi au xvie et au xviie siècle, dans des couvents, ou au centre de certaines contrées, se serait-elle donc présentée à Rome ? En admettant la possibilité du résultat, au moins convient-il de faire remarquer que, d'ordinaire, ces névroses ne sont pas mortelles et que, suivant toute vraisemblance, l'issue funeste dépend alors de quelque complication avec une de ces fièvres redoutables, pseudo-continue ou rémittente pernicieuse.

§ VI.

A côté des illusions maladives des incubes viennent, dans l'ouvrage de Cælius Aurelianus, se placer, sans se confondre, les songes amoureux ou érotiques. La continence, des désirs non satisfaits, surtout l'abus des plaisirs, en sont ordinairement la cause. On les rencontre aussi dans les prodromes de l'épilepsie et de la manie : *somnus venereus eo solo tempore, quo dormiunt ægrotantes, inanibus visis concubitum fingit.*

Ils se distinguent, écrit-il, des pertes séminales, en ce que

(1) Page 290.

celles-ci se produisent le jour et la nuit, en l'absence d'illusions provocatrices. Le songe vénérien s'observe fréquemment chez les érotomanes.

§ VII.

Comme Arétée, Cælius Aurelianus fait du satyriasis une maladie aiguë. Ses causes les plus actives seraient les médicaments aphrodisiaques, probablement fort en usage alors et que l'on appelait *satyrica*, ou ἐντατικά. L'excès dans les plaisirs vénériens aboutirait quelquefois aux mêmes conséquences. Commun aux deux sexes (car la dénomination ne diffère pas), le satyriasis sévirait principalement à l'âge moyen de la vie et dans la jeunesse. Érection douloureuse et brûlante de la verge avec désir immodéré du coït, aliénation de l'esprit, insomnies, hallucinations (1), pouls serré, respiration haletante, anorexie, écoulement difficile de l'urine, constipation, parfois fièvre, éjaculations involontaires, tels sont, chez l'homme, ses principaux caractères. La satisfaction sensuelle, qui paraît soulager au commencement, devient, au contraire, en se répétant, de plus en plus nuisible.

Chez les femmes, l'ardeur des désirs ou l'irritation sexuelle serait particulièrement remarquable. Il n'est pas rare, au dire de l'auteur, qu'elles provoquent les passants, en suppliantes, il est vrai, et avec des gestes obscènes : *indecenter enim ipsa in loca manus mittunt, prurientibus verendis, atque omnes ingredientes appetunt et suæ libidini servire supplices cogunt* (2). Le mot *supplices*, d'une rigoureuse exactitude, a été employé sans doute à dessein. Quoique la nymphomanie

---

(1) C'est la première et seule fois que ce terme figure dans Cælius Aurelianus.

(2) Page 249.

soit au plus haut degré, dit Buisson (1), l'expression en est toujours suppliante et séductrice, jamais impérieuse et grave, tandis que, dans le satyriasis, l'homme sollicite peu, mais se jette avec fureur sur la première femme qu'il trouve.

A l'exception de Thémison, personne, avant Cælius Aurelianus, n'avait parlé, en termes distincts, de cette affection, bien que, au rapport du premier de ces auteurs, on l'ait vue régner, non-seulement d'une manière isolée, mais épidémique (*coacervatim*). Thémison assure que, dans l'île de Crète, beaucoup de personnes succombaient, en proie au satyriasis, par suite de l'usage d'une plante nommée *satyrion;* assertion que Cælius Aurelianus n'accepte pas sans réserve. Thémison racontait encore avoir vu à Milan une jeune femme de mœurs honnêtes, mariée à un homme noble, mourir du satyriasis.

L'absorption seule des philtres amoureux pouvait occasionner des accidents non moins formidables. C'est ainsi, d'après la tradition, que moururent le poëte Lucrèce et l'empereur Caligula.

§ VIII.

Cælius Aurelianus s'est assez longuement étendu sur l'hydrophobie, dont le nom jusqu'ici n'a été prononcé qu'incidemment dans ce travail. En quoi consiste-t-elle et quel droit a-t-elle de figurer à côté des névroses de l'intelligence? Cette maladie, de nature spéciale, a été connue dès la plus haute antiquité, puisque Homère y fait allusion dans l'*Iliade* (2). Elle était fréquente, à ce qu'il paraît, dans l'île de Crète et sur les côtes de Carie, dans l'Asie Mineure. Cælius Aurelianus

---

(1) *Biblioth. méd.*, t. XL.

(2) Teucer appelle Hector *chien enragé :* κυνα λυσσητῆρα. (*Iliade*, liv. VIII, v. 299.)

ne l'assimile à la phrénitis, à la manie et à la mélancolie, qu'à cause du délire qui, souvent, en complique les symptômes. De même que ces affections, l'hydrophobie était pour lui une maladie du corps, mais occupant, d'après son langage, la qualité de l'âme (1). C'était une espèce de délire toxique. Asclépiade en plaçait le siége dans les membranes du cerveau, comme il le faisait pour toutes les aliénations mentales. — D'autres, au contraire, localisaient l'hydrophobie dans l'estomac, dans le cœur ou le diaphragme, etc., etc.

Déjà, à cette époque, la rage avait reçu différents noms : *hydrophobie*, *hygrophobie*, *phobodipson*. Polybe, gendre d'Hippocrate, l'appelait *pheugydron*, Andréas, *cynolysson*. Enfin, Cælius Aurelianus propose de la désigner sous la dénomination latine d'*aquifuga*.

Selon Plutarque, la rage n'aurait commencé à se manifester chez l'homme que du temps d'Asclépiade, opinion contraire à celle de notre auteur. Celse, à qui l'on en doit une description pleine de précision et d'élégance, ne s'explique pas sur ce point (2).

Quant à l'origine, dans l'espèce humaine, de cette névrose, presque toujours mortelle, Cælius Aurelianus l'attribue à la morsure d'un chien enragé, ou encore, suivant d'autres médecins, à celle d'un loup, d'un ours, d'un léopard, d'un cheval ou d'un âne. Mais, s'il est admis aujourd'hui que tous les animaux appartenant aux genres *canis* et *felis*, sont sujets à la rage spontanée, l'accord n'est pas le même à l'égard des autres animaux, qu'on regarde comme primitivement à l'abri de cette affection. Au point de vue de la transmission, Cælius Aurelianus incline, d'ailleurs, à croire, comme Arétée, que l'air

(1) « Animæ occupet qualitatem tanquam in furiosis vel melancolicis. » Page 224.
(2) Liv. V.

exhalé de la gueule d'un chien enragé suffit, sans lésion de la peau, pour déterminer l'infection. Un petit chien l'aurait communiquée à sa maîtresse, en lui léchant la figure. En outre, ajoute-t-il (et ici nous voyons, pour la première fois, surgir une opinion qui ralliera plus tard un certain nombre de partisans), il est possible que la rage naisse spontanément dans le corps et s'y développe, en quelque sorte, sous l'influence d'un poison (1).

La durée, plus ou moins longue, de l'incubation n'avait point échappé à Cælius Aurelianus. Il savait qu'en moyenne elle était de quarante jours et il en limitait le terme extrême à une année.

Mais comment l'intelligence se trouve-t-elle lésée dans la rage? Est-ce une maladie du corps ou une maladie de l'esprit? *Utrumne animæ an corporis passio sit hydrophobia?* Les opinions étaient divisées. Le désir, disaient les uns, est un attribut de l'âme et non du corps ; c'est par suite d'un état de l'âme et non des nerfs et des artères qu'on poursuit avec tant d'opiniâtreté la fortune et qu'on recherche les honneurs. L'hydrophobie, qui consiste dans un désir des boissons en même temps que dans l'horreur de l'eau, est donc une maladie de l'âme. Le désir et la crainte ne sont-ils pas des affections de l'âme, aussi bien que la tristesse et la colère?

A cela, Cælius Aurelianus répond que, la soif comme la faim exprimant un besoin physique, la crainte, dans l'hydrophobie, se lie sympathiquement à une souffrance corporelle et, partant, que l'hydrophobie est notoirement une maladie du corps, ayant pour antécédent une cause physique et non morale, la morsure d'un chien enragé.

---

(1) « Est præterea possibile, sine manifesta causa hanc passionem corporibus » innasci, cum talis fuerit strictio sponte generata, qualis a veneno. » Page 219.

Revenant sur les troubles intellectuels, il poursuit en disant
que les visions, *visa*, en grec φάντασματα, ne peuvent provenir
que de la tête malade, parce que dans la tête seule résident les
sens et leurs conduits (*sensuales viæ*), allant de là au cœur,
c'est-à-dire, selon les stoïciens, au siége de l'âme. Ces connaissances lui paraissent, du reste, inutiles au médecin, à qui
il suffit de savoir que la tête souffre, quand l'esprit est
aliéné.

§ IX.

Nous ne mentionnerons ici l'épilepsie que pour dire que
Cælius Aurelianus, lui aussi, regardait cette affection comme
une cause d'aliénation mentale. Il la distinguait chez les
femmes de l'hystérie, en ce que, à la fin de l'accès, les hystériques n'ont pas d'écume à la bouche. Ce signe pour lui était
différentiel.

La description qu'il donne du mal caduc est très-circon-
stanciée. Mais il a surtout insisté sur le traitement, en soumet-
tant toutes les médications à une judicieuse analyse critique.
Un moyen indiqué par quelques médecins, et que nous ne
sachions pas avoir été encore appliqué en France, est la cas-
tration. L'employait-on, autrefois, ou l'avait-on seulement
proposé? Toujours est-il qu'à bon droit, Cælius Aurelianus le
repousse formellement. Sa phrase ressemble à un aphorisme :
Eunuchismus vires amputat, non epilepsiam solvit (1).

Sauf de rares exceptions, l'exemple du médecin numide
a été imité par les auteurs. Tous ont proscrit avec force
cette mutilation dégradante qui, ainsi que le constate M. Delasiauve, suscite de réels dangers pour un résultat plus qu'incer-
tain (2).

(1) Page 318.
(2) *Traité de l'épilepsie*, p. 429.

§ X.

Afin de mettre quelque ordre dans l'exposé du traitement, selon les méthodistes, examinons les préceptes mis en pratique par Cælius Aurelianus chez les aliénés.

La première question qui se présente, dit Esquirol, est celle de l'isolement. Que conseille Cælius Aurelianus? La même chose précisément que le médecin français et tous les médecins expérimentés. Avant tout, il veut « qu'on place le malade dans un endroit médiocrement éclairé, où règne une douce température, éloigné de tout bruit, dépourvu de peintures murales et ayant des fenêtres élevées, plutôt à un rez-de-chaussée qu'à un étage supérieur, et cela, en prévision des chutes », dont les exemples n'étaient sans doute pas plus rares autrefois que de nos jours dans l'aliénation mentale.

Ces recommandations avaient pour but aussi d'éviter, autant que possible, aux aliénés les illusions de la vue et de l'ouïe, si fréquentes chez eux, surtout lorsqu'il y a une légère congestion cérébrale. Les maniaques, mais principalement les phrénétiques et les alcoolisés, sont, en effet, facilement impressionnés par les objets extérieurs. L'isolement, en diminuant le nombre des sensations, agit d'une manière indirecte sur le cerveau, qu'il soumet, pour ainsi dire, à un repos forcé.

Ce point essentiel rempli, « s'il y avait perte de la raison, on interdisait, en outre, les allées et venues dans la chambre des aliénés, soustraits ainsi aux principales causes de leurs erreurs ». De là encore, cette autre recommandation « que les murs de leur appartement fussent tout unis, de même que leurs couvertures et autres objets de literie, l'éclat des couleurs les frappant péniblement ».

Alors, comme aujourd'hui, l'expérience des aliénés guidait

le médecin dans l'application des agents thérapeutiques.
« Pour apaiser la fureur, il est parfois nécessaire de paraître
céder à la volonté des malades. » Aussi, les gardiens, véritables
instruments de traitement entre des mains habiles, étaient-ils
d'avance soigneusement façonnés à leur tâche. On attendait
beaucoup d'eux. « Ils devront, dit Cælius Aurelianus, user
d'habileté et de prudence, en entrant dans les idées des malades, comme s'ils y ajoutaient foi, afin de pouvoir, semblant
acquiescer aux unes, combattre les autres avec plus d'efficacité. On évite, par là, de les irriter, ce qui aurait lieu, inévitablement, si l'on n'avait que des contradictions à opposer à leurs
chimères. »

Cælius Aurelianus attachait tant d'importance à l'exécution
de ces conseils qu'il y est revenu en plusieurs endroits. Bien-
veillants, dociles, honnêtes, telles sont les garanties qu'on
exigeait des gardiens. Trop heureux quand on les rencontre !

La sollicitude dont on entourait les aliénés perce, d'ailleurs,
à chaque page, dans l'auteur latin. Comment les coucher? « Le
lit, répond-il, doit avoir la tête tournée contre la porte, de
façon que la vue des personnes qui entrent et la diversité de
leurs physionomies ne puissent accroître leur excitation. Au
besoin, il sera solidement fixé. Sans cela, les maniaques et les
phrénétiques, dans les écarts et les mouvements qu'ils font
pour briser leurs liens, seraient exposés à le renverser. Sa
position, enfin, sera telle que la lumière ne tombe pas directement sur les yeux des malades. »

Ces précautions étaient grandes ; rien de plus sage à notre
avis. Cælius Aurelianus semble même n'avoir eu recours qu'à
contre-cœur aux moyens coercitifs, tant il s'évertue à les
éloigner et à en adoucir l'emploi. Si les malades, en proie à
un délire furieux, cherchent à s'élancer de leur lit, il juge
d'abord prudent de mettre auprès d'eux plusieurs gardiens.

Cependant, à défaut de gardiens qui les maîtrisent, ou si la vue de ces derniers leur est désagréable, son opinion est qu'on se décide à user des liens, mais avec le soin de recouvrir de laine ou d'autres tissus mous les parties sur lesquelles doit porter la constriction. Autrement, en voulant faire du bien, on pourrait, dit-il, faire du mal.

Mais comment réduire un aliéné à l'impuissance de nuire? On réunissait plusieurs gardiens « qui s'emparaient de lui, en l'abordant, pour ne pas lui inspirer de méfiance, comme s'ils voulaient le frictionner. » Ainsi, c'était après avoir fait l'essai de divers moyens et en avoir constaté l'insuccès que l'on prenait enfin le parti de recourir à la contrainte, à ce qu'on appelait *ligatio*.

Pénétrant plus avant dans le traitement moral, Cælius Aurelianus fait cette ingénieuse réflexion que ne désavouerait pas la science moderne : « Les aliénés ont-ils conçu de la crainte ou du respect pour quelqu'un, que les entrevues avec cette personne soient rares ; des visites trop rapprochées leur feraient mépriser ses conseils. » Pourtant, reprend-il, « si les circonstances le demandent impérieusement, les soins prodigués ayant échoué, on essayera avantageusement d'une rencontre, dans l'espoir de les dominer par ces deux sentiments, la crainte et le respect (1). » Une visite inattendue, une émotion vive, peuvent, en effet, être efficaces. La remarque suivante n'est qu'un corollaire de celles qui précèdent : « Si les fous ont pris un des leurs en aversion, on interdira à celui-ci l'entrée de leur logement, sa vue seule étant capable de les exciter. »

Il y avait donc des parents, des amis, qui ne devaient pas

____

(1) Pour rendre durables et solides les effets de la crainte, ce sentiment doit s'allier avec celui de l'estime, à mesure que la raison reprend ses droits. (Pinel, 315.)

voir les malades. C'est que déjà on avait compris la nécessité
d'éviter certaines influences ou de rompre certaines associa-
tions d'idées funestes.

Ces principes généraux sont communs à la manie et à la
phrénitis. Voici qui s'applique en particulier à la manie.
L'affection persiste-t-elle? « Il importe d'avoir égard aux
formes du délire: *attendendæ species alienationis.* » Combattre
des conceptions erronées par des idées d'une autre nature,
opposer des sentiments contraires à d'autres sentiments, telle
est, sauf les exceptions déjà énoncées, la règle fondamentale
de l'auteur.

Quels moyens, dans ce cas, convient-il de mettre en pratique? Ce sont, concurremment avec le traitement physique,
dont nous parlerons bientôt, la lecture à haute voix, la conver-
sation, les spectacles, la composition, les discussions philosophiques, les jeux, les voyages.

La lecture à haute voix, ἀναφώνησις, préconisée antérieurement par Celse, constituait un exercice à la fois moral et
hygiénique. L'application en était soumise à une savante gra-
duation. Ainsi, on commençait par des vers épiques; on
passait ensuite aux ïambes; puis, à l'élégie; les vers lyriques
arrivaient les derniers. La récitation par cœur semblait préfé-
rable à la simple lecture. Se tenant d'abord dans les notes les
plus basses, on montait progressivement aux plus élevées pour
redescendre au point de départ. La durée se mesurait aux
forces du sujet. Les mêmes principes présidaient aux discours
lus ou improvisés.

Cælius Aurelianus, voulant stimuler l'esprit, conseillait pour
la lecture à haute voix de choisir à dessein un texte altéré,
sujet naturel de questions réitérées, soit pour rectifier les
erreurs commises, ou élucider une difficulté quelconque. Une
lecture facile terminait cette gymnastique intellectuelle. Des

bornes s'imposaient ainsi aux efforts des aliénés : *Hæc enim si supra vires fuerint non minus afficiunt quam corporis immodicæ gestationes.*

Après l'exercice de la voix et la lecture, faite dans les conditions sus-indiquées, les méthodistes recommandaient les spectacles, qu'ils appropriaient à la nature des cas et à la période actuelle de la maladie. Selon que les patients étaient livrés à un profond accablement ou que leur délire affectait une forme gaie et expansive, on accordait la préférence, soit à la comédie, soit aux représentations tragiques : *Oportet enim contrarietate quadam alienationis corrigere qualitatem quo animi quoque habitus sanitatis mediocritatem agnoscat.*

Du reste, à mesure que la raison revenait, on entremêlait, on variait les différents modes. Un aliéné avait-il composé un discours? Il le lisait, d'après les règles prescrites, devant un auditoire réuni exprès pour l'entendre, l'encourager et l'applaudir.

Mais, chez les Romains, pas plus que chez nous, et bien moins encore, l'instruction n'était générale. La plèbe ne savait pas lire. On entretenait les esclaves dans l'ignorance. Toutes les intelligences n'étaient pas aptes, d'ailleurs, aux exercices dont nous parlons. D'autres procédés durent être imaginés, en vue des classes inférieures. — « Quant à ceux qui sont illettrés, on ne devra leur adresser que des questions sur leur état. On parlera au paysan d'agriculture, au marin de navigation, et, s'il y a défaut absolu de connaissances, on se bornera à des interrogations sur les choses les plus vulgaires, ou au jeu des *calculs* (1). » Un homme expérimenté, observe Cælius Aurelianus, trouve toujours quelque ressource pour occuper et distraire ses malades.

____

(1) *Calculorum ludus*, espèce de jeu d'échecs. (Voyez Forcellini.)

Approchait-on de la convalescence, le traitement revêtait une autre forme. La sensibilité devenue moins vive, un changement de milieu pouvait alors être favorable. On menait ceux des aliénés qui le désiraient aux leçons des philosophes « dont les enseignements sont de nature à dissiper la crainte, la tristesse, la colère, profit non médiocre pour le corps ». Les anciens, on le voit, avaient apprécié l'influence du moral sur le physique.

Le texte porte à supposer que, jusqu'à ce moment d'épreuve, on maintenait les aliénés dans un état d'isolement relatif. L'essai ayant réussi, on entreprenait quelque voyage, sur terre ou sur mer. Une station aux eaux thermales était regardée aussi comme une heureuse transition entre la maladie et le retour à la vie commune.

Les voyages, aux époques anciennes, avaient presque toujours pour but le séjour dans des lieux réputés pour la cure de la folie. Ces refuges hospitaliers étaient ordinairement des temples ou des hôtelleries voisines. Vitruve, dans un passage, nous apprend comment on choisissait l'emplacement de ces pieux édifices. « La bienséance que requiert, dit-il, la nature de ces établissements, consiste à choisir, pour leur emplacement, les endroits où l'air est le plus salubre et l'eau des sources la plus saine. Cette précaution est particulièrement nécessaire pour les temples qu'on bâtit à Esculape, à la déesse Santé et aux autres divinités par qui l'on croit généralement que s'opèrent les guérisons. Car le changement d'un air malsain en un air salubre et l'usage de meilleures eaux devant amener des résultats plus promptement favorables, cela augmentera beaucoup la dévotion du peuple, qui attribuera à ces divinités des guérisons dues à la nature salutaire du lieu (1). »

(1) Vitruve, p. 20. Édit. Nisard.

La convalescence, et à bon droit, avait grandement préoccupé les anciens. Elle crée, en effet, une situation des plus délicates. Que de dangers ne courent pas les malades en reprenant trop vite leurs habitudes ! La tristesse fournissait un critérium significatif : *erit conjiciendum ex mœstitudine quantum permaneat passionis, quanquam soluta videatur* (1). « Il y a beaucoup d'aliénés, dit Cælius Aurelianus, qui, jusqu'à l'achèvement de la guérison, conservent de la tristesse, de l'irritabilité, du désordre même dans la pensée. C'est pourquoi il est nécessaire, quand la folie est turbulente et expansive, de tempérer l'excitation par des paroles onctueuses et graves. On parvient de la sorte à réprimer les écarts d'une imagination exaltée. La tristesse et l'emportement prédominent-ils ? De douces consolations, des propos spirituels et gais relèveront le courage abattu. L'ennui et le chagrin suffisent, non-seulement dans la folie, mais dans d'autres affections, pour provoquer une rechute. Si, en santé, des peines cuisantes dérangent l'équilibre des fonctions, à plus forte raison doit-on, sous leur empire, s'attendre, lorsque le rétablissement est incomplet, à voir surgir de nouveaux paroxysmes, et, si un tel langage est permis, des chocs ébranler, derechef, le corps et l'âme dans leur union : *cum animæ qualitas sua, ut ita dixerim, cubilia quadam nova vulneratione affecerit* (2). »

Pour un barbare de l'Afrique (ainsi on a nommé Cælius Aurelianus), ces considérations, il faut l'avouer, ne manquent ni de justesse ni d'élévation.

Mais, avant de se constituer, la thérapeutique mentale avait subi des oscillations. Même parmi les méthodistes, les opinions n'étaient pas unanimes. Quels essais n'avaient pas été tentés depuis Asclépiade, et que n'avait pas imaginé lui-même l'illustre

(1) Page 335.
(2) Page 39.

médecin de Bithynie dans sa fougue d'artiste? Toutes ces innovations rencontrèrent d'ardents adversaires. Ainsi va le monde! Fort de sa compétence, Cælius Aurelianus ne craint pas de s'ériger en juge de ses devanciers. Après avoir indiqué ce qu'il croit utile, il énumère ce qu'il trouve insuffisant, mauvais ou dangereux. Le premier, nous l'avons dit, il s'éleva avec une louable énergie contre tout traitement aventureux et inhumain. C'est ainsi, notamment, qu'il condamnait cette diète sévère qu'une théorie inconsidérée prolongeait jusqu'à la syncope, sous le prétexte spécieux que l'abstinence, adoucissant le caractère intraitable des bêtes féroces, devait par analogie rendre plus facile l'apaisement des maniaques furieux. Pinel définissait, au même titre, la saignée *ad deliquium*, un des moyens les plus hasardés et les plus téméraires qu'on puisse se permettre (p. 319). Pour Cælius Aurelianus, les partisans de ces débilitations étaient tout simplement hors du sillon raisonnable. Sa critique n'est pas moins véhémente contre les moyens de coercition, quels qu'ils soient, lorsqu'on les applique sans discrétion ni ménagement : *sine ulla discretione, cum necessario devinctæ partes quatiantur et facilius sit ægros ministrantium manibus quam inertibus vinculis retinere.*

Le *non-restraint* n'était pas, toutefois, à ses yeux un idéal absolu. Tout étant relatif, il n'envisageait la suppression illimitée des entraves que comme un rêve généreux; car l'expérience lui avait démontré la nécessité de prudentes réserves. Ce qu'il réclame impérativement, c'est la sollicitude envers les malheureux. L'usage du fouet avait été vanté par un médecin du nom de Titus, qui attribuait aux coups le pouvoir de réveiller l'attention engourdie, et de ranimer le flambeau de la raison. Cælius Aurelianus rejette avec indignation cette médication barbare, dont naguère quelques praticiens, même rec om mandables, ne se sont pas entièrement abstenus. Sans parler de ce fermier du nord de l'Écosse, qui, au siècle passé, se serait, d'après un auteur anglais, acquis une espèce de célébrité dans la cure de l'aliénation mentale, en assujettissant les insensés à des travaux pénibles, et en leur infligeant des châtiments corporels au moindre acte de révolte, le docteur Willis, au grand scandale de Pinel (1), autorisait les gardiens à rendre coups pour coups.

Mise en avant comme une sorte de médication substitutive, l'ivresse a été le point de mire des sarcasmes de Cælius Aurelianus. Mais il nous semble aller trop loin, en improuvant complétement l'intervention de la musique, qu'Esquirol, moins sévère, admettait au moins pendant la convalescence. Le développement d'une passion, de l'amour, par exemple, avec toutes ses satisfactions physiques, avait été aussi proposé, en vue d'imprimer à l'esprit une autre direction, et de lui procurer du calme. Dans son rigorisme, l'auteur exclut encore ce mode de traitement, dont l'idée, dégagée des éléments qui l'enveloppent, sera plus tard reprise et fécondée.

Agir directement sur l'intelligence et sur les passions des aliénés n'est donc pas chose nouvelle. Provoquer des idées tristes, susciter des idées gaies, essayer du chant et de la musique, substituer, par une habile diversion, un sentiment à un autre, susciter des émotions vives, pénibles ou agréables, les anciens avaient songé à tout cela. Néanmoins, tout en proclamant les bienfaits du traitement moral, Cælius Aurelianus ne voulait pas qu'on l'isolât du traitement physique. Il les employait tous les deux, conjointement ou tour à tour, selon l'opportunité.

____

(1) Page 313.

En général, le traitement physique consistait pour lui dans l'abstinence, jusqu'à la première diatrite, intervalle pendant lequel on entretenait des fomentations ou des onctions sur tout le corps. Au troisième jour, si les forces le permettaient, il pratiquait la phlébotomie. Une alimentation légère était alors autorisée; on posait sur l'épigastre des cataplasmes émollients et on administrait des lavements laxatifs. A la période d'état, on revenait, à moins d'une trop grande débilité, aux émissions sanguines, mais locales : ventouses ou sangsues en divers endroits. Des éponges imbibées d'eau tiède ou d'une infusion calmante étaient promenées sur la peau. On combattait l'insomnie au moyen de la gestation, soit dans un lit suspendu, une litière ou une voiture à bras. Les frictions, les bains, faisaient partie de la thérapeutique. Au déclin, une nourriture variée réparait les pertes de l'économie.

La maladie paraissait-elle, en se prolongeant, passer à l'état chronique, Cælius Aurelianus avait recours alors, pendant une période déterminée, à un ensemble de moyens, empruntés, pour la plupart, au régime et à la diététique. Chaque période, d'environ neuf jours, était désignée sous le nom de cycle, et chaque cycle avait une appellation particulière : résomptif, récorporatif ou métasyncritique. Il en était des aliénés, à cet égard, comme des malades, qui étaient soumis successivement à l'un et à l'autre de ces cycles. Le cycle résomptif ou analeptique, κύκλος ἀναληπτικος, destiné à réconforter le corps affaibli par les remèdes, ne comprenait que des aliments doux, légers et des exercices de même nature : soupes, œufs, légumes, poissons, petits oiseaux, cervelles de mouton ou de porc, poulets, vins, etc., etc., dont la quantité augmentait progressivement.

Le cycle récorporatif ou métasyncritique, divisé en deux

parties, comportait un régime plus nourrissant et des agents thérapeutiques plus actifs : 1° viandes salées et rôties, frictions, bains, exercices gymnastiques plus soutenus ; 2° vomitifs, puis ventouses sèches, révulsifs violents sur tout le corps et jusque sur la tête, douches, etc.

C'est seulement après avoir essayé en vain cet ensemble de moyens que Cælius Aurelianus recourait à l'ellébore, dont il réitérait l'emploi, plusieurs fois, à quelques jours de distance. Inutile de dire qu'il ne le considérait pas comme un spécifique ; les méthodistes n'accordaient cette vertu à aucun remède.

Une question est restée sans solution. Pour les riches et leurs esclaves, le traitement de l'aliénation, on le sait, avait lieu, à domicile, dans le valetudinarium de la maison ou celui de la villa. Mais où les étrangers, les fonctionnaires publics, les gens peu aisés, se faisaient-ils soigner ? Tous n'étaient pas clients d'opulents patriciens, et la société, d'autre part, ne pouvait permettre que le repos des citoyens fût troublé et leur sécurité mise en péril par des maniaques furieux. Divers auteurs nous apprennent qu'il y avait, à Rome et dans d'autres villes de l'Italie, des maisons de santé publiques et privées ouvertes aux malades, et dont l'origine remonte avant la chute de la république. Un quartier y était indubitablement réservé aux aliénés. On divisait ainsi ces établissements, dont Pompéi, qui nous a révélé tant de choses curieuses, aurait offert un modèle aux archéologues (1) : 1° Valétudinaires publics à l'usage des fonctionnaires et des employés du gouvernement. Certains principes

(1) « Ampia casa con largo ingresso, sul quale era scritto a grossi caratteri » romani, *Valetudinarium*. Eravi al di sotto un serpente di Esculapio, e quindi » piu in basso era dipinta la parola *Salus*. » (*Storia della medicina in Italia pel dott. Salvator de Renzi*. Napoli, 1849, t. I, p. 459).

d'architecture présidaient à leur construction. Ils étaient pourvus de promenoirs ou de portiques couverts, destinés à la promenade. Des jardins y étaient attenants.

2° Valétudinaires privés, établis par des particuliers en vue des étrangers et des personnes de moyenne aisance, qui n'avaient pas réunies chez eux les commodités nécessaires. Ils correspondaient aux maisons de santé actuelles. Les entrepreneurs se nommaient *susceptores* et les malades *suscepti* (clients).

3° Valétudinaires à l'usage des esclaves. Chaque maison riche possédait le sien. Le médecin portait le nom de *medicus commensalis* (1).

4° Valétudinaires à l'usage des gladiateurs et des lutteurs de toute sorte. Ils étaient dans le voisinage des cirques. Confiés d'abord à des médicastres, *frictores, unguentarii, vulnerarii,* ils furent desservis plus tard par des médecins et des chirurgiens distingués.

5° Valétudinaires militaires à l'usage des légions. C'étaient des tentes installées avec le plus grand soin, au centre des camps. Un préfet en dirigeait le service, sous la surveillance immédiate des tribuns. Les médecins ordinaires, *medici diurni,* avaient pour aides des soldats qu'on appelait *contubernales,* Des infirmiers, *accensi, accensiti, optiones valetudinarii aut medici, optati medici,* assistaient les malades.

Si donc les Romains manquaient d'hôpitaux, ils avaient du moins des institutions analogues, en rapport avec leurs besoins et l'organisation sociale du temps. Or, comme il y a toujours eu des aliénés, on a droit d'en conclure qu'à Rome, comme ailleurs, il y avait des endroits pour les recevoir. La consé-

______

(1) Un seul propriétaire possédait souvent plusieurs milliers d'esclaves.

quence est forcée. Dans les provinces, les préfets étaient chargés de les faire renfermer dans des lieux publics de détention
(*carceres*). Des lois spéciales les protégeaient; mais nous étu-
dierons plus loin cette partie de notre sujet.

CHAPITRE V

Galien.

Galien, pas plus qu'Hippocrate, n'a traité dogmatiquement
de la folie ; mais, en parcourant avec soin les œuvres de l'illustre médecin de Pergame, il nous sera facile de retrouver
çà et là les opinions qu'il professait sur ce sujet. A-t-il apporté,
lui aussi, sa pierre à l'édifice commun, et ajouté quelques
connaissances à celles de ses devanciers en psychiatrie? C'est
ce que nous allons essayer d'éclaircir (1).

Toutes les idées mères, à l'époque où nous sommes parvenus, avaient fait leur apparition en médecine. Empruntées
pour la plupart à Hippocrate et à l'école de Cnide, mieux formulées par les Alexandrins, elles avaient donné naissance à
toutes les sectes qui se disputaient alors l'honneur du premier
rang. Et, parmi les médecins, on peut le dire, l'anarchie ré-

(1) Voyez sur Galien : Daniel Leclerc, *Histoire de la médecine;* Sprengel,
Histoire de la médecine, t. II; Andral, *Leçons sur l'histoire de la médecine,*
rédigées par M. le docteur Tartivel (*Union médicale,* 1855-56); Daremberg,
Thèse, 1842; *OEuvres anatomiques, physiologiques et médicales de Galien,*
traduites sur les textes, etc., 1856; *La médecine, histoire et doctrines ;* Guardia,
La médecine à travers les siècles ; Michéa (*Ann. méd.-psych.*), t. I ; etc., etc.

gnait à Rome, quand Galien y arriva. Les méthodistes, toutefois, l'emportaient en crédit sur leurs rivaux.

Né en Asie, à Pergame, capitale du royaume de ce nom, l'an 131 de notre ère, Galien passa dans cette ville la première partie de sa jeunesse. Doué des facultés les plus brillantes, il y fit, sous la direction de son père, l'architecte Nicon, des études sérieuses dans les lettres et dans les sciences. A 17 ans, la médecine fixa ses goûts. Il entreprit ensuite de nombreux voyages, afin d'accroître son instruction. Mais la vie de Galien est trop connue pour que nous en retracions ici les phases diverses. Nous dirons seulement qu'il vécut à Rome dans l'intimité de Marc-Aurèle et de Lucius Verus, et que là, comme ailleurs, les hommes de mérite recherchèrent sa société. Qu'il ait été brave ou non en face du péril, c'est un voile que nous n'avons pas soulevé ; il ne s'agit pour nous, dans cette appréciation, que des idées du grand médecin en aliénation mentale.

§ I.

Un mot sur la physiologie de Galien. Une question de premier ordre avait, quatre siècles auparavant, préoccupé vivement Érasistrate : celle du rapport entre le développement du cerveau et celui de l'intelligence. On a vu que, pour ce dernier, l'étendue de la surface encéphalique était la mesure des facultés intellectuelles (1). Tout en admettant cette donnée, dont il étendit le principe aux espèces animales, Galien y introduisit cette modification, à savoir, que l'intelligence se développe moins encore en raison de la quantité que de la qua-

____

(1) Page 82.

lité de la pulpe cérébrale (1). Suivant lui, certaines qualités
intellectuelles se relieraient intimement à des conditions correspondantes de la matière : ainsi, à la délicatesse de la pulpe
tiendrait la finesse de l'esprit ; à son épaississement, la lenteur
de ses opérations ; la faculté d'appréciation accuserait l'apti-
tude du cerveau à prendre des formes multiples ; de sa fermeté
ou stabilité dériverait la mémoire ; enfin, la mobilité des
opinions ne serait qu'une conséquence de la mobilité de l'encéphale, etc. Pures hypothèses, sans doute, que ces assertions,
mais qui contiennent en germe des problèmes que l'on re-
prendra plus tard.

Hippocrate avait déjà fait allusion au volume de la tête dans
un de ses livres, où il parle des microcéphales comme d'êtres
dépourvus de raison. Galien va plus loin : il se demande si,
de la conformation antérieure du crâne, on ne pourrait pas,
avec quelque certitude, tirer des indications légitimes sur les
facultés de l'entendement. Cette idée avait même reçu un
commencement d'application dans les arts. La plupart des
statuaires de l'antiquité n'ont-ils pas représenté les dieux et
les héros de la mythologie avec un front plus ou moins pro-
éminent, selon le degré d'intelligence qu'on leur accordait ?
Un philosophe contemporain de Socrate, Zopyre, « qui se
meslait de juger et connoistre à la simple veüe les mœurs
d'un chacun, comme il eust un jour contemplé Socrate lisant,
estant fort importuné de tous les assistans de dire ce qu'il luy
en sembloit, respondit enfin qu'il l'avoit reconnu pour le plus
corrompu et le plus vicieux homme du monde. Le rapport en
fust soudain fait à Socrate par l'un de ses disciples, qui se
moquait de Zopyre. Lors Socrate, par admiration, s'écria :

____

(1) *Ars medica*, t. I, p. 322. édit. de Kühn, et *De usu partium*. t. III, p. 637,
lib. VIII, cap. IV.

O le grand philosophe! il a du tout reconnu mes humeurs. J'estois de mon naturel enclin à tous les vices; mais la philosophie morale m'en a détourné... Et, à la vérité, ajoute Dulaurens, à qui nous empruntons cette citation, Socrate avait la teste fort longue et mal figurée, le visage difforme, le nez retroussé(1). » Gall et Lavater ont eu, on le voit, des précurseurs chez les anciens.

Pour Galien, le cerveau, considéré anatomiquement, représente à la fois un tout et un grand nombre de parties connexes, bien que distinctes, qu'il étudie isolément. Les méninges sont au nombre de deux : l'une externe, dure, épaisse, ayant pour usage d'empêcher par ses prolongements la pression des points principaux de l'encéphale, et, en outre, de protéger cet organe contre les violences du dehors. La membrane interne, mince, transparente, sert à soutenir les vaisseaux, ramifiés à l'infini, avant leur pénétration dans la trame cérébrale; en se repliant ensuite sur elle-même, elle s'insinue dans les ventricules pour former les plexus choroïdes.

Galien indique avec assez de précision les quatre ventricules du cerveau : les deux latéraux, le troisième ou moyen, et le quatrième ou postérieur. Tous communiquent entre eux par des orifices naturels. Il décrit également le corps calleux, la voûte à trois piliers, les nates et les testes, le conarium ou glande pinéale, l'éminence vermiforme supérieure, etc. Le progrès en anatomie est évident.

Si Hérophile et Érasistrate avaient démontré que tous les nerfs viennent du cerveau et de la moelle épinière, Galien le premier vulgarisa ces vérités scientifiques. Le premier aussi il signala les ganglions que l'on observe sur le trajet des cordons

______

(1) Dulaurens, trad. de Théoph. Gelée. Paris, 1621. *Des maladies mélancoliques*, p. 24.

nerveux, la portion abdominale du grand sympathique, et, de plus, il caractérisa les fonctions des nerfs, dont il reconnut deux classes : les uns *mous*, essentiellement sensitifs, et les autres *durs*, essentiellement moteurs.

L'anastomose, ou communication des nerfs entre eux, n'avait pas échappé non plus à son scalpel, et c'est probablement cette découverte qui le conduisit à l'explication des sympathies physiologiques et pathologiques.

Comment se modifie l'organisme? Quelle cause préside à l'accomplissement des phénomènes dont il est le théâtre? Les facultés ou forces qui nous gouvernent se résument pour Galien en esprits, comme pour nous en influx. Son esprit animal n'est autre que notre influx nerveux, agent ou force qui régit les actes caractéristiques de la vie animale ou de relation.

La division suivante fera comprendre plus facilement les conceptions du médecin de Pergame :

1° Forces, puissances, facultés vitales, ayant pour agents les esprits vitaux ;

2° Forces, puissances, facultés naturelles, ou de nutrition, subordonnées aux esprits naturels ;

3° Forces, puissances, facultés animales, relevant des esprits animaux.

D'où provient et comment se forme l'esprit animal? Par quelles voies, de son foyer central, se répand-il dans toute l'économie?

Les matériaux de l'esprit animal lui arriveraient par la lame criblée de l'ethmoïde et par les artères de la pie-mère. Élaboré dans les ventricules latéraux, il se perfectionnerait dans le troisième ventricule ; puis, traversant le quatrième par l'aqueduc connu aujourd'hui sous le nom de *Sylvius*, il se rendrait de là dans la moelle et les nerfs. Galien regardait ce fluide comme le lien matériel qui réunirait entre elles toutes les parties du système nerveux cérébro-spinal (1).

En définitive, il existait pour notre auteur trois espèces d'esprits ou de pneuma : 1° esprits naturels ; 2° esprits vitaux ; 3° esprits animaux. Les premiers, venant du foie, étaient portés dans le cœur, conjointement avec l'air du poumon, et y formaient les esprits vitaux, lesquels, se dirigeant à leur tour vers le cerveau, s'y métamorphosaient en esprits animaux. Ces trois variétés d'esprits servaient d'instruments à autant de facultés : facultés naturelles, facultés vitales, facultés animales, siégeant toutes trois dans les mêmes organes que les esprits. La faculté animale, la plus noble, distribue à tout le corps, par l'intermédiaire des nerfs, le sentiment et le mouvement. Galien rattachait encore à chacune des facultés trois sortes d'actions internes et externes. Pour la faculté animale, les actions internes étaient l'imagination, le raisonnement et la mémoire. Les actions externes se composaient des cinq sens, et, en général, du sentiment et du mouvement.

Les passions dériveraient, suivant les théories galéniques, de la faculté vitale. Cabanis aussi logeait les passions dans le cœur.

Galien, élève de l'école d'Alexandrie, fixait, à l'exemple de ses maîtres, le siége de l'intelligence dans le cerveau, et non dans le cœur, comme Aristote, et, avec le philosophe de Stagyre, tous les stoïciens (2). De nombreuses expériences sur les animaux, et l'observation de l'homme malade, avaient convaincu le médecin de Pergame de l'exactitude de ce fait. Si,

(1) *De usu partium*, lib. VIII, passim.

(2) L'opinion de Galien est explicite : Ubi nervorum principium, ibi etiam animæ principatus. « Ὅπου τῶν νεύρων ἡ ἀρχὴ, ἐνταῦθα καὶ τὸ τῆς ψυχῆς ἡγεμονικόν. » (Tome V, p. 649, *De placitis Hippocratis et Platonis*, c. I.)

dit-il, après avoir mis le cerveau à nu sur un animal vivant, on comprime cet organe, aussitôt l'animal perd le mouvement, le sentiment, l'intelligence et la voix. Qu'on vienne, au contraire, à serrer le cœur entre les deux branches des tenailles d'un forgeron, et rien de semblable ne se produira ; le mouvement seul des artères est troublé. Comment, après cette remarque, la circulation du sang n'a-t-elle pas été plus tôt découverte?

Galien savait, d'autre part, que, lorsqu'on applique le trépan dans les fractures des os du crâne, une compression un peu forte supprime immédiatement la sensibilité et le mouvement. Il n'ignorait pas non plus que, s'il survient de l'inflammation, l'intelligence est ou peut être lésée (1).

A l'imitation aussi des anciens, et de Platon en particulier, Galien admettait plusieurs âmes : l'âme raisonnable ou pensante, commandante (ἡγεμονικός), qu'il plaçait dans le cerveau ; l'âme irascible ou mâle, énergique (θυμός), qu'il logeait dans le cœur ; enfin l'âme concupiscible ou femelle (ἐπιθυμία) avait pour siége le foie. Ces trois âmes, dans Galien, ne se différencient pas nettement des facultés. Elles seraient susceptibles de maladies comme le corps. L'âme pensante est saine lorsque la raison , les penchants et les affections sont les uns à l'égard des autres dans un juste équilibre; lorsque cet équilibre est rompu, que tel ou tel penchant l'emporte sur la raison (et ici Galien confond l'état physiologique avec l'état morbide), l'âme est malade (2). Le maintien ou la rupture de l'équilibre moral dépendrait du tempérament du corps. Cette opinion de l'influence du physique sur le moral est formulée

(1) Tome VIII, p. 128 : *De locis affectis*, lib. II, c. v, et trad. de Daremberg, t. II, p. 538.

(2) Tome V, p. 432 : *De placitis Hippocratis et Platonis*, cap. II.

carrément et sans ambiguïté dans ce passage : « Ceux qui admettent une substance particulière pour l'âme seront forcés d'avouer qu'elle est l'esclave des tempéraments du corps, attendu que ces tempéraments peuvent la chasser du corps, la contraindre à délirer, la priver de mémoire et d'intelligence, la rendre triste, timide, abattue, comme cela se voit dans la mélancolie, et ils reconnaîtront que le vin pris modérément produit des effets opposés (1). » En un mot, l'âme ne serait rien autre chose que le résultat des dispositions corporelles ; et, plus le tempérament serait sec, plus l'âme serait sage. Ainsi pensait Héraclite.

Que l'âme raisonnable soit immortelle, Galien avoue franchement qu'il ne sait si cette opinion de Platon est vraie ou fausse.

Telles sont les idées professées par l'auteur du célèbre traité des mœurs de l'âme. Déterminer jusqu'à quel point les différents états du corps influent sur l'intelligence, le caractère et les penchants ; grave et immense question que celle-là, agitée de tout temps par les philosophes et les physiologistes, et qui, malgré cela, reste toujours neuve ! Galien, persuadé que de l'organisation physique dépendent les qualités de l'âme, entre à cette occasion dans des détails intéressants, tant sur l'éducation que sur les influences extérieures, quelles qu'elles soient, alimentaires ou climatériques (2).

A l'appui des considérations qui précèdent, Galien ajoute : Supposons que l'âme soit immortelle, comme le veut Platon, elle est l'esclave du corps et dominée par lui. Platon le reconnaît lui-même, en constatant la sottise des enfants, le délire

____

(1) Tome IV, p. 779 : *Quod animi mores corporis temperamenta sequantur*, cap. III, et trad. de Daremberg, t. I, p. 59 et suiv.

(2) Lib. cit. passim.

de la vieillesse, et, à la suite de certains médicaments et de la
génération de mauvaises humeurs, le délire de la manie, de la
mélancolie, la démence, la perte de la mémoire.

Que l'âme, sous l'influence des causes indiquées, aille jusqu'à
la perte de la mémoire, jusqu'à la démence, à l'immobilité et
à l'insensibilité, cela pourrait, remarque encore Galien, être
attribué à l'embarras dans lequel elle se trouve de se servir des
puissances qui lui sont données par la nature; mais, quand on
croit voir ce qu'on ne voit pas, entendre des sons que personne
ne profère, ou qu'on dit des choses honteuses, impies ou tout
à fait folles, c'est une preuve que l'âme n'a pas simplement
perdu les puissances qui lui sont naturelles, mais qu'il s'est
introduit en elle quelque chose de contraire à sa nature (1).

Ailleurs, Galien écrit : « Les maux du corps dominent
l'âme : cela est manifeste dans la mélancolie, la phrénitis et la
manie.

Aucune des facultés de l'âme, la mémoire, le jugement,
l'imagination, n'était localisée ; elles occupaient le cerveau tout
entier. Ce sont les Arabes qui, les premiers, leur donnèrent
pour résidence les ventricules.

L'opinion de Galien sur l'âme, on le voit, ne se dégage pas
nettement de ses ouvrages. Tantôt il déclare ne pas connaître
la substance de l'âme, notion peu importante du reste pour la
médecine et pour la physiologie ; tantôt il penche vers sa ma-
térialité ; ailleurs, enfin, il semble vouloir rester neutre entre
les solutions diverses des philosophes relativement à sa nature.

(1) Lib. cit., p. 789, cap. v.

§ II.

Comment l'âme est-elle lésée ? — La plus grande obscurité règne sur ce sujet, les uns prétendant qu'elle est enfermée dans le cerveau comme dans une demeure ; les autres, qu'elle est tout simplement une forme (εἶδος). Si, par cela même, le mode de ses lésions est difficile à découvrir, la certitude de leur existence n'en est pas moins démontrée aux yeux de Galien par les expériences et les faits plus haut cités : c'est l'encéphale qui serait altéré plutôt qu'autre chose.

L'âme concupiscible, cependant, pourrait être frappée d'abord, et l'âme pensante n'être atteinte que secondairement, comme dans cet exemple dont s'appuie Galien : le vin, remplissant de vapeurs chaudes tout le corps, et particulièrement la tête, cause, dit-il, un mouvement désordonné dans la partie concupiscible et irascible de l'âme, et fait que sa partie logique prend des décisions précipitées (1).

A quelle secte appartenait Galien ? Il était éclectique, si l'on en croit la profession de foi médicale contenue dans ces lignes : « Pendant ma jeunesse, dit-il, j'ai étudié les doctrines de toutes les sectes, et me suis pénétré de leurs principes. Je n'en condamne et n'en hais aucune. Je les comprends toutes. Mon intelligence s'est nourrie des enseignements de la secte empirique comme des leçons de la secte dogmatique ; elle a également puisé à ces deux sources ; pourquoi aurais-je de la haine pour l'une ou pour l'autre de ces écoles ? Je ne condamne donc ni l'une ni l'autre ; mais j'ai compris que la véritable science était dans l'association de leurs principes respectifs. Libre de

____

(1) Lib. cit., p. 813.

tout esprit de secte, j'ai pu dire hardiment ce que je pensais (1). »

Les méthodistes, néanmoins, eurent peu à se louer de sa modération confraternelle.

Galien s'exprime ainsi sur la raison : « L'homme doit vivre exclusivement par la raison ; par elle il maîtrise ses penchants. L'amour des honneurs, de l'or, des voluptés, est la principale cause des maux de ce monde, dont la raison est le remède. Le véritable bonheur consiste dans l'exercice de la raison. »

Il définissait la santé : l'équilibre et l'harmonie dans les éléments, dans les humeurs, dans les parties similaires, dans les organes, ou, enfin, dans les forces qui régissent l'ensemble de l'économie.

Les maladies de l'âme dépendraient d'une lésion spéciale des forces, soit de la vie animale ou de relation, soit de la vie naturelle ou végétative.

La première catégorie était subdivisée en lésions : 1° du sentiment ; 2° du mouvement ; 3° de l'intelligence ou des facultés dirigeantes (2).

Lésions du sentiment. — La sensibilité peut être diminuée ou pervertie. Galien n'admet pas de trouble par augmentation ou exagération du sentiment. La douleur, phénomène morbide, se substitue à la sensation normale, sans en être un degré plus élevé, ni la conséquence. C'est la première fois qu'apparaît cette doctrine.

Les lésions de la sensibilité doivent être étudiées sur les organes des sens et sur les autres organes. Triple en est l'ori-

(1) Tome VIII, p. 143 : *De locis affectis,* cap. III, et trad. de Daremberg, t. II, p. 546.

(2) Tome VII, p. 56 et 60 : *De symptomatum differentiis,* cap. 1, p. 200 ; et *De symptomatum causis,* lib. II, cap. V.

gine. Elles répondent à une altération, ou de la partie fondamentale de l'organe, ou de quelque partie accessoire, ou de la puissance sentante, c'est-à-dire des nerfs et du cerveau.

Suivant Galien, les sensations acquerraient pendant le sommeil plus de netteté et de vivacité : de là la possibilité de tirer des songes des signes importants pour le diagnostic et le pronostic. Semblable idée se rencontre en plusieurs pages de la collection hippocratique.

Lésions du mouvement. — Il est également diminué, aboli ou perverti. Le tremblement serait, entre autres causes que Galien lui assigne, le résultat des émotions violentes de l'âme, des excès, et spécialement des abus alcooliques.

Lésions de l'intelligence. — Les troubles de l'intelligence se rapportent aux lésions d'action de la vie animale , dont les trois facultés distinctes, le raisonnement, l'imagination, la mémoire, peuvent être isolément, ou toutes à la fois, affaiblies, abolies ou perverties. Là aussi, fidèle à son principe, Galien écarte les lésions par surexcitation des facultés intellectuelles. De même que les convulsions ne sont pas une exagération, mais une perversion du mouvement, la manie n'est pas une exagération, mais une perversion de l'intelligence.

Comme ses devanciers, Galien divise le délire, pris d'une manière générale, en délire fébrile et en délire apyrétique. Ce dernier constituerait, à proprement parler, la folie.

Le premier comprend : 1° le délire sympathique, se développant à l'occasion d'une maladie locale extra-encéphalique ; 2° le délire idiopathique, dont le siége est dans le cerveau, celui, par exemple, de la phrénitis rapportée par l'auteur à un phlegmon, à une inflammation de l'organe ou de ses membranes.

Galien, à propos du délire phrénétique, a émis des considé

rations qu'il est utile de relater : « Lorsque, dans la pleurésie, dit-il, ou dans une pneumonie, surgit le délire, personne ne s'avise d'affirmer que ce symptôme vient de la plèvre ou du poumon ; mais tous les médecins s'accordent à dire que la partie où réside le principe de l'âme est affectée par sympathie, conformément à leurs doctrines. Il est d'autres affections, au contraire, telles que le léthargus et la phrénitis, où ce principe est atteint primitivement, et non par consensus. Le cerveau souffre de tous côtés, quand une des fonctions qui lui sont propres est lésée. — Galien appelle de ce nom celles que l'encéphale exécute par lui-même, sans autre instrument, et il suppose avec justesse que cet organe voit et entend, mais qu'il voit par les yeux et entend par les oreilles, tandis que, pour penser, se souvenir, raisonner, choisir, il ne se sert ni des yeux, ni des oreilles, ni de la langue, ni d'aucun autre intermédiaire (1).

Comment distinguer les affections primitives des affections sympathiques ? Cette question est, aux yeux de Galien, d'une importance capitale ; car, s'il est vrai que, pour la thérapeutique, il importe avant tout de savoir où il faut appliquer les remèdes, il s'ensuit que le premier point à élucider en médecine est celui du diagnostic. La remarque est de notre auteur. Il existe, écrit-il, une partie propre à chacune des fonctions du corps de l'animal, et donnant naissance à cette fonction. La fonction, dès lors, doit être nécessairement troublée quand la partie qui l'engendre éprouve quelque affection (2). D'où il résulte que celui qui sait que le principe du raisonnement a

---

(1) Tome VIII, p. 127 : *De locis affectis*, lib. II, cap. x, et trad. de Daremberg, t. II, p. 537.

(2) *Op. cit.*, p. 20, lib. I, cap. II. — Quelques-uns de ces principes, repris par Rostan et savamment coordonnés, constituent l'organicisme.

son foyer dans le cerveau, reconnaît aussitôt que le cerveau souffre, soit primitivement, soit par sympathie, qu'il y a un délire, une phrénitis, un léthargus, une manie, une mélancolie (1).

L'observation, d'autre part, avait appris de bonne heure que, dans le délire sympathique, si la partie primitivement affectée est guérie, il ne reste plus rien du côté de l'encéphale. Mais, si le désordre ainsi provoqué dans le cerveau dégénérait en une affection permanente, il était de règle, pour Galien, d'appliquer le remède aussi bien à la tête qu'au lieu primitif du mal (2).

Et, non content de s'évertuer à découvrir le siége et la cause du mal, il cherchait encore à en pénétrer la nature. Après avoir insisté sur la nécessité d'examiner d'abord quelle est la fonction lésée, comme impliquant forcément l'affection de l'organe correspondant, il ajoute cette recommandation : ayant constaté la lésion de la fonction, passez à la nature de cette lésion, et voyez de quelle affection elle relève (3). — La nature du mal se trouverait constamment dans les humeurs. C'est l'humorisme d'Hippocrate perfectionné.

Toutefois, thérapeutiquement, Galien semble faire bon marché de certaines distinctions anatomiques. Le traitement des maladies étant le même pour lui, qu'elles siégent dans l'encéphale ou les méninges, la question de savoir dans laquelle de ces deux parties réside le principe intelligent serait plus utile à la théorie qu'à la pratique (4).

(1) Tome III, p. 363 : *De usu partium*, lib. XVII, cap. II, et trad. de Daremberg, t. II, p. 209.

(2) Tome VIII, p. 129 : *De locis affectis*, lib. II, cap. X, et trad. de Daremberg, t. II, p. 539.

(3) *Op. cit.*, p. 124, et trad. de Daremberg, p. 536.

(4) *Op. cit.*, p. 130, et trad. de Daremberg, p. 539.

Au sujet du diagnostic différentiel, le traité *De locis affectis* assigne enfin pour caractères essentiels aux affections primitives de l'encéphale la complète évolution des symptômes qui les distinguent, leur persistance habituelle et leur éclosion, indépendamment de toute maladie antérieure. Dans les affections secondaires, les phénomènes cérébraux, moins tenaces, n'arriveraient pas à leur entier développement ; auraient une autre expression et disparaîtraient avec les causes productrices. De plus, les affections des fonctions dirigeantes naissent toutes dans l'encéphale. On pardonnerait peut-être, s'écrie Galien, à des philosophes retirés dans leur coin de se tromper à cet égard ; mais, chez des médecins vieillis dans la pratique, une pareille erreur est impardonnable. Combien n'en voit-on pas faire des affusions d'eau sur la tête des malades privés de sommeil, atteints de délire, de phrénitis, de léthargus !

Voici maintenant un spécimen des opinions de Galien sur la nature des maladies cérébrales : Quand l'humeur épaisse, atrabilaire, est en excès dans le corps même de l'encéphale, elle engendre la mélancolie, comme, par son abondance dans le même organe, l'humeur de la bile noire, produite par la combustion de la bile jaune, provoque des délires farouches. La phrénitis présenterait également des symptômes plus ou moins modérés ou violents, selon qu'elle dériverait de la bile pâle ou de la bile jaune.

§ III.

Ce coup d'œil jeté sur l'ensemble des idées de Galien en pathologie mentale, envisageons ses divisions particulières. La *phrénitis*, qui s'offre la première, serait une aliénation de l'esprit, avec fièvre aiguë, crocidisme, entrave au fonctionnement régulier de l'intelligence, perte de la conscience et du jugement (1).

Au risque de nous répéter, et malgré sa longueur, nous donnerons en entier la description suivante, qui exprime fidèlement sur ce point la manière de voir de Galien :

« Le caractère essentiel de la phrénitis, c'est que le délire ne s'apaise pas au déclin de la fièvre; l'encéphale n'est pas affecté par sympathie; il souffre d'une affection propre et primaire : aussi, les accidents se développent peu à peu, et le délire ne se déclare ni subitement, ni rapidement. Des signes précurseurs assez nombreux, dits signes phrénétiques, ont été décrits par tous nos prédécesseurs. Ce sont, soit des insomnies, ou des sommeils troublés par des visions distinctes qui arrachent des cris et font lever en sursaut ; soit des oublis sans motifs : des malades demandent le vase, et n'urinent pas ; d'autres urinent, et ne remettent point le vase à sa place. Plusieurs, auparavant modestes, font des réponses tumultueuses ou cyniquement effrontées. Ces malades boivent peu, ont la respiration haute et rare, le pouls petit et nerveux, et, parfois, éprouvent une douleur à l'occiput. Au début de l'accès, les yeux ardents laissent à peine échapper quelques larmes âcres. Ils deviennent ensuite chassieux, avec injection des veines ; le sang coule des narines ; et, lorsque les réponses ne sont plus parfaitement sensées, les phrénétiques cherchent des flocons et des fétus. Toujours brûlante, la fièvre subit peu de changements, à la différence d'autres fièvres, où, si les accès sont très-violents, les déclins sont supportables. En outre, la langue est rugueuse; les malades entendent de travers, ou, tristement couchés, répondent à peine ; ou bien encore, même sous une

____

(1) Tome XIX, p. 412 : *Definitiones medicæ.*

pression assez forte, ils ne sentent absolument aucune douleur à une partie quelconque. C'est ainsi que, graduellement, l'affection du cerveau engendre la phrénitis. Aucun autre organe ne cause un délire continu, hormis le diaphragme, qui, par cette raison, passant aux yeux des anciens pour la seule partie susceptible de produire la phrénitis, a été nommé *phrènes*, à cause de son influence présumée sur l'âme pensante, etc. (1).

Galien admettait plusieurs formes ou variétés de phrénitis : deux simples, et une troisième mixte. La première comprenait les malades qui, sans errer dans le discernement sensible des choses visibles, portaient sur elles des jugements faux. Dans la seconde, les phrénétiques, moins faillibles sous ce dernier rapport, seraient entraînés par le trouble et l'égarement de leurs sens. Désordre des sensations et appréciations erronées : ces éléments réunis constitueraient les signes pathognomoniques de la troisième forme.

Des faits établissent ces distinctions :

« Un individu, en proie à la phrénitis et demeurant dans sa maison, à Rome, avec un esclave, ouvrier en laine, se leva de son lit et apparut à sa fenêtre. Montrant alors aux passants chacun des vases de verre qu'il possédait, il leur demande s'il faut les jeter dans la rue. Ceux-ci l'y engageant, il les lance tour à tour, au bruit des rires et des acclamations. Leur proposant ensuite d'en faire autant de l'esclave, sur leur réponse affirmative, il le saisit et le précipite soudain par la fenêtre. En voyant une chute de si haut, les spectateurs cessent de rire, et volent au secours du malheureux brisé (2). »

____

(1) Tome VIII, p. 329 : *De locis affectis*, lib. V, cap. v, et trad. de Daremberg, t. II, p. 641.

(2) Tome VIII, p. 226 : *De locis affectis*, lib. IV, cap. ii, et trad. de Daremberg, t. II, p. 588.

Galien, dans sa jeunesse, aurait pu observer sur lui-même
la forme opposée :

« Atteint pendant l'été d'une fièvre ardente, je croyais,
écrit-il, voir voltiger sur mon lit des fétus de couleur sombre,
et sur mes vêtements des flocons de même couleur. Je cherchais
à les saisir ; mais, n'en pouvant prendre aucun avec mes doigts,
je renouvelais mes tentatives avec plus d'application et d'in-
sistance. J'entendis deux de mes amis présents se dire entre
eux : Oh ! le voici déjà pris de crocidisme et de carphologie.
Je compris parfaitement que cette souffrance était réelle, et,
comme j'avais en moi-même la conscience de mon intégrité
d'esprit : Vous avez raison, leur dis-je ; venez donc à mon aide,
pour que la phrénitis ne s'empare pas de moi. Ils s'occupèrent
à pratiquer sur la tête des affusions convenables. Tout le jour
et toute la nuit, je fus agité de rêves si pénibles, qu'ils m'arra-
chaient des cris et me faisaient bondir ; mais tous les symptômes s'apaisèrent le jour suivant (1). »

Un autre exemple, emprunté également au traité *Des lieux
affectés*, complétera cette étude.

« Un malade, pendant huit jours, extravagua de la façon
suivante : Il s'imaginait être, non pas à Rome, mais à Athènes.
Il appelait continuellement son esclave et lui ordonnait d'apporter tout ce qu'il fallait pour le gymnase ; puis, au bout d'un
instant : holà ! disait-il, il faut me conduire au Ptoléméum.
Je veux me baigner longtemps. Parfois même, entre deux
questions, il s'élançait, et, couvert de ses vêtements, il se
dirigeait droit vers la porte du vestibule. Les esclaves le
retenant à l'intérieur, et l'empêchant de sortir : Pourquoi donc
m'arrêtez-vous ? leur demandait-il. Ceux-ci (car il n'y avait

____

(1) Tome VIII, p. 226, et trad. de Daremberg, p. 588.

rien autre chose à dire que la vérité même) lui répliquaient qu'il avait eu la fièvre et qu'il l'avait encore. A cette observation, notre homme répondait avec beaucoup de convenance : Je sais bien que j'ai un reste de fièvre; mais c'est très-peu de chose, et l'on ne peut craindre qu'un bain me fasse du mal ; car toute cette fièvre vient de mon voyage. Se tournant alors vers son esclave : Ne te rappelles-tu pas quel mal nous avons eu hier en venant de Mégare à Athènes ? Ainsi parlant et agissant, une hémorrhagie abondante du nez lui survint, puis une sueur, et il guérit très-rapidement, mais ne se souvenait d'aucun de ces faits (1). »

§ IV.

Galien s'est peu étendu sur la *manie* dont les traits sont disséminés dans ses ouvrages. Il la définit : un trouble de l'esprit, ou délire, sans fièvre, avec changement dans les manières d'être et les habitudes. Elle aurait pour caractère, ainsi que la phrénitis, la lésion des fonctions de l'âme dirigeante. Ses causes consisteraient dans le vice ou l'intempérie des humeurs. Jamais elle ne naîtrait de l'humeur pituiteuse, mais de la bile jaune, et c'est pour cela que les maniaques seraient tumultueux, irascibles, violents. Elle sévirait de préférence au printemps et à l'automne. En vertu d'une présomption convertie en aphorisme par Hippocrate, et qu'il adopte, Galien, se plaçant sans doute au point de vue des crises, considérait comme circonstances favorables, dans la manie, la dysenterie, l'hydropisie et le transport au cerveau.

La manie, eu égard aux variétés du délire, offrirait les

______

(1) Tome IV, p. 446 : *De motu musculorum*, lib. II, cap. VI, et trad. de Daremberg, t. II, p. 365.

mêmes distinctions que la phrénitis, l'apyrexie seule l'en différenciant. Aucun exemple, que nous sachions, n'est cité par
Galien de cette forme mentale.

§ V.

En outre des nombreux passages épars sur la *mélancolie*,
un traité spécial y est consacré dans la collection galénique.
Ce traité, à la vérité, ne serait pas de Galien seul. Composé,
suivant l'opinion commune, par un certain Aétius de Sicile, il
résumerait, sur le sujet en question, les idées du médecin de
Pergame et d'autres contemporains : Rufus, Posidonius et
Marcellus.

La mélancolie est dite au livre des *Définitions :* Une maladie
de l'esprit, sans fièvre, avec tristesse profonde et éloignement
pour les choses les plus chères. — Les idées fixes n'en constitueraient pas, comme pour Arétée, la base principale. Ni la
concentration, ni les limites cironscrites du délire ne seraient
nécessaires. L'aliénation tiendrait plutôt à un état primitif de
la sensibilité que de l'intelligence.

D'après l'auteur du traité *de la Mélancolie* (1), cette affection
se produit de deux manières : ou par l'humeur mélancolique,
qui se porte sur le cerveau, ou par celle qui s'y développe
directement. La bile et la vapeur qui s'en dégage donnent lieu
au délire. Il peut aussi survenir par sympathie, soit que l'irradiation émane de l'estomac, du cœur ou du diaphragme.
Une espèce prend sa source dans la dyspepsie; les gaz sont
nombreux, les digestions difficiles, avec gonflement des hypochondres; rapports fétides et odeur de poisson pourri; som-

____

(1) T. XIX, p. 699. *De melancolia*, ex Galeno, Rufo, Posidonio et Marcello.

meil court, interrompu, rêves pénibles; soubresauts, vertiges, bruits dans les oreilles.— Certains ont la tête lourde, pesante; d'autres, légère et vide. Celui-là est persuadé qu'il n'a pas de tête, comme Philotime, que l'on rapporte avoir été guéri avec un casque de plomb, dont le poids le convainquit de so erreur.

La plupart des mélancoliques seraient portés aux plaisirs de l'amour. Timides, humbles, craintifs, ils pleurent et recherchent la solitude. Les images fantastiques, qui offusquent leur imagination, ne se présentent pas, toutefois, sous des formes identiques. Quelques-uns croient, en butte à des ennemis imaginaires, être tombés en la possession des démons, ou que la magie les enlace de toutes parts. D'autres s'imaginent avoir pris du poison, idée entretenue par leurs renvois nidoreux. Un malade, croyant être fait de coquilles, évitait les passants, pour ne pas être broyé. Un autre, voyant chanter un coq qui battait des ailes, cherchait à imiter sa voix en se frappant les côtés avec ses bras. Un autre encore se lamentait, dans la persuasion qu'Atlas, fatigué de porter le monde, allait succomber sous son fardeau et nous laisser écraser avec lui (1).

Si les aspects symptomatiques varient selon les individus, la cause de la crainte est aussi différente. Celui-ci redoute, incrimine, prend en grippe ses amis; celui-là, tous les hommes. Tel recherche les ténèbres, tel autre a peur de la lumière. Un grand nombre fuient dans les lieux cachés et sombres, ou voudraient vivre parmi les ruines, dans la solitude. Quelques-uns ont horreur de l'eau, du vin, de l'huile, de tout liquide, semblables à ceux qui ont été mordus par un chien enragé.

____

(1) Plusieurs de ces exemples sont rangés, par Cœlius Aurelianus, dans la manie.

Ces formes multiples dépendent des idées qui occupent l'esprit ; mais, au milieu de la diversité des symptômes, le délire mélancolique offre toujours ces deux caractères communs : la crainte et la tristesse. Tous les lypémaniaques s'affligent sans mesure, et, si on les interroge, ils ne peuvent dire les motifs de leur douleur. Beaucoup ont peur de la mort et d'une foule de choses qui ne devraient leur inspirer aucune appréhension. Plusieurs ont en aversion la vie, et désirent ardemment d'en finir avec elle. D'autres, enfin, contradiction bizarre, redoutent le trépas et l'appellent.

Que, du reste, de la bile noire occupant le principe de l'âme raisonnable, naissent des craintes, des tristesses, des frayeurs de la mort, on ne saurait s'en étonner : en dehors de nous, rien ne nous effraye plus que les ténèbres. Lorsqu'un épais brouillard s'est répandu autour de sa pensée, l'homme est forcément en proie à des craintes continuelles, parce qu'il en emporte avec lui les causes. Il devient pusillanime comme les enfants et les gens sans expérience. Le prisme modifie les couleurs : la bile noire déteint ainsi sur l'âme raisonnable et la remplit d'illusions terrifiantes.

Rufus, qu'Aétius de Sicile fait parler après Galien, ajoute que l'on se figure très-bien l'impossibilité où l'on est d'indiquer pour chaque cas particulier la cause de tous les symptômes. On ignore pourquoi certains malades fuient des choses qui n'ont rien d'horrible, ou en recherchent qui n'ont rien d'agréable ; pourquoi, sans motif apparent, celui-ci craint ses domestiques, celui-là tous les hommes. Il est beaucoup de circonstances, cependant, où un médecin instruit peut concevoir la raison des phénomènes. Un malade se croyait un vase de terre ; pour un autre, son derme ressemblait à des peaux desséchées : sécheresse des humeurs ; l'humeur mélancolique est froide et sèche. Celui qui pensait n'avoir plus de tête ne devait sans doute cette fausse idée qu'à une sensation de légèreté dans cette partie.

Le même auteur, sous forme interrogative, répond par des hypothèses à une série de questions. Des mélancoliques ont de l'appétence pour plusieurs mets : serait-ce que l'ouverture du ventricule est refroidie? On en voit qui sont ivrognes : le froid aurait-il besoin d'être réchauffé? Quelques-uns se tuent : seraient-ils mus par la pensée de se délivrer du plus grand des maux, ou imbus du préjugé barbare qu'il est bon de mourir ?

Pour la science actuelle, la mussitation lypémaniaque reflète un travail intérieur. Remarquant qu'un grand nombre de malades parlent beaucoup, balbutient et ont la voix grêle, Rufus attribue ces symptômes à l'impuissance de la langue, dont les contractions sont soumises au pneuma.

En remontant ainsi à l'origine, on découvrirait aisément la clef de nombreuses énigmes. Échauffée au delà de certaines limites, l'humeur devient noire et se refroidit , pareille aux charbons qui, brillant tant qu'ils brûlent, noircissent dès qu'on éteint la flamme qui les consume. Tel est le rôle du froid relativement à la couleur du sang.

§ VI.

Toutes ces distinctions intéresseraient au plus haut degré le traitement qui, pour Galien , comme pour les praticiens éclairés, consiste à rétablir l'état normal , non-seulement des organes, mais des forces. La mélancolie, sous ce rapport, offre deux espèces, selon que le tempérament est naturellement atrabilaire ou altéré par un mauvais régime. Les malades, en ce dernier cas, sont tristes et indolents. Rendus, au contraire, audacieux et colères par la surabondance de la bile jaune, ils frappent et font des choses indignes ; les paroxysmes se manifestent surtout aux époques où la bile surabonde, et font place ensuite à une tristesse morose et timide.

Les émissions sanguines sont indiquées, d'après Galien, quand le corps entier est rempli de sang mélancolique. Il ne serait pas indispensable de recourir à la phlébotomie si la tête seule était prise, à moins que la gravité de la congestion ne fît de la déplétion sanguine une mesure de prudence ; ce que l'on reconnaîtrait aux signes suivants : teint noirâtre, rugueux, turgescence des veines, génération rapide de la bile, et, parfois, face colorée, vultueuse. L'abstention serait, à plus forte raison, commandée chez les sujets pâles ou épuisés par des travaux excessifs, des veilles et une nourriture insuffisante. La suppression des hémorrhoïdes ou d'une évacuation habituelle, des règles chez la femme ; la saison, l'état de l'atmosphère, le sol, l'âge, sont, en outre, autant de circonstances particulières qu'il convient de bien peser. En ouvrant la veine, on laisse d'ailleurs couler le sang, ou on l'arrête, s'il paraît ou ne paraît pas atrabilaire.

On a donné le nom d'hypochondrie à la forme mélancolique qui provient sympathiquement de l'estomac, et dont les principaux symptômes ont été précédemment décrits. Ceux du début, borborygmes, rapports nidoreux, acides ; nausées, vomissements, douleurs autour des hypochondres, sollicitent spécialement l'attention. Il s'exhale du ventricule, comme en d'autres cas de la tête, des vapeurs, sorte de fumée ou de suie, qui, se portant vers le cerveau, déterminent le trouble des facultés. On y remédie par le ménagement des fonctions digestives.

Galien, dans les mélancolies d'origine cérébrale, dues à des diathèses chaudes, à un échauffement, à une phrénitis, et provoquées par des inquiétudes, des chagrins et de l'insomnie, recommande les bains et une bonne nourriture, qui lui suffisaient dans les cas récents (1). Mais il voulait avant tout que les humeurs nuisibles fussent évacuées par des moyens actifs et variés, surtout dès le principe; car plus on avait laissé le mal s'invétérer, plus la cure devenait difficile.

Une dernière variété, sur laquelle insiste Galien, c'est la lycanthropie, dont les types, assez fréquents alors, sont aujourd'hui exceptionnels. Ceux que tourmente cette mélancolie sortiraient la nuit, au mois de février, imitant dans leurs aboiements et leurs gestes les loups et les chiens, et se cachant jusqu'au jour au milieu des ruines et des tombeaux. Pâles et débiles, ils ont les yeux ternes et enfoncés dans les orbites; leur langue est sèche, aride, et ils devraient une soif vive aux chutes et aux morsures des chiens auxquelles ils sont exposés. On conjurerait les accès par des saignées pratiquées au moment opportun de l'explosion, poussées jusqu'à la syncope et secondées ensuite par un régime fortifiant, des bains simples et une diète lactée. Plus tard viendraient les purgations réitérées, notamment avec la coloquinte, puis la thériaque à la vipère et les autres agents spéciaux conseillés dans la mélancolie. Pour combattre l'insomnie, si pénible dans les accès, Galien recommande enfin de pratiquer le soir des irrigations d'eau fraîche sur la tête, de répandre des odeurs, de graisser les narines avec de l'opium, et d'administrer des potions somnifères.

Galien, nous l'avons dit plus haut, distinguait dans les maladies des fonctions animales trois ordres de symptômes pri-

(1) Tome VIII, p. 193. *De locis affectis*, lib. III, cap. x, et trad. de Daremberg, t. II, p. 570.

mitifs : 1° abolition de l'action ; 2° diminution de l'action ; 3° perversion de l'action. Au premier genre appartiendrait la stupidité, ou l'oubli. Galien dit avoir soigné des malades qui avaient oublié lettres et arts, et jusqu'à leur nom. Tels seraient les faits mentionnés par Thucydide dans la peste d'Athènes. Parmi ceux qui échappèrent au fléau, on en vit qui ne reconnaissaient plus les leurs ; ils s'ignoraient eux-mêmes. Des symptômes analogues apparaissent chez quelques vieillards aux limites de l'âge.

Galien relate cette observation que nous devons mettre en lumière. Mandé près d'un homme qui avait perdu la mémoire, il confesse que son embarras fut grand. Où est le siége de cette faculté? Le même sans doute que celui de l'âme dirigeante? Il savait que, dans un livre, Archigène avait traité des lésions de la mémoire ; il se le procure. Mais Archigène place l'âme dirigeante dans le cœur. Quelle dyscrasie de cet organe produit l'amnésie? et quels remèdes conseille ce médecin? Galien avoue en avoir eu le vertige. Archigène, au début, prescrit la saignée, même répétée, si la faiblesse ne s'y oppose, et il ajoute : « Je crois à propos d'employer les irrigations et les fomentations sur tout le corps, de raser la tête et d'appliquer des ventouses. » Afin d'échauffer la tête, il la recouvrait d'un sinapisme, et, la moutarde enlevée, il saupoudrait la surface avec de la soude brute, et la lotionnait avec de l'eau chaude. Eh quoi ! dit Galien, la mémoire a son siége dans le cœur, et, pour la rétablir, tous les efforts sont dirigés vers la tête ! Quel raisonnement plausible, ô Archigène ! a pu vous persuader de négliger le cœur, si la mémoire est une de ses opérations, et si la perte de la mémoire est l'affection de la fonction elle-même (1) !

(1) *Lib. cit.*, cap. v, et trad. de Daremberg, t. II. p. 548.

D'autres indications se présentent-elles, Galien les consultera avant d'instituer sa thérapeutique.

Un homme affligé de la perte de sa femme, et vivant dans la continence, éprouvait des nausées et du dégoût pour les aliments. Peu à peu, une tristesse poignante s'empara de lui. Rien ne le soulageait. Sur les conseils de Galien, il se livra de nouveau aux plaisirs de l'amour, et fut guéri incontinent (1).

Un autre personnage romain était entre les mains de médecins inhabiles. Ses accès revenaient annuellement. Appelé auprès de lui, Galien reconnut sur-le-champ la nature de sa maladie, à la couleur des excrétions alvines. Évacuant l'humeur mélancolique, il le rendit promptement à la santé. Mais, d'après son avis, on dut recourir aux purgatifs, tous les ans, au printemps et, si besoin était, dans l'automne. Le malade prétendait que son sauveur avait été inspiré par Apollon (2).

§ VII.

Il nous reste à faire connaître les idées de Galien sur deux formes nerveuses très-souvent liées comme effet ou comme cause à l'aliénation mentale : l'épilepsie et l'hystérie. Le chapitre consacré à la première est court (3) ; on cite plus particulièrement du médecin grec une longue consultation sur un jeune malade, où le traitement est exposé dans ses plus minutieux détails (4). Mais le nom de Galien se rattache surtout à la distinction d'une espèce caractérisée par un signe initial des accès, l'*aura*, dont l'épileptique a conscience.

(1) T. VIII, p. 418. *De locis affectis* lib. II, cap. v, et trad. de Daremberg, t. II, p. 688.
(2) T. XVI, p. 456. Com. in Hipp. *De humoribus*, lib. I, § XXVI.
(3) Tome VIII, p. 193, liv. III, ch. XI.
(4) Tome XI, p. 357.

En conséquence, le mal caduc comporterait trois divisions. Suivant son origine encéphalique ou stomacale, il serait idiopathique ou sympathique. L'espèce *aura* aurait été suggérée à Galien par le cas d'un enfant de treize ans pour lequel, étant à Pergame, il fut appelé avec d'autres médecins. Dans l'invasion de l'accès, la perte de connaissance était précédée d'une sensation spéciale, qui, de la jambe, montait à la tête, en traversant la cuisse, la région iliaque, les côtés et le cou. Les crises étaient quotidiennes. Des purgatifs furent d'abord administrés. On posa des ligatures au-dessus du point d'émergence, et, sur ce point, un cataplasme de thapsie et de moutarde. La cure aurait été rapide et décisive.

Dans une circonstance semblable, le patient sentait se dégager en lui une sorte de souffle froid. L'auteur suppose qu'il se passe alors quelque chose d'analogue à l'impression glaciale que détermine le venin des animaux dangereux.

Le fait du grammairien Diodore appartiendrait à la variété sympathique. Une méditation soutenue, trop d'ardeur dans ses leçons, l'abstinence prolongée, une émotion, une colère, suffisaient pour provoquer l'explosion d'un paroxysme. Soupçonnant une lésion à l'orifice de l'estomac, Galien prescrivit un régime particulier, consistant à manger, à dix heures du matin, du pain soigneusement préparé, et à boire, coupé avec de l'eau, du vin blanc légèrement astringent. Le mal guérit. Seulement, si, obligé par ses devoirs, Diodore dépassait l'heure des repas, il lui survenait de légers spasmes. Par précaution, on le purgeait deux ou trois fois par an, avec « le médicament amer à l'aloès », évacuant en vogue sans doute à cette époque (1).

____

(1) Tome VIII, p. 340, lib. V, cap. VI, et t. XI, p. 242.

Galien considère l'épilepsie comme un trouble, ou plutôt comme un envahissement de l'esprit et des sens, avec ou sans convulsions et écume à la bouche au déclin de l'accès. Il la définit encore : une convulsion de tout le corps revenant par intervalles (1).

Dans le traitement, Galien, ainsi que l'a très-bien indiqué M. Delasiauve (2), comptait beaucoup sur les ressources de la nature et de l'hygiène. Prenant en considération expresse les moindres particularités individuelles et étiologiques, il opposait la saignée, en particulier celle des veines crurales, à l'épilepsie cérébrale congestive, les évacuants ou les vermifuges, aux cas présumés dus, soit à un embarras intestinal, soit à la présence des vers. Rompre l'habitude était une de ses préoccupations instantes. Des divers spécifiques, ou regardés comme tels, il préférait l'oxymel scillitique, la rue et la pivoine (3).

Il paraît qu'à Rome, du temps de Galien, le soin des hystériques était à peu près abandonné aux matrones. L'affection, assez fréquente, y revêtait parfois des formes graves. — Parmi les malheureuses qui en sont atteintes, les unes, dit ce médecin, gisent à terre, immobiles, privées de sentiment, sans respiration apparente, le pouls à peine appréciable ou nul ; d'autres, sans perdre ni la connaissance, ni le sentiment, ni le mouvement, éprouvent des suffocations et tombent en faiblesse ; quelques-unes, enfin, ont des spasmes et des contractions des membres (4). — Galien base sur ces diversités des divisions et

---

(1) *Definitiones medicæ.*

(2) *Traité de l'épilepsie,* p. 308.

(3) Tome **XVI**, p. 181, in *Hippocratis librum de humoribus commentarius;* lib. I, § XIX.

(4) Tome **VIII**, p. 414 : *De locis affectis,* lib. **VI**, cap. **v.**

des raisonnements peu propres à répandre une grande lumière sur le sujet.

Comme les accidents, depuis Hippocrate, étaient attribués à l'utérus, l'hystérie était vulgairement connue sous le nom de *suffocation* ou d'*apnée* utérine. Selon Galien, les veuves et les femmes mal réglées seraient plus spécialement exposées à cette affection. Il en serait de même des personnes du sexe fortement constituées, *succi plenæ*, des filles replètes et *viro maturæ*. Une opinion admise sans conteste faisait jouer alors un rôle prépondérant à l'engorgement de l'utérus et des vaisseaux séminifères par le sang menstruel ou le sperme féminin. Le médecin de Pergame, qui adopte ce préjugé, contribua singulièrement à le propager et à le perpétuer. De là les dangers supposés de la continence et les avantages si longtemps reconnus au mariage. Une jeune fille atteinte d'hystérie fut guérie, dit Galien, après s'être mariée, et, devenue veuve, ne se débarrassa de nouvelles attaques que par un second hymen. Il pensait, comme Hippocrate, qu'on ne pouvait trop promptement marier les hystériques. « Si, en effet, elles deviennent enceintes, dit le père de la médecine, elles guérissent (1). » On conçoit, d'ailleurs, que Galien fût, en vertu de ses théories, partisan des émissions sanguines et des bains : il conseillait la saignée, même chez les chlorotiques et les hydropiques.

§ VIII.

Ce bref aperçu des idées en aliénation mentale d'un des plus grands médecins de l'antiquité, de celui dont l'autorité, pendant tant de siècles, prévalut dans les écoles, à l'égal de

(1) *Maladies des jeunes filles.*

celle d'Aristote dans la politique et la science, justifie, à notre gré, cette remarque de M. Andral, que Galien « n'est point un peintre des maladies, à la façon d'Arétée et de Cælius Aurelianus ». Désordonné dans ses descriptions, sans plan nosologique fortement conçu et d'où procèdent des classifications claires et systématiquement rationnelles, on dirait qu'il ne traite les questions qu'à mesure qu'elles se présentent à son esprit. Aussi, soit à propos des causes, des symptômes ou du traitement, nous a-t-il fallu rechercher, çà et là, dans sa vaste encyclopédie tous les matériaux de notre travail.

On ne saurait nier, néanmoins, qu'il n'ait mieux précisé qu'on ne l'avait fait avant lui les problèmes de détail qu'il a étudiés. Mais sa philosophie se complaît dans les sphères de la pathologie générale. C'est ainsi, qu'avec Hippocrate, il fait jouer un rôle considérable à la bile dans le développement de la folie : hypothèse heureusement compensée, en beaucoup de points, par les données plus justes d'une observation, qui, s'étayant d'expériences physiologiques ingénieuses et de faits morbides nombreux, le conduisit à une localisation plus positive des névroses. Le passage suivant peut, à cet égard, être regardé comme une déclaration de principes : « N'allez pas consulter les Dieux pour découvrir, par la divination, l'âme dirigeante, qui apparaît si nettement à toutes les intelligences non perverties, non plus que le principe des nerfs ; mais instruisez-vous sur ces sujets auprès de quelque anatomiste (1). » Non pas, certes, que par là le mystère de l'âme soit éclairci : immatérielle ou non, Galien reste dans le doute. Seulement, le cerveau étant à ses yeux le siége, l'organe de la pensée, il lui suffit que la pensée soit altérée pour qu'il conclue à la lésion de l'organe,

____

(1) Tome VIII, p. 168, lib. III, cap. VII, et trad. de Daremberg, t. II, p. 558.

ou du moins du principe animal qu'il loge et qui préside à ses manifestations fonctionnelles. Là-dessus, les convictions de Galien sont inébranlables.

D'un autre côté, il rapporte à deux ordres principaux de lésions, idiopathique et sympathique, les déviations mentales, qui, passagères ou durables, offrent, comme le délire de la fièvre, des types distincts. Moins embarrassé que nous, qu'un sphinx n'a point éclairés encore, il en explique les physionomies variables par la nature différente des humeurs. De l'influence, judicieusement appréciée, des causes physiques et morales, il tire de sages inductions pratiques. Quant au traitement, Galien établit, avant tout, la nécessité de compter avec la diathèse, c'est-à-dire avec l'état général de la constitution, le tempérament, les idiosyncrasies. Il veut qu'on s'inspire de la marche, de la durée des périodes et de la terminaison des maladies : tous points par lui examinés avec soin. Enfin, la méthode thérapeutique qu'il proclame la meilleure est celle qui s'appuie à la fois sur le raisonnement et l'expérience.

En somme, si chez Galien l'on envisage ses idées générales, ses nombreuses expériences, ses recherches anatomiques et ses appréciations particulières, on peut déclarer sans crainte que cet homme célèbre a ouvert de nouveaux horizons à notre science. On a lieu sans doute de s'étonner, de s'affliger même de la domination absolue qu'il a exercée durant tant de siècles, principalement au moyen âge. Elle fut un bienfait néanmoins. M. Andral l'a dit pertinemment : sans cette autorité magistrale, que fussent devenus l'enseignement et la pratique de la médecine au milieu des ténèbres épaissies à cette époque par la superstition et l'ignorance ?

S'il est même un fait à noter, c'est que, tandis que, de loin en loin, dans les autres branches des connaissances, avaient sailli quelques individualités puissantes, la médecine restait effacée, et que, sauf les chirurgiens Guillaume de Salicet, Lanfranc et Guy de Chauliac, elle n'avait aucun nom marquant à opposer à ceux des saint Anselme, des Abélard, des saint Thomas d'Aquin, des Vincent de Beauvais. Le sceptre appartenait aux Arabes ou, ce qui équivaut, au médecin de Pergame.

C'était alors, en effet, mais sans contre-poids comme dans les civilisations de Rome et d'Athènes, l'heureux règne de la magie et de la sorcellerie. On croyait aux revenants, aux vampires, aux démons. Tout s'expliquait par des causes occultes, surnaturelles. On sait notamment le tribut large et funeste que la pathologie et la thérapeutique mentales payèrent à ces croyances insensées. Galien aida à les tenir en échec dans une certaine mesure. Il fut, au milieu de cette nuit profonde, un phare pour les intelligences obscurcies, et lorsque advint le réveil de la pensée, ses écrits, empreints d'un sentiment positiviste, servirent de point de départ aux savantes investigations d'où sont sortis les progrès modernes. Grande gloire pour Galien ! pour l'humanité, précieux service !

CHAPITRE VI

Partie législative.

Avec Galien se termine, ainsi que nous l'avons annoncé (1), la
première partie de nos études historiques sur l'aliénation mentale dans l'antiquité. Cependant, avant de passer à de nouvelles recherches, il nous a semblé utile de dire un mot de la
législation romaine relative aux aliénés, sujet déjà traité avec
distinction par MM. Legrand du Saulle et Morel. Un grand
nombre de textes du Digeste, du Code et des Instituts de
Justinien contiennent, en effet, des dispositions trop curieuses
pour que nous n'ayons pas le désir et qu'on ne nous sache pas
gré de les rappeler. Ou nous nous trompons fort, ou la lecture
de ces textes, généralement peu connus, jettera un jour inattendu sur la folie chez les anciens. Nous aurons principalement recours à des citations.

Quand la justice intervenait, soit pour nommer un curateur,
soit pour statuer dans toute affaire civile ou criminelle, les
médecins étaient-ils consultés ? Aucun passage dans les au-

(1) Avant-propos.

teurs n'éclaircit, à notre connaissance, ce point obscur de médecine légale. On est autorisé, toutefois, à présumer cet appel
à la science, si l'on considère que les chirurgiens et les sages-
femmes étaient requis, dans des circonstances particulières,
de faire des rapports officiels. Que ces rapports fussent écrits
ou verbaux, la conséquence subsiste.

Comme base fondamentale, la législation romaine reposait,
on le sait, sur la loi des Douze Tables, empruntée en partie
elle-même à la législation grecque. D'où l'on peut inférer
qu'en Grèce, et sans doute ailleurs, des mesures d'ordre public et d'intérêt privé furent prises de bonne heure à l'égard
des insensés.

Voici, en tous cas, un des articles inscrits dans la loi des
Douze Tables, et duquel se sont inspirés tous les grands jurisconsultes de l'Empire : « Si furiosus esse incipit, agnatorum
» gentiliumque in eo pecuniaque ejus potestas esto ». Ainsi,
tout individu atteint de fureur était privé, par la loi des Douze
Tables, dès les premiers temps de la République, de la direction de sa personne et de la gestion de ses affaires. Cet article
ne fut lui-même qu'une traduction de la coutume.

Juridiquement, on divisait les aliénés, à Rome, en *furiosi*,
mente capti ou *dementes*, *fatui*. Les prodigues étaient assi-
milés aux fous.

Vue d'ensemble et dans sa pensée dominante, la législation
romaine sur la folie, indice d'une civilisation avancée, embrassait la situation des malades sous tous ses aspects : société,
famille, individu. Elle les protégeait notamment dans leurs
intérêts.

Séquestration. — La folie déclarée, les aliénés étaient,
comme aujourd'hui, placés sous la surveillance de l'autorité

publique. Riches, on les laissait dans leurs familles, où ils recevaient les soins de leurs esclaves. Une loi sur le divorce renferme à cet égard la clause suivante : « Les biens dotaux
doivent être mis en séquestre, et l'on en prendra une partie
pour fournir à la femme et à ses esclaves les secours suffisants. »

Cette autre disposition est plus formelle encore : « Les enfants
qui négligent de soigner leur père furieux, sont dignes d'être
non-seulement exhérédés, mais soumis aux peines édictées par
les lois. Si un étranger, après les avoir sommés vainement de
soigner leur père, a reçu ce dernier dans sa maison, et lui a
donné les soins que son état exige, il sera son héritier légitime, quand même le furieux aurait testé en faveur de ses
enfants. Les dispositions du testament autres que celles-là
sont cependant valables. » La même rigueur atteignait les parents « qui négligent de soigner leurs enfants furieux... (1) »

Une nouvelle constitution de Justinien s'étend plus longuement sur cette cause d'ingratitude : « Si, l'un desdits parents
étant furieux, ses enfants, quelques-uns d'entre eux, ou à
défaut ses cognats, qui sont appelés ab intestat à son hérédité, ne lui prodiguent pas les secours et les soins convenables, il aura la liberté, s'il guérit de son infirmité, de nommer ingrats, dans son testament, son fils, ses enfants ou ses
cognats qui l'auront abandonné. Mais si quelque étranger,
voyant celui qui est atteint d'une maladie de fureur (*aliquo
furoris morbo*), négligé par ses propres enfants, par ses cognats, ou par ses autres héritiers institués, veut le soigner par
charité, nous lui permettons de faire une interpellation par
écrit à ceux qui sont appelés ab intestat, ou par testament
déjà fait, à l'hérédité du furieux, pour qu'ils se hâtent d'en

____

(1) *Code*, liv. I, tit. IV, loi 28.

prendre soin. Si, après cette interpellation, les héritiers refusent d'y adhérer, et qu'il soit démontré que l'étranger a reçu le furieux dans sa maison, à ses propres frais, et qu'il a pris soin de lui jusqu'à la fin de ses jours, nous ordonnons que, quoique étranger au furieux, il parvienne à sa succession, l'institution de ceux qui, comme indignes, ont ainsi que nous venons de le dire, négligé de lui donner des soins, demeurant annulée. Mais les autres chefs du testament conserveront leur force (1). »

« Si, tous les enfants, ou l'un d'eux, étant furieux, leurs parents ont négligé de les soigner, nous ordonnons, dans ce cas, que tout ce que nous avons décrété plus haut sur les parents furieux soit observé (2). »

Quant aux aliénés pauvres ou dangereux qu'on ne pouvait garder à domicile, un quartier spécial, suivant toute vraisemblance, leur était réservé dans les prisons.

Les présidents, chargés dans les provinces d'assurer la tranquillité publique, avaient entre autres devoirs celui de veiller au sort des aliénés. A Constantinople et à Rome, ces attributions appartenaient au préfet. On a d'Ulpien, qui vivait sous Alexandre Sévère, au livre VII, *Des fonctions du proconsul*, ces deux paragraphes remarquables :

« Les furieux dont les proches ne peuvent pas réprimer les accès, méritent l'attention du président qui, suivant un rescrit de l'empereur Antonin, doit les faire renfermer (*ut carcere contineantur*). » Nettement énoncé dans ce passage, le lieu de la séquestration n'est pas, dans celui ci-après, indiqué d'une manière moins catégorique :

(1) *Novelles,* CXV, ch. II, § 12.
(2) *Novelles,* CXV, ch. IV, § 5.

« Les empereurs Marc-Aurèle et Lucius Verus ont décidé dans un rescrit, par rapport à celui qui est coupable d'un parricide, qu'il fallait examiner si la folie était simulée ou réelle. Il doit être puni dans le premier cas, et renfermé dans le second (*ut si simulasset, plecteretur ; si fureret, in carcere contineretur*) (1).

Les fous dangereux ou homicides étaient donc par la séquestration mis dans l'impuissance de nuire à leurs semblables. Relativement à la question parfois si douteuse de la simulation, les principes à suivre se trouvent admirablement posés dans les termes d'un rescrit des empereurs Marc-Aurèle et Commode, adressé à Scapula Tertyllus : « Si vous voyez clairement qu'Ælius-Priscus était dans un état de fureur continuelle qui le privait de toute sa raison (*in eo furore esse, ut continua mentis alienatione omni intellectu careat*), et qu'il n'y ait point lieu de soupçonner qu'il ait tué sa mère en feignant d'être furieux (*simulatione dementiæ*), vous pouvez lui épargner la punition, puisqu'il est déjà assez puni par son état ; et, cependant, il faut l'observer de plus près, et même, si vous le trouvez à propos, l'enchaîner (*vinculo coercendus*), tant pour le punir, que pour sa propre conservation et la sûreté de ses proches. Mais s'il avait des intervalles de bon sens (*intervallis quibusdam sensu saniore*), comme cela arrive souvent, vous examinerez s'il n'a point commis le crime dans ces moments ; en sorte que sa maladie ne puisse pas lui mériter de grâce. Si vous trouvez que cela soit ainsi, vous nous consulterez, et nous verrons s'il ne mérite point d'être condamné au dernier supplice, attendu l'énormité de son crime, s'il l'a commis dans un moment où il possédait

---

(1) *Dig.*, liv. I, tit. xviii, loi 13.

sa raison. Nous apprenons par vos lettres que le furieux dont il s'agit est d'un état à être gardé par les siens, ou même dans sa propre maison. Vous ferez bien de citer devant vous ceux qui étaient chargés de le garder dans le temps où il a commis son crime et d'examiner la cause de leur négligence. Vous jugerez chacun suivant qu'il y aura plus ou moins de sa faute ; car on donne aux furieux des gardiens, non-seulement pour les empêcher d'attenter sur eux-mêmes, mais aussi pour les mettre hors d'état de nuire aux autres. S'ils font quelque tort, on l'imputera avec raison à la faute de ceux qui les auront gardés avec négligence (1). »

Ainsi, la séquestration s'effectuait, soit au domicile, probablement dans une villa, comme cela est indiqué plus haut ; soit dans les prisons, et peut-être aussi dans des valétudinaires particuliers où l'on admettait des malades.

Le code Justinien renferme néanmoins une inhibition susceptible de prêter à l'équivoque. Elle consiste à interdire toute incarcération dans des prisons privées. Que doit-on entendre par là ? Évidemment il ne saurait s'agir ici ni des villas, ni des valétudinaires. L'article, selon toute probabilité, fait allusion à ces détentions abusives, que nous condamnerions de nos jours, et qui auraient eu pour but d'opprimer le patient en le soustrayant à toute surveillance. Ces prisons clandestines ne sont autorisables en aucun temps. C'est en ce sens que doit, à notre avis, être interprétée la clause que voici :

« Nous défendons absolument à qui que ce soit, tant pour la ville d'Alexandrie et le diocèse d'Égypte, que pour tout autre lieu de notre Empire, de détenir de sa propre autorité quelqu'un, et de le renfermer dans une prison privée située à

____

(1) Macer, *Dig.*, liv. I, tit. XVIII, loi 14.

la ville ou à la campagne (*vel in agris suis, vel ubicunque domi privati carceris exercere custodiam*). Nous chargeons le noble préfet Augustal et tous les gouverneurs de province de l'exécution de cette loi (1). »

L'administration hospitalière prit un développement considérable sous l'Empire. De nombreux établissements de charité s'élevèrent dans toutes les villes. Des donations les enrichirent. Une constitution de Justinien, qui porte la date de son deuxième consulat, nous apprend le nom et la destination de tous ces établissements publics. On appelait *xenodochium*, la maison de secours pour les étrangers; *nosocomium*, l'hôpital pour les malades; *orphanotrophium*, l'asile des orphelins; *ptochotrophium*, la maison des indigents; *gerontocomium*, l'hospice des vieillards, et enfin *brephotrophium*, celui des enfants trouvés. Un traducteur du Code, Tissot, a étendu la signification de ce dernier mot, en l'appliquant également aux insensés. Nous ignorons sur quel texte il appuie cette interprétation.

Les administrateurs de ces maisons hospitalières (*nosocomi, orphanotrophi*, etc.) avaient pour fonction principale d'en surveiller les intérêts et de les représenter dans tous leurs litiges. Ils jouissaient, au commencement du vi^e siècle, eux et leurs établissements, des mêmes priviléges que les ecclésiastiques et les églises. Comment, au milieu de ce luxe de charitables fondations, des asiles ne s'ouvrirent-ils pas pour les aliénés ?

Nul doute qu'alors ces infortunés ne fussent traités avec humanité. On a vu ce que la loi exigeait des parents. Dans les prisons on était sévère pour les gardiens et les geôliers. Le

____

(1) *Code*, liv. IX, tit. v, loi 1, et liv. I, tit. iv, lois 22, 23.

dimanche, faisant amener devant eux les prisonniers, les juges les interrogeaient sur la manière dont on les traitait. On prenait pour eux sur les biens destinés à l'usage des pauvres. Une escorte fidèle devait les conduire aux bains (1). Si l'un d'eux se tuait ou se précipitait d'un lieu élevé, une enquête établissait la responsabilité des employés commis à leur surveillance. D'ailleurs, les prisons, chez les anciens, n'étaient pas seulement destinées à punir, mais à maintenir et à réprimer : « *non ad puniendos, sed ad continendos homines* ».

En tout ceci, les droits de la raison, ceux de l'équité, de l'humanité, de la science, étaient rigoureusement respectés. Il résulte des documents que nous venons de citer que, quand la folie était manifeste, on n'avait garde de rendre les aliénés responsables de leurs actes et, en présence de la liberté morale évanouie, de les traiter comme s'ils eussent été maîtres de ne pas céder à l'impulsion des suggestions morbides.

Nous avons dit les mesures prises quant à la personne des insensés, examinons celles concernant leur responsabilité, leurs intérêts et leur fortune.

RESPONSABILITÉ CRIMINELLE. — On pressent, d'après certaines considérations antécédentes, qu'un malheureux insensé ne pouvait être justement puni pour des méfaits dont il n'avait pas conscience. Le passage suivant est formel sur ce point : « L'homme en démence (*si per furorem aliquis*) qui dans sa fureur aura tué son ascendant, ne sera point puni ; ce qu'ont déclaré les divins frères (Marc-Aurèle et Lucius Verus) à l'égard d'un homme qui, dans l'égarement de la démence, avait tué sa mère ; car il suffit qu'il soit puni par sa fureur même.

____

(1) *Code*, liv. I, tit. IV, loi 10.

Mais il devra être gardé avec plus de soin ou même enchaîné (1). »

RESPONSABILITÉ CIVILE. — Irresponsable au criminel, l'aliéné tombait-il sous le coup de la loi Aquilia exigeant la réparation du dommage causé?

Selon Ulpien, cette loi ne s'appliquait ni à l'enfant, ni au fou, ni au furieux. C'est aussi l'avis de Pégasus : « Car, dit-il, comment peut-on imputer une faute à quelqu'un dont l'esprit est aliéné? » Il compare son cas à celui où les esclaves et les animaux, dont il est question dans le texte « eussent été tués par une bête ou par une tuile ». « Il en est de même, ajoute-t-il, du tort causé par un enfant en bas âge (2). »

Cette loi Aquilia a donné lieu à des interprétations curieuses. Supposons le fait d'un esclave malade qui, frappé légèrement, viendrait à mourir. Labéon pense qu'elle lui serait applicable parce qu'un coup non mortel pour un homme en santé, peut l'être pour un malade. Celse établit une distinction entre les cas où l'esclave aurait été tué et ceux où il aurait été mis seulement en danger de perdre la vie. Cette dernière condition, exclusive des prescriptions de la loi Aquilia, n'impliquerait qu'une action expositive du fait, comme si, par exemple, on administrait, par mégarde, du poison pour une médecine ou qu'on mît une épée entre les mains d'un furieux. Autre est d'être coupable de la mort de quelqu'un ou d'en avoir été l'occasion (3).

L'irresponsabilité des insensés apparaît encore sous des aspects particuliers dans ces deux articles :

(1) Modestus, *Dig.*, liv. XLVIII, tit. IX, loi 9, § 2.
(2) *Dig.*, liv. IX, tit. II, loi 5, § 2.
(3) Tit. II, loi 7, §§ 5 et 6.

« Un juge ou un arbitre ne peuvent pas prononcer de jugement contre un furieux (1). »

« L'édit du préteur exige si scrupuleusement l'intention
frauduleuse dans le débiteur qui se cache, qu'on a décidé avec
raison qu'un furieux ne peut pas être exposé à la vente de ses
biens pour cause de s'être soustrait à la poursuite de ses créanciers ; parce qu'un homme qui n'est pas à lui ne peut point
se cacher (*quia non se occultat, qui suus non est*) (2). »

CURATELLE. — Nous avons parlé de la protection toute spéciale accordée aux aliénés par la loi romaine, du soin avec
lequel elle sauvegardait leurs intérêts. Les dispositions concernant leur curatelle en fournissent une preuve évidente,
non la seule. Ulpien rappelle en ces mots, sur ce sujet, le passage qui reste de la loi des Douze Tables : « *Lex Duodecim*
» *Tabularum furiosum itemque prodigum cui bonis inter-*
» *dictum est in curatione jubet esse agnatorum.* »

D'autre part, les *Instituts* de Justinien s'expriment ainsi :
« Les furieux et les prodigues, bien que majeurs de vingt-cinq
ans, sont placés par la loi des Douze Tables sous la curatelle de
leurs agnats. Mais ordinairement, à Rome, le préfet de la ville
ou les préteurs, et dans les provinces les présidents leur nom-
ment des curateurs sur enquête (3). »

Bien que la loi des Douze Tables défère à quelqu'un la curatelle d'un insensé ou d'un interdit, souvent, observe Gaius, le
préteur la donne à un autre. C'est « lorsque le curateur nommé
par la loi ne paraît pas propre à la curatelle » (4).

(1) *Dig.*, liv. XLII, tit. i, loi 9.
(2) *Dig.*, liv. XLII, tit. iv, loi 7, § 9.
(3) *Inst.*, liv. I, tit. xxii, loi 2.
(4) *Dig.*, liv. XXVII, tit. x, loi 13.

D'après Tryphoninus, si, par testament, un père désigne un curateur à son fils aliéné (*furioso puberi*), quoique majeur de vingt-cinq ans, « le préteur doit le nommer et suivre en cela la volonté du père : car, d'après un rescrit de l'empereur Marc, c'est toujours au préteur à donner ces sortes de curateurs » (1).

Une foule de circonstances pouvant se présenter, le législateur avait cherché à les prévoir :

« Les pupilles, garçons ou filles, ayant un tuteur, et qui tombent dans la démence (*qui furere cœperint*), demeurent soumis à la tutelle. Cette opinion, professée par Quintus, a été adoptée par Julien, et consacrée par notre usage. Ainsi, si ces pupilles ont des tuteurs, leur maladie ne les oblige pas à recevoir des curateurs; et, s'ils n'en ont point, rien n'empêche qu'on leur en donne ; parce que la disposition de la loi des Douze Tables, qui veut qu'on donne des curateurs à ceux qui sont en démence, n'a point en vue les pupilles de l'un ou de l'autre sexe (2). »

Les mots *furiosus* et *demens* sont employés indistinctement dans le paragraphe qui complète le précédent :

« Puisque nous ne connaissons pas de curatelle légitime pour les personnes des pupilles, j'ai pensé que, quand un homme en démence (*furiosus*) serait au-dessous de vingt-cinq ans, il ne fallait pas lui donner un curateur comme à un fou (*furioso*), mais seulement comme à un mineur, de même que s'il n'avait contre lui que la faiblesse de l'âge. C'est ce qui fait qu'on dit, en général, que, lorsque quelqu'un peut recevoir un tuteur ou un curateur à cause de son âge, il n'est pas nécessaire de lui donner un curateur pour sa folie (*non esse necesse quasi dementi quæri curatorem*).

(1) *Loc. cit.*, loi 16.
(2) Ulpien, *Dig.*, liv. XXVI, tit. I, loi 3.

Un rescrit de l'empereur Antonin confirme ce sentiment ; parce qu'alors il s'agit plutôt de pourvoir pour un temps à la faiblesse de l'âge qu'à l'état de folie (*cum magis ætati, quàm dementiæ tantisper sit consulendum*) (1).

Il y a des folies périodiques, d'autres sujettes à des intermittences plus ou moins dessinées. La jurisprudence romaine éprouvait, en ces cas, des incertitudes qui sont loin d'être entièrement levées de nos jours. Seulement les notions qu'on avait alors sur les dérangements de l'esprit étant plus fragiles, elle avait moins de scrupules. Ne révoquant guère en doute la réalité des intervalles lucides, elle avait établi comme principe que la curatelle cessait pendant ces suspensions pour recommencer au retour de la fureur. Justinien fixe ainsi ce point de droit litigieux :

« Il arrive que, parmi les furieux, les uns ne sont pas abandonnés un seul instant par la maladie, tandis qu'elle laisse à d'autres quelque relâche et des intervalles lucides à certaines époques. Parmi ces derniers, il existe même une grande différence, provenant de ce que, courts chez les uns, ces intervalles sont plus longs chez les autres. Sur ce point les anciens se demandaient, perplexes, si le curateur cessait d'être tel par l'effet du recouvrement temporaire de la raison, ou si, en conséquence d'une nouvelle invasion de la fureur, il était de droit réintégré dans ses fonctions. C'est pourquoi, voulant éclaircir ce doute, et considérant combien il est difficile, sinon même impossible de connaître, à l'égard des furieux, s'ils auront un long ou un court intervalle lucide, attendu que plusieurs restent longtemps dans cet état équivoque, et que même chez quelques-uns la fureur paraît presque guérie, nous or-

____

(1) *Loco cit.*, § 1.

donnons que le curateur ne cesse point d'être tel par l'effet de ces intervalles, mais qu'il demeure curateur pendant toute la vie du furieux, cette maladie étant presque toujours incurable. »

A cette prescription se joint, toutefois, une réserve, qui en modifie la rigueur : c'est « que, pendant les intervalles parfaitement lucides (*per intervalla quæ perfectissima sunt*), le curateur suspende ses fonctions, et que le furieux puisse accepter une hérédité et faire toutes les affaires qu'un homme de bon sens peut faire (*quæ sanis hominibus competunt*). Que si d'aventure, étant prêt à conclure une affaire, la fureur vient tout à coup à le reprendre, le curateur doit intervenir dans le contrat et dans toutes les affaires du furieux qui auront lieu pendant le temps qu'il sera dominé par la maladie. Nous avons décrété ces dispositions, afin que le curateur ne cesse pas si fréquemment d'être tel, pour être peu de temps après nommé de nouveau; ce qui serait ridicule » (1).

Cependant, comme le fou, revenu à la santé, pourrait être lui-même nommé tuteur ou curateur, n'était-il pas nécessaire de lui réserver, à cet égard, tous ses droits ? On lit, en effet, dans les *Instituts* :

« Le fou (*furiosus*) ou le mineur de vingt-cinq ans, nommé tuteur par testament, prendra la tutelle quand il sera sain d'esprit (*compos mentis*) ou majeur de vingt-cinq ans (2). »

Tout aliéné ayant son père demeurait sous sa puissance :

« Certainement le furieux devant rester perpétuellement sous la puissance de son père, ne peut avoir de curateur, parce que les soins paternels suffisent pour l'administration des biens

(1) *Code*, liv. V, tit. LXX, loi 6.
(2) *Inst.*, liv. I, tit. XIV, § 2.

composant son pécule *castrense* (1) ou provenant d'autre source ; qu'ils lui soient échus avant ou depuis sa fureur, ou enfin qu'il n'en ait que la nue propriété ; car quelle personne étrangère pourrait porter plus d'intérêt au furieux que son père » (2) ?

En cela, d'ailleurs, le législateur ne faisait que se conformer à l'esprit du droit romain, qui assurait au père la même autorité absolue sur ses enfants que sur ses esclaves : Ses droits s'étendaient sur leurs personnes comme sur leurs biens. « Les enfants nés en légitime mariage sont sous la puissance de leur père (3). »

« Un père furieux, écrit Ulpien, n'en a pas moins ses enfants sous sa puissance. Il en est de même de tous ses parents, qui ont droit de puissance paternelle : car, cette puissance ayant été introduite par la coutume, on ne peut la perdre que quand les enfants en sont sortis de la manière ordinaire. Jusque-là on la conserve. Ainsi un père furieux a sous sa puissance non-seulement les enfants nés avant la fureur, mais même ceux qui, étant conçus avant, sont nés dans le temps de la fureur. Mais si une femme conçoit pendant la fureur de son mari, l'enfant sera-t-il sous la puissance de son père ? Il doit y être, parce que, quoiqu'un furieux ne puisse pas se marier, le mariage qu'il a contracté est toujours valable. Ainsi, si c'est la femme qui est en fureur, l'enfant qu'elle a conçu avant la fureur, celui même que, pendant sa fureur, elle a conçu de son mari, qui n'était pas furieux, est sous la puissance de son père ; parce que le mariage subsiste. L'enfant conçu de parents qui sont tous deux furieux, est aussi sous la puissance de son père. On présume

____

(1) Amassé à l'armée.
(2) *Code*, liv. V, tit. LXX, loi 7.
(3) *Dig.*, liv. I, tit. VI, loi 3, et *Inst.*, liv. I, tit. X.

qu'il reste au furieux quelque volonté ; et, puisque le mariage ne doit pas être dissous lorsque l'un des conjoints est furieux, il subsiste aussi lorsqu'ils le sont tous les deux.

« Il est certain qu'un père furieux conserve la puissance paternelle, que tout ce que son fils acquiert lui appartient (1). »

D'autres textes du *Digeste* prouvent que la folie n'empêche point d'être appelé à une tutelle, à moins que l'entrée en fonctions ne soit pressante, cas auquel, par impuissance de l'exercer, le furieux en est forcément déchu :

« Si l'on donne un furieux pour tuteur, il sera censé autorisé, sous cette condition, quand il sera revenu dans son bon sens (2).

» Il y a plusieurs sénatus-consultes qui ordonnent que les tuteurs furieux, muets ou sourds, soient remplacés par d'autres (3). »

Le père étant le tuteur-né de son fils aliéné, y a-t-il la même convenance de droit ou de devoir de ce dernier envers l'auteur de ses jours ? Si, en logique abstraite, l'affection semble, égale, motiver une réciproque prérogative, on conçoit, néanmoins, entre les situations, des différences sur lesquelles puisse s'exercer la controverse. La tendresse, comme on dit, ne remonte pas, et il n'est point rare que des rivalités d'intérêts fassent échec au sentiment filial.

« Autrefois, en effet, on ne voulait pas, dit Ulpien, accorder au fils la curatelle de son père interdit pour cause de dissipation. Mais il y a un rescrit de l'empereur Antonin le Pieux, qui ordonne de préférer le fils pour être curateur de son père

(1) Ulpien, *Dig.*, liv. I, tit. vi, loi 8.
(2) Paul, *Dig.*, liv. XXVI, tit. i, loi 11.
(3) *Loc. cit.*, loi 17.

insensé (*patre furioso*), si ce fils est aussi honnête homme que les autres curateurs qu'on pourrait prendre (1). »

Ce droit conféré au fils, la législation l'en investissait également à l'égard de sa mère, même à l'exclusion du père, un mari ne pouvant être le tuteur de sa femme :

« La curatelle d'une mère insensée (*furiosæ matris curatio*) doit être déférée à son fils : car l'amour filial doit être le même pour le père et pour la mère, quoiqu'ils n'aient point tous deux le même degré de puissance sur leurs enfants (2). »

« On ne doit pas nommer le mari pour curateur de sa femme devenue insensée (*uxori mente captæ*) (3). »

Avant de nommer un curateur, une enquête était nécessaire pour savoir si réellement il y avait folie d'un côté, et de l'autre garanties suffisantes. La tutelle comme la curatelle était une fonction civile.

« Le préteur doit avoir attention à ne point donner un curateur à quelqu'un témérairement et sans connaissance de cause : car il y a des gens qui affectent d'être fous ou insensés (*quoniam plerique vel furorem vel dementiam fingunt*) pour se débarrasser de toutes les charges civiles en recevant un curateur (4). » Cette raison est assez étrange.

Le curateur avait des devoirs onéreux à remplir :

« Le curateur d'un insensé doit avoir soin non-seulement de ses biens, mais encore de sa personne et de sa conservation (*non solum patrimonium, sed et corpus ac salus furiosi*) (5). »

---

(1) Ulpien, *Dig.*, liv. XXVII, tit. x, loi 1, § 1.
(2) Ulpien, *loc. cit.*, loi 4.
(3) Papinien, *Dig.*, liv. XXVII, tit. x, loi 14.
(4) Ulpien, *loc. cit.*, loi 6.
(5) Julien, *loc. cit.*, loi 7.

Voulant réduire les obligations qui entravaient la nomination des curateurs, Justinien promulgua cette déclaration :

« Les anciens avaient environné la nomination du curateur du furieux de beaucoup d'entraves. La manière de fournir caution variait selon les choses et les personnes ; on restait en outre indécis sur la question de savoir si tout curateur était tenu de fournir la même caution. Il nous a paru nécessaire pour l'utilité du genre humain de détruire ces subtilités et d'éclaircir ces doutes. C'est ce que nous avons fait en leur substituant des formalités simples et lumineuses.

» Nous parlerons d'abord de la nomination du curateur des furieux de l'un et de l'autre sexe. Nous passerons ensuite aux autres difficultés, que nous résoudrons d'une manière invariable.

» Si le père a, dans l'acte de sa dernière volonté, donné un curateur à son fils furieux ou à sa fille furieuse, nous ordonnons, soit qu'il ait institué héritier ou exhérédé le furieux ou la furieuse, que le curateur soit chargé, sans autres formalités, de l'administration, parce que le choix du père dispense de la caution. Cependant, avant de s'immiscer dans l'administration, il faut qu'il se présente, s'il réside dans cette capitale, devant le préfet de la ville, et s'il réside dans les provinces, devant le président, où il déclarera, en présence de l'évêque du lieu et de trois primats (*præsente etiam tàm viro religiosissimo locorum antistite, quàm tribus primatibus*), les mains sur les saints évangiles, qu'il administrera les affaires conformément aux intérêts du furieux confié à ses soins, qu'il n'omettra rien de ce qu'il lui croira utile, et qu'il ne fera non plus rien de ce qu'il croira lui être inutile. Il doit conster de ce serment par des actes rédigés à cet effet.

» Malgré le serment exigé de tous les curateurs, ils ne sont pas exempts de rendre des comptes. Ainsi des tuteurs.

» Qu'il soit fait, avant qu'il (le curateur de l'aliéné) s'immisce dans l'administration, un inventaire des biens du furieux, avec toute l'exactitude possible, et qu'ensuite il administre comme il jugera le meilleur. Mais, à l'exemple des tuteurs et des curateurs des mineurs, ses propres biens sont hypothéqués à ceux du furieux (1). »

Paul dit que l'insensé a un privilége sur les biens de son curateur (2) :

« Si le père n'ayant pas fait de testament, un agnat se trouve appelé par la loi pour servir de curateur au furieux, ou si, à défaut d'agnats, du moins capables, un curateur a été nommé par le juge, la nomination se fera dans cette capitale, avec les formalités énoncées ci-dessus, devant le préfet de la ville. Si le furieux est noble, le sénat étant convoqué à ce sujet, il sera nommé sur informations un curateur d'une réputation et d'une probité reconnues. Si le furieux n'est pas noble, que la nomination se fasse sous la seule présidence du préfet de la ville. Si le curateur a assez de fortune pour répondre de son administration, que, pour administrer, on n'exige de lui aucune caution. Si sa fortune, au contraire, n'est pas suffisante, qu'il soit tenu de fournir, autant qu'il lui sera possible, une caution convenable. Dans tous les cas, on doit exiger le serment sur les saints évangiles, etc.

» S'il arrive que le curateur du furieux, nommé conformément aux dispositions de la présente loi, prédécède, on lui nommera un remplaçant, en se conformant, à l'égard de cette nomination, aux dispositions contenues dans la

____

(1) *Code*, liv. V, tit. LXX, loi 7, §§ 4 et 5.
(2) *Dig.*, liv. XXVII, tit. X, loi 15, § 1.

présente. S'il est éloigné comme suspect, on en subrogera encore un autre. Cela a déjà été ordonné par les anciennes lois.

» Cette nouvelle loi, relative à la nomination du curateur des furieux, ne s'appliquera qu'aux cas futurs. Que ceux nommés avant sa publication ne soient point éloignés, par cela seul qu'ils n'ont pas été nommés conformément aux dispositions qu'elle contient ; qu'il ne leur soit rien imposé de nouveau, et qu'ils soient, quant à ce qui concerne seulement leur nomination, régis par le droit ancien. Eu égard à la caution que les anciens avaient établie au sujet des successions qui parviennent aux furieux, elle est abolie (1). »

« Par la loi des Douze Tables, on interdit un prodigue de l'administration de ses biens. Cette disposition était déjà introduite par la coutume. Aujourd'hui les préteurs ou les présidents qui rencontrent de ces sortes de gens, qui, ne connaissant point les bornes de leur dépense, jettent leurs biens avec profusion et les perdent en dissipations, sont dans l'usage de leur nommer un curateur, comme ils le font pour des insensés (*exemplo furiosi*). Les uns et les autres restent dans cette curatelle jusqu'à ce que l'aliéné ait recouvré son bon sens, et que le prodigue soit capable de se conduire sagement. Lorsque cela arrive, ils cessent de plein droit (*ipso jure*) d'être sous la puissance des curateurs (2). »

Un jugement était-il nécessaire pour lever la curatelle ? Des passages qui précèdent et du silence de la loi, on pourrait inférer la négative, bien qu'il soit difficile d'admettre qu'un peuple aussi clairvoyant que le peuple romain n'ait point senti la convenance de cette formalité.

(1) *Code*, liv. V, tit. LXX, loi 7, § 6, 10, 11.
(2) *Dig.*, liv. XXVII, tit. X, loi 1.

Relativement aux prodigues, l'état mental particulier qui les caractérise a été bien saisi par l'empereur Antonin.

L'empereur Antonin a répondu favorablement à la requête d'une mère qui lui demandait qu'on soumît à une curatelle ses enfants dissipateurs. Voici les termes dont se sert l'empereur : « Ce n'est pas la première fois qu'on voit des gens, qui, par leurs discours, paraissent d'un très-bon sens (*etsi mentis suæ videbuntur ex sermonibus compotes esse*), dissiper leurs biens, de manière qu'ils tomberaient dans l'indigence si l'on ne venait à leur secours. Ainsi il faudra prendre quelqu'un qui les assiste de ses conseils; car il est juste que nous veillions sur ceux qui, au moins quant à leurs biens, font une fin assez semblable à celle des fous (*qui quod ab bona ipsorum pertinet furiosum facient exitum*) (1). »

Un curateur, sans avoir fourni la caution légalement exigée, peut néanmoins avoir, en observant les formalités requises, aliéné quelques-uns des biens de l'insensé. En pareil cas, les héritiers ont-ils droit d'inquiéter les possesseurs ? « Ceux-ci, dit la loi, opposeront que la chose a été aliénée par le curateur, ceux-là que le curateur n'a point donné de caution, conformément au décret qui l'avait ordonné. Mais si le prix de la vente a été consacré à désintéresser les créanciers de l'insensé, les possesseurs ont, dans cet emploi avantageux, un argument valable contre les héritiers (2). »

Autre éventualité : le proconsul, soit pour défaut de caution, ou gestion mauvaise, remplace le curateur d'un insensé (*dementis curatorem*). Le nouveau curateur, sans avoir lui-même donné caution, intente contre son prédécesseur l'action de la gestion des affaires. Il devient, à son tour, l'objet d'une sem-

(1) Ulpien, *Dig.*, liv. XXVI, tit. v, loi 12, § 2.
(2) Julien, *Dig.*, liv. XXVII, tit. x, loi 7, §§ 1, 2, 3.

blable poursuite de la part des héritiers et excipe du jugement rendu d'abord en sa faveur. Les héritiers peuvent répliquer que lorsqu'il a agi contre celui à qui il avait été substitué, il n'avait point donné caution. La solution tient ici aux circonstances. « C'est cependant au juge à décider si cette réplique opposée au curateur doit avoir son effet. Car si le second curateur a employé, pour le bien de l'insensé, l'argent qu'il a touché du premier curateur qu'il a fait condamner, il peut opposer à la réplique des héritiers une objection tirée de leur mauvaise foi (*doli triplicatio obstabit*). »

Le cas suivant présente une sorte d'énigme. Il met, en effet, le lecteur en face de deux curateurs, semblant avoir des droits égaux : « On a demandé, dit Julien, si l'on pouvait payer valablement à l'un des curateurs de l'insensé, et si l'aliénation faite par un seul d'entre eux serait valable? J'ai répondu qu'on pouvait payer valablement à l'un d'eux, et que celui qui aurait acheté de l'un ou de l'autre, avec toutes les formalités requises, un fonds pourrait le prescrire. Car le payement de la vente, la délivrance sont des choses de fait plutôt que de droit. C'est ce qui fait qu'il suffit de l'intervention d'un seul des curateurs, parce que l'autre est censé être du même avis. Si, présent, il s'oppose au payement ou à la vente, le débiteur ne sera point libéré, et l'acheteur ne sera pas dans le cas de prescrire (1). »

Il se peut qu'un curateur livre sa propre chose comme appartenant à l'insensé : « Alors, dit Ulpien, la tradition transfère le domaine. Mais s'il livre comme sienne une chose appartenant à l'insensé, il n'en transfère pas le domaine, parce que ce n'est pas comme administrateur des biens de l'insensé qu'il a fait cette tradition (2). »

(1) *Loc. cit.*, § 3.
(2) *Loc. cit.*, loi 10, § 1.

Paul ajoute que « le gage donné par le curateur est valable si le bien de l'insensé (*furiosi*) a motivé cette concession » (1).

Selon Marcellus, « le proche parent ou tout autre curateur d'un insensé (*furiosi*) ne peut point mettre une chose appartenant à l'insensé hors du commerce, en la consacrant à la religion : car le proche parent curateur d'un insensé n'a pas un pouvoir absolu d'aliéner les biens de son pupille; il ne le peut faire qu'autant qu'une sage administration l'exige » (2).

Gaius expose que, par la même raison, le curateur d'un insensé ne peut accorder la liberté à ses esclaves, « parce que ceci passe les bornes de l'administration; car la délivrance qu'il fait des biens de l'insensé (*furiosi*) n'opère véritablement la translation du domaine, qu'autant qu'il aura fait cette tradition en conséquence de son administration. En sorte que, s'il aliène les biens de l'insensé dans l'esprit de faire une donation, la tradition n'aura aucun effet, à moins que le juge, en connaissance de cause, n'y trouve un grand avantage pour l'insensé et ne permette au curateur de faire cette tradition » (3).

Pomponius rappelle également ce texte : « Le curateur donné à un furieux ne peut pas affranchir l'esclave du furieux (4). »

Une grande différence d'ailleurs existe, au dire d'Hermogénien, entre un curateur aux biens vacants ou d'un enfant non encore né et celui d'un fou, d'un pupille ou d'un prodigue. « Ces derniers ont une véritable administration ; les premiers n'ont que le droit de conserver et de vendre les effets que le temps pourrait détériorer (5). »

(1) *Loc. cit.*, loi 11.
(2) *Loc. cit.*, loi 12.
(3) *Loc. cit.*, loi 17.
(4) Liv. XL, tit. ix, loi 22.
(5) Liv. XXVI, tit. vii, loi 48.

« On peut renvoyer comme suspect, non-seulement le curateur d'un mineur, mais encore le curateur d'un fou, ou d'un
homme interdit pour cause de prodigalité (1). »

Sous la loi romaine, on pouvait conserver ses droits sans être
capable de les exercer. Ulpien suppose la folie d'un préteur ou
d'un président. Cette maladie, dit l'auteur, ne le dépouillerait
pas de sa magistrature, mais elle mettrait obstacle à ses fonctions, et « la nomination, qu'en cet état il pourrait faire d'un
tuteur serait nulle (2) ».

MARIAGE. — Envisagé sous d'autres aspects que chez nous,
réglé par des conditions un peu différentes, le mariage, au
point de vue de la folie, devait nécessiter juridiquement des
mesures correspondantes, dont plusieurs sont tombées en désuétude ou ont subi dans l'application de sérieuses modifications.
Le lien conjugal n'avait pas seulement pour fin le devoir envers les enfants, sur lesquels, au contraire, le père avait autorité absolue. Il avait surtout en vue le bonheur des époux. De
là la possibilité de le dissoudre, d'après des formalités déterminées, lorsque, par le défaut d'entente des conjoints, les
désordres du mari ou de la femme, des maladies incurables ou
quelque indignité légale, la vie commune devenait impossible
ou à charge. Entre les époux, d'ailleurs, les droits n'étaient
pas égaux. La part du lion revenait au sexe le plus fort. Ces
particularités ont naturellement exercé leur influence, en
cas de trouble mental, sur le sort de ceux que le mariage,
espèce de contrat privé, avait unis.

Aux termes des lois romaines, ce n'était pas la cohabitation,

(1) Liv. XXVI, tit. x, loi 3, § 2.
(2) Liv. XXVI, tit. v, loi 8.

mais le consentement qui faisait le mariage (1). « *Nuptias non*
» *concubitus, sed consensus facit* (2) », dit Ulpien. L'accord
des parties n'était pas seulement nécessaire, il fallait, de plus,
que les contractants fussent citoyens romains, ayant la puberté,
que le père donnât son assentiment, s'ils étaient sous sa puissance, et qu'enfin ne s'élevât aucun empêchement dirimant.
Le mariage (« *maris et feminæ conjunctio, consortium omnis*
» *vitæ, divini et humani juris communicatio* ») (3) faisait re-
jaillir sur la femme tous les honneurs, dignités et priviléges
du mari.

Pour remplir ce but, le mariage devait être exempt de violence, de toute crainte, non entaché d'erreur à l'égard de la
personne et de sa condition légitime, en un mot, conforme à
l'équité des lois et à la bienséance « *justæ nuptiæ sunt* » (4).
Cette jurisprudence nous paraît sensée. Ne serait-ce pas outrer
le respect du lien conjugal, comme cela a lieu en certains
pays, que de refuser, par exemple, le bénéfice de sa rupture à
une pauvre femme qui, croyant s'allier à un honnête homme,
aurait épousé le plus criminel des forçats libérés, pourvu que
ce scélérat fût bien l'individu désigné par ses nom et pré-
noms?

Le refus du père n'était pas sans appel; au besoin, le magistrat intervenait pour en apprécier les motifs, et, s'il ne les
jugeait pas valables, pour forcer sa résistance. Toutefois, à
moins d'être mineur, on pouvait, émancipé, se passer du consentement paternel, également non indispensable pour le fils
libéré de la puissance paternelle et *sui juris*.

(1) *Dig.*, liv. L, tit. xvii, loi 30.
(2) *Dig.*, liv. XXXV, tit. i, loi 15.
(3) *Inst.*, liv. I, tit. x. *Dig.*, liv. 23, tit. ii, loi 1, 2, 4, 5, 14, §§ 2, 42.
(4) *Inst.*, liv. I, tit. x.

A défaut du père frappé d'incapacité ou de fureur, les fiancés étaient obligés d'obtenir l'aveu de son curateur et de son plus proche parent. L'aïeul alors entrait, sans doute, en première ligne : « **Si**, l'aïeul étant furieux, le petit-fils veut se se marier, il doit assurément avoir le consentement de son père ; il prendra celui de son aïeul, si c'est son père qui est furieux (1). »

Ces questions, très-controversées au point de vue de la puissance paternelle, ont été résolues par Justinien dans les termes suivants : « **Les noces sont justes** quand des citoyens romains s'unissent selon les lois, hommes pubères, femmes nubiles, chefs ou fils de famille, pourvu que, dans ce dernier cas, ils aient, d'accord avec la raison et les prescriptions légales, l'autorisation de ceux sous lesquels ils sont en puissance. Or, celle du père devant précéder, on s'est demandé si le fils ou la fille d'un fou pouvaient se marier. Et comme, à l'égard du fils, les opinions étaient partagées, est intervenue *notre décision, qui permet au fils d'un fou, aussi bien qu'à sa sœur, de contracter mariage sans l'intervention du père, d'après le mode indiqué par notre constitution.* » (2) Les formalités consistaient à faire, « en présence du curateur et des parents les plus proches, agréer la personne, régler la dot et la donation nuptiale par le préfet de la ville, à Constantinople, par le président ou les évêques de la cité dans les provinces. » (3)

A propos du même point litigieux, Ulpien mentionne une constitution de l'empereur Marc, qui ne parle point du furieux, mais généralement des fils de celui qui a perdu la raison (*quæ constitutio de furioso non loquitur, sed generaliter de*

______

(1) *Dig.*, liv. XXIII, tit. II, loi 9.

(2) *Inst.*, liv. I, tit. X.

(3) Code, liv. V, tit. IV, loi 25.

filiis mente capti). Elle porte que fils ou filles peuvent contracter mariage sans l'autorisation du prince. La prétérition du mot *furieux* a soulevé néanmoins un autre doute : « *Si hoc* » *quod demente capto constitutio induxit, etiam in furiosis* » *obtinendum sit* ». Dans le but de dissiper cette incertitude, le code Justinien renferme des explications en partie confirmatives des données précédentes :

« Nous ordonnons que ce qui paraît manquer à la constitution de l'empereur Marc soit suppléé par les dispositions suivantes : c'est-à-dire que les enfants, quel que soit leur sexe, non-seulement de celui qui a perdu la raison, mais encore du furieux (*non solum dementis, sed etiam furiosi liberi*) puissent contracter un mariage légitime et que la dot ou la donation *ante nuptias* puisse être fournie par leur curateur. La dot ou la donation *ante nuptias* doit être cependant fixée, dans cette royale ville, d'après l'estimation de l'excellentissime préfet ; et, dans les provinces, d'après celle des nobles présidents qui les administrent ou des évêques des lieux. A l'égard de la fixation de la dot ou de la donation *ante nuptias*, on doit avoir égard tant à la qualité de la personne qu'à ce qu'exige la nature de la dot ou de la donation. A cette opération doivent être présents les curateurs du furieux ou de celui qui a perdu la raison (*præsentibus tam curatoribus dementis vel furiosi*), ainsi que les principaux de leur famille. On doit faire en sorte cependant qu'il ne naisse de cette cause aucun dommage aux biens du furieux ou de celui qui a perdu la raison (*jactura substantiæ furiosi vel mente capti*), et que cette opération se fasse gratuitement, afin que ces personnes, déjà assez malheureuses, ne soient pas encore obligées de supporter des dépenses à ce sujet (1). »

(1) *Cod.*, liv. V, tit. IV, loi 25.

Entre autres obstacles, indépendamment de la parenté à divers degrés, figurait la folie, incompatible avec la plénitude de la liberté morale voulue par la loi (*furor contrahi matrimonium non sinit, quia consensu opus est*) (1). Non qu'elle brisât des liens antérieurement formés, ceux-ci ne pouvant être rompus sans cause légitime. Les mêmes règles s'appliquaient aux fiançailles : « Il est certain que la fureur (*furor*) est un empêchement aux fiançailles (*sponsalibus*) ; mais, si elle ne survient qu'après, elle ne les dissout pas (2). »

Chez les Romains, il y avait deux moyens de rompre le mariage : la répudiation et le divorce. Celui-ci était prononcé sur demande par les tribunaux. L'autre était la faculté qu'avait l'homme de renvoyer sa femme ou de renoncer à sa fiancée, dans des cas déterminés. La femme aussi pouvait délaisser son mari. L'acception des termes n'était pas d'ailleurs si délimitée qu'elle défiât toute synonymie. Dans le *Digeste*, par exemple, le divorce est défini la répudiation et la séparation des époux, et la répudiation s'entend de la renonciation aux fiançailles, même du divorce (*divortium est repudium et separatio maritorum ; repudium est renuntiatio sponsalium, vel etiam est divortium*) (3).

Nous n'avons en France que la séparation de corps. Comme, d'ailleurs, le mariage crée la solidarité de l'assistance dans l'infortune, les infirmités et la maladie, l'aliénation mentale ne saurait motiver la poursuite de cette application juridique. A Rome, où l'union conjugale avait un caractère presque privé et où, simple cérémonie, la consécration religieuse ne lui imprima que longtemps après Justinien le sceau du sacrement, les lois

(1) *Dig.*, liv. XXIII, tit. II, loi 16, § 2.
(2) *Dig.*, liv. XXIII, tit. I, loi 8.
(3) *Dig.*, liv. L, tit. XVI, loi 101, § I, et loi 191.

accordaient plus de latitude aux convenances froissées, aux intérêts en souffrance. Ainsi, il y avait des cas où le conjoint sain d'esprit pouvait demander le divorce. Quels étaient-ils ? Des luttes vives s'établirent là-dessus entre les jurisconsultes.

Au livre dix-huit du *Digeste*, posant, dit Ulpien, la question de savoir si une femme folle ou furieuse (*furiosa*) peut répudier son mari ou en être répudiée, Julien « décide qu'elle peut être répudiée, parce que sa fureur la met au rang des personnes qui n'ont point de connaissance, mais qu'à cause de sa folie (*propter dementiam*) elle ne peut répudier son mari, ni son curateur pour elle. Le père seul pourrait le faire. » « Ce jurisconsulte, ajoute Ulpien, n'aurait point soulevé cette question sur le divorce s'il n'était constant que la folie ne rompt pas le mariage » (1).

Cette dernière remarque d'Ulpien montre que la matière n'était pas exempte de nuages. Comme les mœurs laissaient un large champ aux volontés particulières, on conçoit, en raison des lieux et des circonstances, la diversité des pratiques, conséquemment le peu d'uniformité des décisions et l'hésitation de la jurisprudence. Quelques lueurs nouvelles sur l'état des choses jailliront encore des textes que nous allons reproduire :

« Si le mari ou la femme tombe en fureur (*furere*) pendant le mariage, examinons quelle règle il faut suivre. On observera d'abord que celui des conjoints qui est tombé en fureur, n'ayant point de connaissance, ne peut pas signer le libelle du divorce. Mais si c'est la femme, peut-elle être répudiée pour cette seule raison ? Sa folie ou présente des intervalles lucides, ou est perpétuelle, mais en tout cas supportable à ceux qui l'entourent (*et si quidem intervallum furor habeat, vel per-*

---

(1) *Dig.*, liv. XXIV, tit. II, loi 4.

petuus quidem morbus est, tamen ferendus his qui circà eam sunt), alors le mariage ne doit pas être dissous. Le conjoint qui, ayant conservé sa raison, répudiera ainsi sa femme tombée en fureur, ne saurait ignorer qu'on regardera le mariage comme rompu par sa faute. Rien n'est, en effet, si naturel et si conforme à l'humanité, que de décider que le mari doit supporter les infirmités de sa femme, comme la femme doit supporter celles de son mari. Mais si la fureur de la femme est si violente et si dangereuse qu'on ne puisse espérer aucune guérison, alors, en raison de l'épouvante que cette femme cause à tous ceux qui approchent d'elle pour la servir, si l'époux qui jouit de son bon sens veut rompre son mariage, soit à cause de la violence de la fureur de son conjoint, soit par le désir qu'il a d'avoir des enfants (*vel propter sœvitiam furoris, vel quia liberos non habet*), il lui sera permis de signifier le libelle du divorce à son conjoint furieux sans que le mariage soit alors regardé comme rompu par sa faute et sans qu'aucun des deux (époux ou épouse) doive souffrir de cette rupture.

« A supposer, la femme étant en proie à une fureur très-violente, que le mari, par finesse, ne veuille pas rompre le mariage, mais qu'il n'ait aucun égard pour la maladie de sa femme, et ne soit pas touché de son malheur ; qu'il soit prouvé qu'il n'a d'elle aucun soin, mais qu'il abuse de la dot qu'il a entre les mains, alors le curateur nommé à la femme tombée en fureur, ou ses parents, pourront se présenter devant le juge compétent et obtenir de lui que le mari soit tenu de supporter le malheur de sa femme, de lui fournir des aliments et ce qui pourra être nécessaire pour sa guérison, et de la traiter avec tous les égards qu'il lui doit, suivant la dot qu'il en a reçue. Si l'on prouve même qu'en lui laissant cette dot entre les mains, il la dissipera et n'en jouira pas en bon père de famille, les biens dotaux devront être mis en séquestre et on en prendra une partie pour fournir à la femme et à ses esclaves les secours suffisants. Toutes les conventions faites originairement entre les conjoints lors du mariage resteront dans leur premier état, et leur effet dépendra de la convalescence de la femme ou de la mort de l'un des conjoints.

« Le père de la femme tombée en fureur peut aussi intenter utilement l'action dotale, à l'effet de se faire rendre la dot, à lui ou à sa fille, parce que, quoique la femme tombée en fureur ne puisse pas elle-même faire signifier le libelle du divorce, il est certain que son père a cette faculté (1). »

Il pourrait arriver qu'au moment de la dissolution du mariage, le père de la fille fût lui-même atteint de fureur. Ulpien, ce qui est rationnel, admet la substitution du curateur qui lui serait nommé, mais, ce qu'on comprend moins, il exige l'acquiescement de la femme à la poursuite, comme si son dérangement mental lui permettait de le donner en connaissance de cause : « Son curateur peut, du consentement de la fille, former la demande de la dot, ou s'il n'y a point de curateur, on doit permettre à la fille d'en former la demande en donnant pour elle caution de la faire ratifier (2). »

Peu d'aliénés sont capables d'agir spontanément d'une manière régulière. Il y a là une ambiguïté dont les faits seuls auraient pu donner l'explication. L'intervention immédiate du père ne souffre aucune difficulté, puisque, selon l'esprit du droit romain, identifié, en quelque sorte, avec la pensée de sa fille, il est censé vouloir ce qu'elle aurait voulu elle-même. Pour le curateur, ou il méritait la même confiance, et alors il n'aurait

(1) *Dig.*, liv. XXIV, tit. III, loi 22, §§ 7, 8 et 9.
(2) *Dig.*, liv. XXIV, tit. III, loi 22, § 10.

pas eu besoin d'être appuyé par une adhésion inintelligente ; ou des précautions étaient jugées nécessaires contre l'imprudence de son initiative et, dans ce cas, on aurait dû lui imposer l'assistance d'un conseil ou des juges, sans faire vainement intervenir l'insensée. Quant à celle-ci, sa demande directe, à moins d'intervalle lucide, ne semble pas acceptable.

Julien en aurait eu le pressentiment. On lit de lui, au livre XLVIII du *Digeste*, cité par Ulpien (1), « que le père est réputé agir du consentement de sa fille, si celle-ci est furieuse (*quasi ex voluntate filiæ videri experiri patrem, si furiosam filiam habeat*) ; car, puisque la démence l'empêche de s'opposer, on peut croire raisonnablement qu'elle consent (*nam ubi non posset per dementiam contradicere, consentire quis eam meritò credet*). Mais, lorsque la fille est dans son bon sens, on exige qu'elle ait connaissance de l'action formée par son père pour décider qu'elle ne s'y est point opposée. »

CONSTITUTION CXI. — Pour compléter ce qui a trait au divorce dans ses rapports avec l'aliénation mentale, nous reproduirons intégralement deux remarquables constitutions de l'empereur Léon le philosophe (886-911), constitutions que, pour leur étendue et leur date, nous avons cru devoir reporter ici. Elles règlent les droits respectifs des conjoints et sont toutes deux dignes d'un sérieux examen. La première, prévoyant le cas où la femme serait atteinte, dispose que, si elle tombe en démence (*mente capiatur*), sans aucun dol de la part du mari ou sans qu'un autre, lui le sachant, en ait été cause par maléfices, et que cet état dure plus de trois ans, le mariage pourra être dissous, et le mari prendre une autre femme. Voici

(1) *Dig.*, liv. XXIV, tit. III, loi 2, § 2.

les considérations vraiment élevées sur lesquelles cette décision s'appuie :

« Rien, dit l'empereur, n'est aussi nécessaire pour la conservation de l'espèce humaine que le mariage, ainsi que le Créateur nous l'enseigne, et que la nature l'atteste. Or, puisque cela est ainsi, il était juste et convenable de faire une loi sur le mariage, qui assurât le bonheur des époux pendant toute leur vie, qui fût d'accord avec le but qu'on se propose en se mariant et ne fît pas de l'union conjugale une source d'affliction et de regrets éternels. Si donc il faut que ce soit là le caractère du mariage (et certainement il le faut), il me semble qu'on ne doit pas admettre une loi qui, supposant que, depuis la célébration du mariage, la femme est tombée en démence, impose au mari l'obligation de garder cette femme toute sa vie et de supporter toutes les conséquences de sa folie. Où approuvera-t-on, en effet, où trouvera-t-on raisonnable et digne des sollicitudes du mariage, qu'un mari soit lié pour toujours à une femme insensée et doive être victime de ses turpitudes ? S'il n'est point d'homme assez cruel pour en enfermer un autre, ne fût-ce même qu'un moment, avec des bêtes féroces, comment une loi, dont l'essence est d'être bienfaisante, pourra-t-elle ordonner au mari de passer sa vie avec une femme que la fureur égare ? Mais, dira-t-on, les deux époux, par suite du mariage, ne forment plus qu'un seul corps, et chacun de ses membres doit être affecté des maux que l'autre éprouve. D'ailleurs la loi divine dit : « On ne sépare point ce que Dieu a uni. » C'est sans doute une grande autorité que la parole de Dieu, mais on en fait ici une application fausse et contraire à ses vues. Si, en effet, le mariage était toujours resté tel qu'il s'était annoncé d'abord, on serait certainement condamnable de séparer les deux époux, et celui qui le ferait ne saurait échapper au blâme. Mais quand la femme, tombée en démence depuis le mariage, n'a rien conservé d'humain, pas même la voix, et qu'elle ne fait plus jouir son mari d'aucun des plaisirs attachés au mariage, qui ne s'empresserait, en pareil cas, de dissoudre cette affreuse et cruelle union? Aussi avons-nous statué : que, si une femme tombe en démence pendant le mariage, le mari devra supporter ce malheur pendant trois ans; mais que, si la femme ne recouvre pas la raison et ne guérit pas dans cet intervalle, alors le mariage sera dissous et le mari délivré de cette intolérable situation. Nous ajoutons à cette disposition qu'on devra rechercher la cause de la démence de la femme et s'assurer si le mari, par lui-même ou par l'intermédiaire de ses parents, n'aurait pas usé de maléfices ou de dol pour la faire tomber dans cet état; et si l'on découvrait que cela fût vrai, et que le mari fût accusé lui-même de maléfices, nous ordonnons qu'on le fasse moine, et qu'on l'enferme, bon gré mal gré, dans un couvent pour y expier sa faute et user des remèdes offerts par les divins canons pour purifier son âme. »

CONSTITUTION CXII. — Dans la seconde constitution, l'homme a, comme presque en toutes choses, une sorte de privilége. L'époque de la dissolution du lien conjugal est, à son égard, reculée de deux ans. « Si le mari tombe en fureur, le mariage ne pourra être dissous avant cinq ans, mais il pourra l'être au bout de ce temps, si le mari n'a pas recouvré sa raison. » Léon explique ainsi l'origine et la portée de la loi :

« Je ne veux ni critiquer ni abroger la loi par laquelle les anciens jurisconsultes ont établi que la folie serait un empêchement au mariage, mais non une cause de dissolution, après qu'il aurait été contracté. Je me borne à leur demander par quel motif ils ont été déterminés. Je ne peux ni approuver ni confirmer leur décision, parce qu'elle ne me paraît pas convenable. Comment approuver, en effet, que la fureur soit un empêchement au mariage avant sa célébration, et qu'elle ne puisse plus lui porter aucune atteinte quand il a été une fois conclu ? Si l'on veut que le mariage soit contracté pour l'avantage de chacun des époux, comment celui qui s'oppose à ce que ce lien soit formé, parce qu'il serait funeste à l'un d'eux, ne pensera-t-il pas qu'il doive être brisé quand la même raison existe ? Faut-il seulement prendre des précautions pour préserver quelqu'un d'un malheur, et, s'il vient à l'éprouver, devra-t-on alors lui refuser tout secours et n'avoir aucune pitié de ses maux ? C'est comme si un médecin donnait des remèdes pour prévenir la maladie et laissait le malade mourir sans soins, quand le mal est venu. Au reste, je ne dis rien de tout cela pour critiquer les anciens jurisconsultes, mais je suis loin cependant de partager leur avis, surtout quand je vois qu'ils ont admis beaucoup d'autres causes pour lesquelles on peut demander la dissolution du mariage, et dont aucune ne peut être comparée à l'état de folie. Comment, en effet, la prodigalité du mari, son impuissance physique, la différence de religion ou toute autre circonstance capable d'opérer la dissolution du mariage, telle que si la femme est de condition servile, si elle ne peut pas payer tout ce qui a été promis dans le pacte de noces ; comment, dis-je, ces causes et autres semblables, auxquelles la loi a donné l'effet de dissoudre le mariage, peuvent-elles être comparées à l'état de folie ? Nous décidons donc que, si le mari devient insensé, le mariage sera cinq ans sans pouvoir être dissous, car si nous trouvons qu'il serait cruel de décider qu'il ne pourrait jamais l'être, quand même le trouble mental durerait toujours, il nous paraît néces-

saire, néanmoins, qu'on attende cinq ans avant de prendre ce
parti extrême. Mais si, après cet intervalle de cinq années, le
furieux ne recouvre pas le calme et la raison, le mariage sera
invalidé, que cela soit ou ne soit pas avantageux à l'un des
époux. Et nous ne statuons pas cela pour blâmer les anciens
législateurs, mais pour faire ce que nous devons pour le bien
de nos sujets. Si la folie se manifeste le jour du mariage, rien
ne s'oppose à ce qu'il soit aussitôt dissous, quand même il aurait déjà été confirmé par la cérémonie religieuse; de même
que si elle eût éclaté avant le mariage, elle eût été un empêchement à sa célébration. Quelques personnes trouveront peut-
être contraire à la raison que le mariage puisse être rompu
après la consécration, parce que, la cérémonie religieuse unis-
sant les deux époux en un seul corps, il n'est plus possible de
les séparer; d'ailleurs, le mari est la tête, le membre principal
de ce nouveau corps, et, quand les membres principaux sont
affectés de quelque mal, il n'est pas d'usage de les couper. Mais
celui qui tire cette objection de l'union étroite des époux et qui
prétend la soutenir me paraît ignorer quel est l'objet de la
bénédiction nuptiale; c'est dans l'idée que le mariage sera une
source de biens qu'elle unit les époux d'un nœud en quelque
sorte indissoluble, et qu'elle sanctionne les plaisirs du mariage
et la propagation du genre humain. Mais, je le demande, comment l'état de fureur peut-il s'accorder avec ces vues, comment conserver la pudeur, quand on ne jouit pas de la raison
et qu'elle est étouffée sous le poids d'une misérable ignorance?
Comment espérer qu'il naîtra des enfants d'une union où une
femme malheureuse ne voit dans l'état de son mari, plus malheureux encore, qu'un spectacle horrible et ne peut avoir
aucun rapport particulier avec lui? Enfin, comment dire que
les époux sont unis par l'amour, quand le mari est égaré par

la folie, et ne conserve pas même la figure d'un homme ?
Certes, s'il naissait des enfants d'une semblable union, comme
la nature assimile toujours les fruits à ce qui les produit, ce
serait un véritable malheur pour l'espèce humaine. D'après
toutes ces considérations, il me paraît juste et conforme à la
raison, d'établir que la folie sera une cause de dissolution du
mariage, sans que cette décision puisse paraître contraire à
l'effet de la bénédiction nuptiale, ni avoir aucune apparence
de crime. Cependant, si quelqu'un la trouvait répréhensible,
qu'il fasse l'expérience des douceurs d'un semblable mariage,
et il reconnaîtra combien son opinion est fondée. »

TESTAMENTS ET CODICILLES. — La question des testaments
est encore aujourd'hui, avec celle de la responsabilité, l'une
des plus ardentes préoccupations des médecins spéciaux et des
jurisconsultes, en ce qui concerne les insensés. Pour les uns,
ces sortes d'actes, en tant qu'émanés de personnes réputées
folles au moment de leur réalisation, devraient toujours être
annulés. D'autres admettent des cas exceptionnels où, malgré
l'irrégularité mentale, il n'est pas impossible qu'ils soient dic-
tés par une volonté consciente, et partant susceptible d'être
respectée. Sans s'autoriser de la jurisprudence, qui consacre
souvent les dispositions testamentaires des fous, mais qui,
obéissant en cela à une intuition née de la physionomie des
causes plus qu'à une conviction scientifique mûrement établie,
erre nécessairement quelquefois, le *Journal de médecine mentale*, favorable à la distinction (t. VI et VII), s'est doublement
efforcé, en la justifiant, de préciser les variétés psychiques
dans lesquelles la confirmation pouvait avoir lieu et les circonstances topiques qui étaient de nature à la légitimer.

Si, dans la plupart des esprits, n'a cessé de régner une grande incertitude, on prévoit ce que durent être les règles aux époques anciennes, où les formes de la folie et la portée des symptômes étaient très-imparfaitement connues. Tout prouve, en effet, qu'on en était réduit à apprécier, *grosso modo*, ou la réalité du dérangement mental, ou, dans la supposition de l'affirmative, la vraisemblance d'un intervalle lucide. Les prescriptions romaines reposent, cela était inévitable, sur ces fondements mal assurés. Comment, le vrai critérium manquant, aurait-on pu discerner les signes équivoques, fixer la valeur des intermittences ?

Testatio mentis, attestation de la volonté, tel serait, d'après les *Instituts*, le sens du mot testament, définition qui concorde avec celle de Modestinus : « *Testamentum est voluntatis* » *nostræ justa sententia, de eo quod quis post mortem suam* » *fieri velit* (1), » c'est-à-dire expression légitime de notre volonté sur ce que nous voulons qu'on observe après notre mort. Chez l'aliéné, privé du libre arbitre, les dispositions testamentaires étaient donc nulles en principe.

Aussi la première condition exigée pour le libellé d'un testament, était-elle que son auteur, au moment où il l'écrivait, fût sain d'esprit, sinon de corps (*integritas mentis, non corporis exigenda est*) (2). « Celui, dit Paul (3), à qui la violence du mal fait perdre la tête (*mente captus*) ne peut tester durant ce temps d'aliénation mentale. » De son côté, Justinien s'exprime ainsi : (4) « Ne peuvent faire un testament les impu-

(1) *Dig.*, liv. XXVIII, tit. i, loi 1.
(2) *Loc. cit.*, loi 2.
(3) *Loc. cit.*, loi 17.
(4) *Inst.*, liv. II, tit. xii, § 1.

bères, parce qu'ils n'ont pas de jugement ; les fous, parce qu'ils manquent de raison (*impuberes quia nullum eorum animi judicium est ; item furiosi quia mente carent*). Et peu importe que, dans la suite, l'un meure ayant atteint l'âge de puberté ou l'autre ayant recouvré la raison. Toutefois, le testament fait par le fou dans un intervalle lucide est réputé valable (*furiosi autem, si per id tempus fecerint testamentum quo furor eorum intermissus est, jure testati esse videntur*) ; à plus forte raison, celui qu'il aurait fait avant sa folie, car une folie ultérieurement survenue ne saurait invalider ni un testament ni aucun acte valablement fait auparavant. »

C'est ce qu'appuie ce passage d'Ulpien : « Le testament fait avant la fureur sera valable, et le préteur accordera la possession des biens à l'intéressé (1). »

S'adressant à Julien, l'empereur Justinien écrit à propos des intervalles lucides :

« Les princes nos prédécesseurs, et nous, avons ordonné que les furieux puissent tester dans leurs moments lucides (*furio-* » *sum in suis induciis ultimum condere elogium posse*), quoique cela fût auparavant l'objet d'un doute. Maintenant, il reste à décider (point qui a encore occupé les anciens juris-consultes) ce qu'il arriverait si le testateur était repris de sa fureur en travaillant à son testament. Nous ordonnons donc qu'un tel testament soit censé nul. Mais que si, le furieux voulant dans ses intervalles lucides (*in dilucidis intervallis*) faire un testament ou autre acte de dernière volonté, il l'a entrepris dans un moment où il jouissait de sa raison, et l'a fini sans qu'il ait été surpris par le retour de la maladie, ce testament ou tout autre acte de dernière volonté sera valable,

____

(1) *Dig.*, liv. XXVIII, tit. 1, loi 20, § 4.

dès que les formalités requises pour ces sortes d'actes auront été observées (1). »

Beaucoup de vieillards conservent jusqu'à un âge très-avancé la rectitude de leur jugement et la fermeté de leur vouloir. Mais il y en a aussi un grand nombre qui, tombant dans une démence sénile plus ou moins appréciable, sont exposés sans défense à toutes les captations. Rien à la fois de plus fréquent et de plus embarrassant que les contestations soulevées devant les tribunaux par les dispositions testamentaires prises en pareille circonstance. Notre jurisprudence, sur ce point, varie singulièrement dans ses applications. La loi romaine paraît, sous une faible réserve, consacrer le droit de la vieillesse : « Il est certain que ceux qui jouissent de leur bon sens peuvent tester quoique surchargés d'un grand âge ou affligés d'une infirmité corporelle (2). » Mais combien sont aptes à fixer au juste la limite où commence la débilité intellectuelle?

Sous la dénomination d'*inofficieux*, l'usage romain comprenait certains testaments qui, méconnaissant la piété envers les parents, étaient souvent attaqués comme entachés de folie, bien que leurs auteurs n'eussent donné aucune marque de fureur ou d'insanité notoire. C'est sous les triumvirs, dès la république, que commença à s'introduire la coutume des procès de ce genre. Pour ceux qui poursuivaient l'annulation, pour les tribunaux qui la prononçaient, la folie était un prétexte. On supposait que, pour violer ainsi les sentiments de famille, il fallait avoir subi une transformation morale. Ce biais fut un premier échec aux droits absolus du chef de famille, dont

(1) *Cod.*, liv. VI, tit. xxii, loi 9.
(2) *Cod.*, liv. VI, tit. xxii, loi 3.

l'Empire devait surtout tempérer la rigueur, en considérant les enfants comme copropriétaires du patrimoine familial, et en contraignant le père qui les voulait repousser, d'abord à le déclarer formellement et, plus tard, à exposer les justes motifs de cette résolution.

Plusieurs passages dévoilent les tendances qui présidaient aux plaintes en *inofficiosité* de testament : « On prétend, dit Marcien, que le testateur ayant l'esprit aliéné (*quasi non sanæ mentis*) se trouvait hors d'état de faire un testament. Ce n'est pas qu'il ait été véritablement furieux ou insensé (*non quasi verè furiosus, vel demens testatus sit*), car son testament est fait suivant les lois, mais non pas suivant ce que prescrit la piété paternelle ou filiale. En effet, si le testateur eût été véritablement furieux ou insensé (*verè furiosus vel demens*), son testament serait nul dans son principe (1). » Marcellus ajoute : « On attaque un testament comme inofficieux, quand on expose les raisons pour prouver qu'on a été injustement déshérité ou passé sous silence (2). »

Les explications suivantes de Justinien sont particulièrement significatives : « Comme il y a des ascendants qui exhérèdent ou omettent leurs enfants, le plus souvent sans motifs, on a introduit l'action du testament inofficieux en faveur de ceux qui se plaignent d'avoir été injustement exhérédés ou omis, sur la supposition qu'en faisant son testament, le testateur n'était pas sain d'esprit (*hoc colore, quasi non sanæ mentis fuerint, eum testamentum ordinarent*). Cela n'indique pas qu'il ait été réellement fou, mais que son testament, quoique régulièrement fait, est contraire aux devoirs de la piété

(1) *Dig.*, liv. V, tit. II, loi 2.
(2) Loi 3.

envers les parents. Car, s'il y avait folie véritable, le testament serait nul (*nam si verè furiosus sit, nullum testamentum est*) (1).

On dirait, dans ces lignes, comme un pressentiment de ces folies lucides, de ces perversions morales bien connues aujourd'hui des aliénistes, mais dont les magistrats répugnent à admettre l'existence et la tyrannie. Le public, jugeant sur l'apparence du discernement, attribue les écarts, l'aversion, les bizarreries des insensés soumis à cette influence à toute autre cause qu'à une modification morbide. Ils pourraient, néanmoins, faire un testament irréprochable en la forme, alors que leur volonté faussée leur aurait suggéré des clauses contraires à leurs penchants naturels, à leurs sympathies manifestes, et attaquables par conséquent. Certains suicides grossiraient légitimement leur nombre. S'il y a de ces infortunés qui sont poussés à se détruire par un mouvement volontaire, logique, plus ou moins réfléchi, ou par une instigation ostensiblement folle, d'autres sont en proie à un trouble mental, inaperçu des yeux inexpérimentés, dont l'attentat sur soi-même n'est qu'un indice, et qui, un testament subsistant, serait assurément de nature, par l'irrégularité des intentions exprimées, à en rendre les dispositions caduques.

Les lois romaines, qui décrètent exceptionnellement l'invalidation des testaments des suicides, ne pouvaient imaginer et n'ont point prévu le cas énoncé ici. Ces actes étaient toujours valables, sauf lorsque, sous le coup d'une condamnation, on se donnait la mort pour échapper à l'expiation de son crime. On lit dans le Code : « Les biens de ceux-là doivent être revendiqués par le fisc qui, après avoir appris que leur crime était

(1) *Inst.*, liv II, tit. XVIII.

découvert et dénoncé à la justice, se sont donné eux-mêmes
la mort dans la crainte de la sentence à laquelle ils s'attendaient. C'est pourquoi, s'il est constant que votre frère ou votre
père ne se soit point donné la mort par suite d'une accusation
criminelle portée contre lui, mais par l'effet d'une douleur
corporelle ou par l'ennui de la vie, la fureur, la folie ou toute
autre cause (*si nullo delato crimine, dolore aliquo corporis,
aut tædio vitæ, aut furore, vel insania, aut aliquo casu suspendio vitam finisse constiterit*), ses biens appartiennent à
ses héritiers testamentaires, s'il a testé, ou à ses héritiers *ab
intestat*, dans le cas contraire (1). »

Une interprétation analogue se trouve consacrée sous Dioclétien : « Si celui qui vous a institués, vous et votre femme, héritiers, était, lorsqu'il a fait son testament, dans son bon sens
(*sanæ mentis*), quoique, par la suite, il se soit suicidé, non à
cause des remords produits par la conscience d'un crime, mais
à cause de la violence des douleurs qu'il éprouvait ou de la
rage d'un délire furieux (*aut impatiens doloris, aut aliqu
furoris rabie constrictus*), on ne doit point rejeter l'acte de
de sa dernière volonté, toutefois si vous donnez des preuves
évidentes de son innocence (*ejusque innocentia liquidis probationibus commendari potest à te*). Mais, s'il s'est donné
la mort par crainte du supplice prochain, les lois défendent
que sa volonté soit observée (2). »

CODICILLES. — En France, on nomme codicille une sorte de
post-scriptum à un testament ayant pour but d'y ajouter ou
d'y changer quelque chose. Autrefois, il ne contenait que des

____

(1) *Cod.*, liv. IX, tit. L, loi 1, et *Dig.*, liv. XLVIII, tit. XXI, loi 3, § 4.
(2) *Cod.*, liv. VI, tit. XXII, loi 2.

legs ou d'autres dispositions, sans institution d'héritier. La législation actuelle n'admet plus que la désignation générique de testament. Dans le droit romain, les codicilles, à leur origine, sous Auguste, stipulaient exclusivement des substitutions et des fidéicommis. Les legs n'y furent inscrits que plus tard. Le fidéicommis, réprouvé désormais par nos lois, offrait un moyen de les éluder, en testant ostensiblement en faveur d'une personne, à la condition secrète de remettre le legs à qui n'aurait pu légalement le recevoir, à un enfant adultérin, par exemple.

Quoi qu'il en soit, pour les codicilles comme pour les testaments, l'aliénation mentale impliquait empêchement :

« Un furieux n'a pas la faculté de faire un codicille, car, en toute autre matière, il est considéré comme ne pouvant faire aucun acte qui suppose la volonté, et, dans toutes les affaires, il est regardé comme absent et incapable d'agir par lui-même (*absentis vel quiescentis loco habeatur*) (1). »

TÉMOIGNAGE. — De nombreuses différences existent entre les aliénés. Il est évident, en thèse générale, que l'affirmation d'une personne privée de son bon sens ne doit être accueillie qu'avec réserve. Toute règle souffre cependant des exceptions, et c'est ici le cas pour lequel il y aurait lieu de recourir aux bons offices d'un spécialiste expérimenté. Les jurisconsultes romains qui, pour cause déjà énoncée, ne sentaient pas cette convenance, n'ont eu égard qu'aux intervalles lucides : « Un furieux ne peut servir de témoin dans un testament, puisqu'il ne jouit pas de son bon sens (*cum compos mentis non sit*). Si, néanmoins, il a des intervalles lucides, il pourra être té-

(1) Julien, *Dig.*, liv. XXIX, tit. VII, loi 2, § 3.

moin pendant ces intervalles (*sed si habet intermissionem, eo tempore adhiberi potest*) **(1)**.

MESURES RELATIVES AUX ESCLAVES INSENSÉS. — Nous avons vu précédemment qu'à Rome la distinction des classes motivait, dans la conduite à tenir vis-à-vis des aliénés, des variations corrélatives. L'esclave étant la chose d'autrui, vendable et achetable comme une bête de somme (2), quelles étaient, envers lui et les tiers, en cas de folie, les obligations des possesseurs? Et si, sous l'empire de son impuissance et de son égarement, il commettait quelque méfait ou se trouvait lui-même victime, qu'advenait-il de la responsabilité encourue ou du droit à la réparation ?

Un premier point, concernant la vente, était que l'esclave n'eût point d'infirmité cachée qui le rendît incapable du service auquel il était destiné, qu'il fût exempt, en terme de médecine vétérinaire, de vice rédhibitoire. « Ceux qui vendent des esclaves, dit Ulpien (3), doivent avertir l'acheteur de leurs maladies et de leurs défauts. » L'édit cesse, en effet, de le protéger s'il en a été informé, si, comme c'est l'usage, on les lui a montrés par signes, « parce qu'on doit avoir attention seulement à ce qu'il ne soit pas trompé (4) ».

Sabin définit la maladie : une affection, une habitude qui nuit à l'exercice des fonctions pour lesquelles le corps a été fait. Elle frappe l'organisme entier (la phthisie, la fièvre) ou seulement l'une de ses parties (la cécité, même de naissance) (5).

---

(1) *Dig.*, liv. XXVIII, tit. i, loi 20, § 4.
(2) Un édit des édiles réglait les conditions de ces marchés.
(3) *Dig.*, liv. XXI, tit. i, loi 1.
(4) *Loc. cit.*, § 6.
(5) *Loc. cit.*, § 7.

Sabin distingue les défauts des maladies. un esclave bègue n'est pas un malade. « Je pense que c'est pour ôter toute difficulté, à cet égard, que les édiles se sont servis dans leur édit des deux termes de défauts et de maladies, afin de ne laisser aucun sujet de contestation. » « Ainsi, si le défaut ou la maladie est tel qu'il empêche qu'on puisse tirer aucun usage et aucun service de l'esclave, il y aura lieu à rédhibition. Mais il faut toujours observer qu'un esclave ne doit pas être censé vicieux ou malade pour des causes très-légères : une fièvre de médiocre intensité, une fièvre quarte ancienne en voie de guérison, une blessure restreinte doivent être regardées comme de nulle considération. En ne les déclarant pas, le vendeur ne commet aucun délit. Ces maux, passagers ou curables, peuvent être omis impunément. »

« Vivien élève la question de savoir si un esclave regardé comme visionnaire, qui cependant ne branlerait pas toujours la tête et tiendrait des discours sensés, devrait être considéré comme malade. Et il décide qu'il soit regardé comme sain : car, dit-il, il y a des personnes qui n'en sont pas moins en santé, quoiqu'elles aient quelques travers d'esprit ; autrement cette raison ferait regarder comme malades une infinité de personnes, par exemple, une tête légère, un homme superstitieux, colère, effronté, et ceux qui auraient quelques défauts d'esprit semblables. Le vendeur répond, en effet, de la santé du corps, plutôt que des bonnes qualités de l'âme. Quelquefois cependant, ajoute ce jurisconsulte, les maladies du corps influent sur l'esprit et l'altèrent. C'est ce qu'on peut dire d'un phrénétique à qui les fièvres ont fait perdre l'esprit. Que faut-il donc décider alors, si le défaut de l'âme est tel que le vendeur ait dû en avertir, et qu'en ayant eu connaissance, il ne l'ait point déclaré? L'acheteur aura contre lui l'action provenant du contrat de vente. »

» Vivien dit encore que, bien qu'un esclave ait pu courir parfois autour des temples comme un fanatique (*circa fana bacchatus*), et qu'il ait prétendu rendre des oracles comme s'il était inspiré, on ne peut cependant pas dire qu'il est vicieux, s'il a cessé de se conduire ainsi, ni que l'édit des édiles donne aucune action fondée sur ses extravagances antérieures, ce cas étant assimilable à celui d'un fiévreux délivré de ses accès. S'il persistait néanmoins à courir comme un furieux autour des temples et à rendre des espèces d'oracles comme un insensé (*quasi demens*), le fît-il par méchanceté ou folie, il serait regardé comme défectueux. Mais cela constituant seulement un défaut de l'âme, non du corps (*vitium animi, non corporis*), il n'y aurait pas motif suffisant à rédhibition, parce que les édiles n'ont entendu parler que des défauts corporels : circonstance qui n'enlève point à l'acheteur le droit qu'il a toujours d'intenter contre le vendeur l'action résultant du contrat de vente (1).

Parmi les défauts, Vivien range encore l'extrême timidité, les mauvaises passions, l'avarice, la colère, l'insolence, la mélancolie, le rachitisme, les incurvations dorsales, la gale, le mutisme, la surdité (2). Pour Ulpien, ces défauts « ne donnent point lieu à la rédhibition, mais seulement à l'action qui provient du contrat de vente. » Son jugement serait différent dans le cas, par exemple, où, le défaut du corps influant sur

______

(1) Il est vraisemblable que ce *contrat de vente*, dont il est déjà fait mention plus haut, contenait des clauses qui n'étaient pas toutes résolutoires, et que l'une ou l'autre des parties pouvait au besoin l'invoquer à son profit.

(2) *Loc. cit.*, § 8, et lois 2 et 3.

l'esprit, l'esclave, agité par la fièvre, tiendrait des discours contre le bon sens, courrait dans les places publiques comme un insensé (*more insanorum*) et s'y livrerait à des actes de folie. Cet esclave « dont l'esprit est aliéné par l'effet de la maladie à laquelle son corps est livré (*in quo sit animi vitium ex corporis vitio*) doit être repris par le vendeur ».

Pomponius dit que quelques jurisconsultes ont pensé que l'édit des édiles n'avait point en vue les esclaves passionnés, les gourmands, les imposteurs, les menteurs, les querelleurs. Il croit aussi que si l'esclave, sans que le vendeur soit tenu d'en garantir la sagesse, est cependant tellement imbécile qu'on n'en puisse tirer aucun usage, il doit être regardé comme défectueux. Du reste, puisque, avant tout, les édits ont spécialement en vue les défauts du corps, Pomponius, se conformant au sentiment commun, exonère le vendeur de toute obligation (à moins de stipulations contraires), à l'égard des travers de l'âme. C'est pour cela que les édits sont en faveur de l'esclave qui a l'habitude de vagabonder et de s'enfuir, pour cela aussi que quelques personnes ont contesté la justesse de l'épithète *vicieux* appliquée aux chevaux ombrageux ou sujets à regimber : « défauts de l'âme et non du corps ». Un défaut de ce genre n'entraînerait la rédhibition qu'autant que, le vendeur ayant affirmé qu'il n'existait pas chez son esclave, celui-ci se trouverait l'avoir. Échouant sur la rédhibition, l'acheteur se rabat sur le contrat de vente. Mais la rédhibition est de droit, s'il s'agit d'un défaut ou corporel ou mixte. »

Il semblerait que l'épilepsie, mal si fréquent, si grave et si opiniâtre, eût dû préoccuper le législateur à l'égal de l'aliénation mentale. Cette affection est à peine mentionnée, à propos des esclaves. Pomponius ne s'en étonne pas, « les fonctions

auxquelles elle porte obstacle n'étant point en cause (1) ».
Javolenus, après avoir cité la fièvre et la goutte, ajoute : « S'il
tombe (l'esclave) du haut mal (*quive comitialem morbum
haberent*), il n'est pas réputé en état de santé, les jours même
où il ne souffre pas de son mal (2). » Suivant Cassius, lorsque,
juridiquement, on argumente de la maladie épileptique (*morbus sonticus*), on entend nécessairement les cas, non d'une
durée éphémère ou à retours éloignés, mais dangereux, incurables et presque toujours survenus après la naissance, « car
le mot *sontes* signifie coupables (3) ».

Certes, s'il devait y avoir une cause de résiliation d'une
vente d'esclave, c'est l'épilepsie, dont les paroxysmes, par le
violent ébranlement qu'ils occasionnent, ont, à force de se
répéter, des conséquences si funestes sur la santé corporelle
et psychique. Mais nous avons indiqué d'autres aspects sur lesquels les documents font absolument défaut. Comment trai-
tait-on les esclaves aliénés? Y avait-il, à cet égard, des lois
imposées aux maîtres ? Nous avons lieu de croire que, quand
on ne pouvait les garder à domicile, agissant avec eux comme
avec les pauvres, on les plaçait dans des prisons ou dans des
refuges hospitaliers (4). Que faisait-on de ceux qui commettaient

---

(1) Loi 4, §§ 1, 2, 3, 4, 5.

(2) *Loc. cit.*, loi 53, § 1.

(3) *Loc. cit.*, loi 65, § 1.

(4) L'article suivant confirme précisément cette présomption, en même temps
qu'il indique que des hospices furent établis bien avant Justinien :

« Nous savons qu'à l'égard de la liberté latine, lorsque quelqu'un chassait publiquement hors de sa maison un esclave accablé d'une longue maladie, sans lui
donner lui-même aucune espèce de secours ni le recommander à d'autres, tandis
qu'il pouvait le placer dans un hôpital (in xenonem eum mittere : xeno de ξένος,
hospes, étranger, de ξενία, hospitium, hospice), s'il était lui-même dans l'impossibilité de le faire soigner jusqu'à sa guérison ou de lui donner aucun secours, cet

des crimes ou des délits? Jusqu'où les propriétaires étaient-ils responsables de leurs actes? Et ceux-ci eux-mêmes, si quelqu'un avait tué ou blessé un de leurs esclaves, ou l'avait rendu incapable de travail, n'avaient-ils pas droit à des indemnités? Cela est à présumer.

On sait que les esclaves pouvaient être affranchis par la justice ou la bienveillance des possesseurs. Labéon estimait que la folie ne créait point un empêchement, et qu'un esclave furieux pouvait acquérir sa liberté par toutes les manières d'affranchir reçues dans le droit (1). » D'après Marcien, le fils d'un père sourd ou muet peut opérer l'affranchissement d'un esclave par son ordre. Il n'en est pas de même du fils d'un furieux (2). » La différence se conçoit, le furieux étant privé du libre arbitre dont jouissent les sourds et les muets.

A la rigueur, ce que nous avons dit de la curatelle et du mariage pourrait nous dispenser de plus amples considérations sur les droits civils des aliénés. Cependant, en divers chapitres, les lois romaines contiennent certaines dispositions qui, susceptibles d'ajouter à la clarté du sujet, nous semblent mériter assez d'attention pour nous arrêter un moment. Elles sont relatives à la propriété, aux obligations et actions, au droit d'agir en justice.

Propriété, Possession. — Nous réunissons ces deux faits qui, à proprement parler, se confondent, ou mieux, sont deux modes du même droit : celui, une chose vous appartenant, d'en

---

esclave, d'après l'édit de l'empereur Claude, jouissait pendant toute sa vie de la liberté et retombait à sa mort dans la servitude et au pouvoir de son patron qui succédait » (*Cod.*, liv. VII, tit. vi, § 3).

(1) *Dig.*, liv. XL, tit. i, loi 26.

(2) *Loc. cit.*, tit. ii, loi 10.

user et d'en jouir. Seulement, comme chez nous, le premier, *dominium, proprietas*, plus large et plus absolu, allait jusqu'à la modifier, la diviser, l'aliéner et même la détruire. Mais, contrairement à notre jurisprudence, une simple convention, un contrat, ne suffisaient pas à sa transmission. Pour qu'elle passât en d'autres mains, il fallait qu'elle fût livrée. Entre la propriété et la possession, c'était là un des caractères différentiels : celle-là ne cessant que par la *tradition*, qui confère *jus in re*; celle-ci n'exigeant pour son transfert qu'un témoignage de la volonté, soit, *à fortiori*, une convention, un contrat, donnant *jus ad rem*.

On acquérait encore par la loi du premier occupant, en s'emparant de choses, animées ou non animées, qui n'appartenaient à personne. Variant ainsi d'origine, la possession était, suivant sa nature, physique ou légale, simple fait (*nuda detentio*), ou fait et droit à la fois. On la disait aussi, concernant les choses corporelles, *naturelle ou civile*. Elle s'acquérait alors *corpore et animo*, c'est-à-dire par appréhension réelle et par la volonté.

Ces distinctions, assez obscurément précisées, il est vrai, conduisaient à une application médico-juridique. Comme la possession, même légale, supposait la volonté, il s'ensuivait que l'aliéné, privé de discernement et incapable de déterminations éclairées, ne pouvait directement l'accepter ou s'en dessaisir. Il n'avait point pour cela la condition nécessaire : l'intention (*animus*). Ainsi que le pupille, on le comparait à un homme endormi, entre les mains duquel on mettrait des objets dont il n'aurait pas conscience (*sicuti si quis dormienti aliquid in manu ponat*). « Les furieux ne peuvent commencer à posséder que par l'autorité de leur curateur, parce que, quoiqu'ils puissent toucher les choses de leurs mains, ils n'ont point l'intention d'en être possesseurs (*quia affectionem tenendi non hàbent* » (1).

La loi n'admettait pas comme valable une prise de possession pour autrui par une personne aliénée, celle, par exemple, qu'aurait effectuée un esclave pour son maître. « Un maître qui envoie un esclave furieux pour se mettre en possession d'une chose, n'acquiert pas la possession » (2).

Sa sollicitude s'étendait à tous les intérêts. La fortune d'un aliéné était-elle compromise par des dettes, elle prescrivait des mesures conservatrices. « Lorsqu'un furieux, poursuivi par ses créanciers, n'a personne pour le défendre, on doit lui donner un curateur, ou il faut une permission expresse pour saisir ses biens. Si le curateur reste inactif, et qu'il ne s'en offre pas pour le remplacer, on le révoquera et l'on en nommera un autre choisi parmi les créanciers, afin qu'on ne dépasse pas dans la vente des biens la quantité indispensable. Néanmoins, il y a des cas où la vente est autorisée d'urgence, quand, notamment, les dettes sont considérables et qu'un plus long délai porte préjudice aux créanciers » (3).

« Un fou furieux envoyé en possession par un décret du préteur, et mort avant d'avoir recouvré son bon sens et obtenu la succession prétorienne, ne faisait pas d'obstacle à sa mère » (4).

Du reste, si les droits des aliénés étaient protégés, ceux des tiers ne l'étaient pas avec une moindre impartialité. La déclaration d'un fou dans des constatations d'intérêt ne s'acceptait qu'après contrôle. « Si un furieux, supposé revenu en son bon

---

(1) *Dig.*, liv. XLI, tit. II, loi 1, § 3.
(2) *Dig.*, liv. XLI, tit. II, loi 1, § 10.
(3) *Dig.*, liv. XLII, tit. IV, loi 7, §§ 10 et 11.
(4) *Dig.*, liv. XXXVIII, tit. XVII, loi 2, § 11.

sens, a chargé un débiteur de payer à son acquit une certaine somme, et qu'il vienne à la lui redemander, celui-ci pourra lui opposer l'exception de dol; car il ne serait pas juste qu'il payât deux fois la même somme » (1).

Dans les hypothèses suivantes, l'insensé acquiert à son insu une action, comme tout le monde. « Si quelqu'un a reçu de l'argent, à titre de prêt, d'un furieux, qu'il regardait comme un homme sensé, et qu'il l'ait employé à son profit, l'action du prêt est acquise à ce furieux... De même, si celui qui a prêté de l'argent à un esclave est ensuite devenu furieux, et que la somme prêtée ait tourné au profit du maître, elle pourra être redemandée au nom du furieux par l'action du prêt » (2).

Un passage est consacré aux baux. « Celui qui a affermé un fonds pour un certain temps continue à en jouir, s'il n'a été averti, même après l'expiration du bail ; car, par sa tolérance, le propriétaire est censé lui avoir renouvelé sa location. Il en serait tout autrement si ce dernier était décédé ou devenu fou avant le terme des conventions. Le bail, en ce cas, n'aurait pas la vertu de se survivre à lui-même » (3).

Successions.—Les règles qui suivent s'appliquent aux successions : « Si, ayant ordonné à son esclave d'accepter une succession, un maître tombe fou avant la réalisation de l'acte, il n'y aura plus lieu à acceptation; car un esclave ne peut succéder que du consentement et par la volonté de son maître : or, un furieux n'a pas de volonté (*Furiosi autem voluntas nulla est*). » (4)

(1) *Dig.*, liv. XLIV, tit. IV, loi 16.
(2) *Dig.*, liv. XII, tit. I, loi 12.
(3) *Dig.*, liv. XIX, tit. II, loi 14.
(4) *Dig.*, liv. XXIX, tit. II, loi 47.

La demande pour entrer en possession de biens subissait de semblables exigences. Adressée au préteur avant l'explosion de l'aliénation mentale, elle était régulière ; formulée après, l'effet en était ajourné jusqu'au moment où elle pouvait être confirmée et ratifiée (1).

Autre aspect : « Si ceux par lesquels on possède tombent en fureur, tant que l'objet reste en leurs mains, on continue à le posséder, et on peut le prescrire » (2).

Cause d'entrave ou de retard dans la possession, la folie n'empêchait point les réclamations portant sur des faits antérieurs : «Si celui qui a acquis une possession précaire, violente ou clandestine vient à tomber en fureur, ni cette possession, ni le principe qui la vicie ne changent les conditions d'état et n'excluent la revendication. De même est-il toujours permis d'intenter l'action possessoire au nom d'un aliéné, à raison d'une possession acquise par lui ou par tout autre, avant sa fureur » (3).

A Rome, toute succession était civile ou prétorienne, selon qu'elle se déférait par testament et *ab intestat*, ou par le préteur : c'était la possession des biens.

Les héritiers légitimes étaient de deux ordres : 1° héritiers siens, c'est-à-dire descendants en la puissance du défunt au moment du décès ou ses plus proches parents à l'ouverture de la succession *ab intestat* (4).

Les enfants émancipés qui n'étaient plus héritiers siens par la loi des Douze Tables, furent appelés plus tard par un édit à la succession de leur père ; mais à la condition qu'ils rappor-

(1) *Dig.*, liv. XXIX, tit. II, loi 48.
(2) *Dig.*, liv. XLI, tit. III, loi 31, § 3.
(3) *Dig.*, liv. XLI, tit. III, loi 31, § .
(4) *Inst.*, liv. III, tit. I, § 2, etc.

teraient à la succession tout ce qu'ils auraient acquis du vivant de celui-ci.

2° Le second ordre d'héritiers légitimes consistait dans les agnats. On entendait par agnats les collatéraux qui descendaient des mâles (frères consanguins, oncles, grands-oncles paternels, enfants et autres ascendants).

La succession prétorienne, ou possession des biens, n'était, à proprement parler, que la détention d'une chose corporelle, avec intention de la posséder. Ainsi, la volonté de celui qui possède une chose est requise pour la possession, parce que, selon la loi du code (liv. **VII**, tit. **xxxii**), « *ubi animus et affectus deest, possessio dici nequit* » (1).

Mais les successions n'étant qu'une dépendance de la propriété, il en a été question suffisamment dans les pages qui précèdent. Nous croyons toutefois, sous ce titre spécial, devoir réunir plusieurs articles de Justinien, qui résument sur ce point toute la législation romaine :

« Nous ordonnons que, dans le cas du décès du père du furieux, la constitution que nous avons promulguée au sujet de ce qui doit être laissé par testament au malade, et de la substitution qui peut être faite en sa faveur, conserve toute sa force.

» Si un individu, perpétuellement furieux, est *sui juris*, il est certain, d'après l'ancien droit, qu'il participe à la succession paternelle, qui est comme due à tous les enfants, parce que, quoique furieux, il est héritier sien de son père.

» Mais il n'en est pas de même du cas où le furieux était appelé à une succession autre que celle de son père; les anciens, comme dans le cas précédent, n'étaient pas d'accord sur

_____

(1) *Inst.*, liv. **III**, tit. **x**, et *Dig.*, liv. **XLI**, tit. **ii**, loi 3.

ce point. Il s'était élevé, en effet, chez eux, un grand et inextricable doute, à savoir s'il pourrait accepter l'hérédité, ou si seulement son curateur devait être admis à demander la possession des biens. Et de là une grande discussion entre les jurisconsultes, qui se rangèrent en deux camps opposés. Quant à nous, réunissant les anciens jurisconsultes, et, modifiant l'une et l'autre opinion, nous ordonnons que le furieux ne puisse en aucune manière ni accepter l'hérédité, ni la possession des biens ; mais nous permettons au curateur, et, qui plus est, nous lui imposons la nécessité, s'il croit que la succession ne soit pas onéreuse, d'accepter la possession des biens, qu'on ne pouvait obtenir auparavant qu'en vertu d'un décret ; car la demande de la possession des biens a été abolie par une loi de l'empereur Constantin, qui a introduit une nouvelle formalité pour suppléer à l'ancienne demande (1).

« Un curateur étant ainsi donné au furieux, s'il arrive que par la suite il lui parvienne quelque chose, soit par succession, legs, fidéi-commis, ou de toute autre manière, que ces nouveaux biens soient ajoutés à ceux que possède déjà le furieux, et soient livrés comme les autres entre les mains du curateur, qui en fera faire l'inventaire ; qu'ils soient remis sous sa garde, et si, dans la suite, le furieux, ayant un intervalle lucide (*si quidem resipuerit furiosus*), approuve l'acquisition de ces biens, qu'ils lui soient restitués à lui-même. »

« Si le furieux vient à décéder, au lieu de guérir, ou si, sa santé s'étant rétablie, il a répudié l'acquisition des biens dont nous venons de parler, qu'ils soient, s'ils consistent en une succession, déférés (s'ils veulent les accepter toutefois) à celui qui a été substitué, et, à son défaut, aux héritiers *ab intestat* de celui

____

(1) *Code*, liv. V, tit. LXX, loi 7, §§ 1, 3 et 5.

qui a laissé la succession au défunt; ou, s'il n'en existe pas, à notre trésor. On doit observer que ceux-là seuls sont appelés à la succession, qui, au temps de la mort du furieux, sont les plus proches parents de celui d'où proviennent les biens, si cependant le furieux a cessé d'être tel depuis qu'il a répudié la succession jusqu'à sa mort. Toutes les cautions que les auteurs de l'ancien droit avaient introduites en multipliant les embarras sont abolies. Quant aux biens parvenus au furieux par legs, fidéi-commis, ou à d'autres titres, il est certain qu'ils doivent être ajoutés aux autres qu'il possède.

» Si le furieux lui-même, ayant recouvré son bon sens, ou son héritier, ne veulent point recevoir les biens dont nous venons de parler à la fin du paragraphe précédent, et les refusent ouvertement, qu'ils soient séparés sur-le-champ de ses autres biens et censés comme s'ils ne lui eussent jamais été dévolus, qu'ils passent à qui de droit, et que la fortune du furieux n'en soit ni grevée, ni augmentée » (1).

OBLIGATIONS ET ACTIONS. — On se perd dans le dédale des obligations, tant leur nature est diverse et leur pouvoir variable. Ce terme représente en général un lien de droit qui astreint une personne envers une autre, des tiers ou l'état, à donner, à payer, à faire ou à ne pas faire quelque chose, conformément aux lois ou aux usages. Les unes, fondées sur la simple équité et la loi naturelle, n'engagent que la bonne foi de l'obligé : on les a appelées *naturelles.* D'autres, dites *civiles*, plus impérieuses, dérivent d'un texte légal et ont pour sanction la loi. On distingue l'obligation *pure et simple*, qui n'en diffère ni par une condition ni par un terme; l'obliga-

---

(1) *Code,* liv. V, tit. LXX, loi 7, §§ 7, 8 et 9.

tion *conditionnelle,* soumise à une condition, qui peut elle-même la rendre *suspensive* ou *résolutoire ;* l'obligation *alternative,* impliquant faculté d'option entre telle ou telle conduite; l'obligation *solidaire,* commune à plusieurs également responsables, chacun, pour tous ; enfin, nés de faits ou accidents personnels, le *contrat* ou *quasi-contrat,* si ces faits ou ces accidents sont licites ; le *délit* ou *quasi-délit,* s'ils sont illicites.

Sous la législation romaine, les obligations, dans le principe, se divisaient en *civiles* et *prétoriennes.* Justinien, opérant une réforme, a surtout envisagé le consentement ou le dommage : de là, selon que le consentement était effectif ou présumé, les *contrats (obligationes ex contractu)* ou les *quasi-contrats (obligationes ex quasi-contractu),* termes, on peut le vérifier, n'ayant pas une signification identique dans notre jurisprudence ; et, selon que le dommage sujet à réparation avait été occasionné par un crime ou une imprudence, les *délits (obligationes ex delicto)* ou les *quasi-délits (obligationes ex quasi-delicto).*

Ces diverses obligations n'avaient pas les mêmes conséquences légales. Tout contrat (vente, louage, procuration, société), tout délit, public ou particulier, supposant une adhésion volontaire, il en résulte que l'obligation corrélative ne pouvait être contractée par les furieux et les insensés, lesquels, dépourvus de raison, sont incapables de s'obliger, même naturellement (1).

Entre le furieux et le pupille adolescent, la loi, en ce qui concerne les obligations, établissait une grande différence provenant de ce que, le premier ne pouvant contracter ni par soi,

____

(1) *Inst.*, liv. III, tit. xx, § 8, et *Dig.*, liv. II, tit. xiv, loi 1, § 3 ; liv. XLIV, tit. vii, loi 25, § 1; loi 52, § 8, et liv. L, tit. xvii, loi 5.

ni par autrui, cette faculté était largement accordée au second, à la condition d'être autorisé par son tuteur (1).

La parité, au contraire, existait dans le cas suivant : « Les furieux, ainsi que les pupilles et les prodigues, peuvent répéter ce qu'ils ne devaient que par obligation naturelle, quand le payement a été fait sans l'autorisation de leur tuteur ou curateur ; mais si le payement avait été fait avec cette autorisation, il n'y aurait pas lieu à répétition » (2).

En jurisprudence, l'*action* est à la fois le droit de réclamer en justice ce qui nous appartient, de contraindre le défendeur à remplir les clauses d'un contrat ou d'un délit : *Jus persequendi in judicio quid sibi debetur* (*Instit.*, liv. 4, tit. vi), et l'usage que l'on fait de ce droit. Diversifiée comme ses attributions, elle était *civile* (dans un intérêt privé) ; *prétorienne* (sans doute *criminelle* ou *publique*) ; *personnelle* (dirigée contre un débiteur) ; *réelle* (revendication, restitution d'une chose, *res*) ; *mixte* (contre les biens et le détenteur).

Pour le prêt, dont il est question plus haut, on voit que les insensés pouvaient obtenir action par toutes les causes en vertu desquelles on acquiert à son insu. Nous avons supposé le cas d'un individu qui, ayant reçu une somme d'un aliéné qu'il croyait sain d'esprit, s'était servi de cet argent et se trouvait sous le coup d'une revendication. Les textes permettent d'agrandir le champ des exemples : « L'esclave d'un furieux fait une stipulation ; on commet un vol au préjudice de ce même malade ; on lui cause un dommage motivant l'application de la loi Aquilia ; un débiteur a aliéné en fraude de sa créance ; il lui est échu un legs ou un fidéi-commis : dans tous ces cas, la loi lui accorde l'*action*. »

(1) *Dig.*, liv. L, tit. xvii, loi 5, et liv. XLIV, tit. vii, loi 1, § 12.
(2) *Dig.*, liv. XII, tit. vi, loi 29, et liv. XXXVI, tit. i, loi 64.

» Il l'aurait de même celui qui, ayant fait un prêt à l'esclave d'autrui, serait devenu ensuite furieux, si cet esclave avait employé l'argent au profit de son maître ; de même encore, dans des conditions analogues, celui qui, avant son trouble mental, aurait prêté un argent étranger, gaspillé depuis. Le gérant chargé des affaires d'un fou, pour rappeler une remarque déjà faite, est enfin tenu envers lui par l'action *negotiorum gestorum* » (1).

Eu égard à l'action en restitution d'une chose volée, les fous et les enfants y étaient soumis, « quoique cette action ne puisse pas être dirigée personnellement contre eux », dit Ulpien (2).

Examinant la question au point de vue des constituts (3), ce jurisconsulte écrit encore :

« On peut aussi s'engager par constitut envers le tuteur d'un pupille, le syndic d'une communauté d'habitants et le curateur d'un furieux. Ces personnes seront également obligées, si elles s'engagent par constitut. Si celui qui fait un constitut au tuteur d'un pupille, au syndic d'une communauté d'habitants, au curateur d'un fou ou d'un mineur, s'engage envers eux à payer au pupille, à la communauté, au furieux ou au mineur, je pense qu'à cause des avantages qui résulteront d'un pareil engagement. on doit donner une action utile à la communauté, au pupille, au furieux et au mineur » (4).

Si, comme nous l'avons dit, l'incapacité des aliénés pour

(1) *Dig.*, liv. XLIV, tit. VII, loi 24, §§ 1, 2, 3.

(2) *Dig.*, liv. XIII, tit. I, loi 2.

(3) *Constitut* et *précaire*, dans l'ancien droit, signifiaient la clause par laquelle celui qui vendait ou donnait une chose dont il se réservait la jouissance déclarait ne posséder cette chose qu'au nom du nouveau propriétaire, ne s'en constituant lui-même que possesseur *précaire*.

(4) *Dig.*, liv. XIII, tit. V, loi 5, §§ 7, 8, 9.

s'engager empêche d'exercer vis-à-vis d'eux une action directe et personnelle, on a du moins le droit d'agir pour se faire représenter sa chose, afin de pouvoir ensuite la revendiquer » (1).

Ulpien soulève enfin une dernière question, dont la solution exigerait peut-être des éclaircissements plus précis. Il suppose l'esclave d'un furieux commerçant avec son propre pécule, et, se demandant alors ce que seraient, au point de vue des garanties, les positions respectives, il s'exprime ainsi :

« Si l'esclave d'un pupille ou d'un furieux fait, à la connaissance du tuteur ou du curateur, un commerce de marchandises avec son pécule, je pense que la mauvaise foi du tuteur ou du curateur ne doit ni préjudicier au pupille ou au furieux, ni lui être utile. Enrichi par le commerce de l'esclave, le pupille n'en serait que plus passible de notre action. La même règle s'appliquerait au furieux, quoique, au livre VIII des *Lettres*, Pomponius dise que, si le tuteur est solvable, sa mauvaise foi justifierait notre action contre le pupille. Au surplus, en ce cas, le pupille ne pourrait être obligé qu'à transporter au demandeur l'action qu'il a contre son tuteur » (2).

Ce passage est pour nous énigmatique. Nous n'entrevoyons nettement ni les inconvénients du trafic entrepris par l'esclave, ni le lien entre la tolérance et la mauvaise foi du tuteur, ni la raison qui ferait bénéficier le maître avec le fruit des économies du domestique. Supposerait-on une entente, à fin de spoliation ? Pour résoudre cette incertitude, des faits détaillés auraient été nécessaires. Ce qui se comprend, c'est que des obligations légitimes, s'il en avait existé, eussent eu légalement leur sanction par l'action contre le pupille ou l'aliéné,

(1) *Dig.*, liv. XIII, tit. vi, loi 2.
(2) *Dig.*, liv. XIV, tit. iv, loi 3.

et, le cas échéant, contre le tuteur. Ce genre d'action avait nom *contributoire*.

DROIT D'AGIR EN JUSTICE. — Suivant M. Legrand du Saulle, la procédure, chez les Romains, eut trois phases : 1° procédure des actions de la loi ; 2° procédure formulaire (*per formulas,* ou *ordinaria judicia*); 3° procédure extraordinaire (*extraordinaria judicia*). Sous la première, qu'on pourrait appeler encore *patricienne* ou *quiritaire*, il n'était pas permis d'ester en justice pour autrui. Cette règle, néanmoins, souffrait certaines exceptions, celle notamment qui autorisait le curateur à représenter l'aliéné.

Le mode formulaire qui, vers 520 de Rome, abrogea la procédure des actions de la loi, maintint la caution que celle-ci avait exigée, sauf le cas où c'était le curateur qui avait formé la demande. Mais, sous le régime de la procédure extraordinaire (1), cette garantie finit par tomber en désuétude, et l'obligation de fournir caution ne fut plus imposée qu'aux mandataires des curateurs : encore en étaient-ils dispensés par un mandat authentique ou une procuration judiciaire.

Les aliénés ne devaient pas comparaître devant les juges, ni comme accusés, ni comme témoins, à moins qu'ils ne fussent dans un intervalle lucide (art. TÉMOIGNAGE, p. 257). Ils ne pouvaient non plus, assimilables sous ce rapport aux enfants et aux pupilles, ester en justice, sans l'autorité de leurs tuteurs ; le jugement eût été frappé de nullité. Pour eux, la maladie constituait une excuse.

On lit, en effet, à propos des incompatibilités à la comparu-

____

(1) Cette désignation *extraordinaire* fut attribuée à ce genre de procédure, parce que le magistrat, au lieu de commettre un juge, statuait lui-même en vertu de son pouvoir de juridiction.

tion : « Lorsqu'une femme n'est pas malade, mais enceinte, Labéon pense qu'on doit lui accorder une exception. Si cependant elle garde le lit, après être accouchée, il faudra prouver qu'elle est malade. Il en est de même de l'aliéné, car la fureur est une maladie. » (*Nam qui furore impediatur valetudine impeditur*) (1).

Un autre texte, concernant le droit de postuler ou d'exposer juridiquement son intention ou celle d'un ami, reproduit les mêmes stipulations. « Il (ce droit) est interdit à certaines personnes, et entre toutes au furieux, à la furieuse (*furioso, furiosæ*), à l'imbécile de l'un et l'autre sexe (*fatuo, fatuæ*) (2).

Dans les procès, il arrive parfois que les points litigieux sont soumis à des arbitres, dont la décision équivaut alors à un arrêt prononcé par le juge. La folie excluait de cette fonction. « On ne peut nommer, pour arbitre, ni un pupille, ni un furieux, ni un sourd, ni un muet » (3).

La loi avait prévu d'autres cas : d'abord celui où l'une des parties soumises à l'arbitrage aurait été atteinte d'aliénation mentale. « Si le compromis était fait avec cette clause, que l'arbitre rendra son jugement en présence des parties ou de leurs héritiers, et qu'une des parties soit morte, laissant un pupille pour son héritier, le jugement ne pourra être valablement prononcé, à moins que l'autorité du tuteur n'intervienne. L'obstacle serait le même si l'une des parties était tombée en fureur ; car l'arbitre, en ce cas, n'est pas tenu de prendre une décision. On peut même le sommer à un ajournement, parce qu'on ne saurait traiter avec un furieux. Si, toutefois, l'insensé a un curateur, ou s'il en avait un qui le fût

----

(1) *Dig.*, liv. II, tit. xi, loi 2, §§ 4 et 5.
(2) *Dig.*, liv. III, tit. i, loi 1, § 11, et loi 2.
(3) *Dig.*, liv. IV, tit. viii, loi 9, § 1.

encore au moment de la constatation, l'arbitre prononcerait en sa présence » (1).

Évidemment, le choix d'un arbitre ne doit point porter sur un fou. « La nature empêche de nommer pour juges les sourds, les muets, les furieux, qui n'ont pas d'intervalles lucides (*perpetui furiosi*), et les impubères, qui manquent de discernement » (2).

La prohibition pourtant n'est point absolue. « Si le magistrat donne pour juge un homme en fureur, il n'en est pas moins bien donné, quoiqu'il ne puisse pas juger actuellement ; en sorte que la sentence qu'il aura prononcée après avoir recouvré le bon sens sera valable ; car il n'est pas nécessaire que le juge donné soit présent lors de sa nomination, ni qu'il en soit instruit » (3).

A beaucoup d'égards, la constitution suivante de Constantin mérite encore d'être signalée : « Si quelqu'un a obtenu de Notre Majesté un rescrit par lequel il a été autorisé à faire comparaître, par-devant notre Conseil, des pupilles, des veuves, des individus faibles ou atteints de maladies chroniques, qu'aucun de nos juges ne puisse contraindre ces sortes de personnes à exécuter le rescrit ; au contraire, que le procès soit discuté dans la province où se trouvent, et la personne qui est du nombre de celles dont nous venons de parler, et les témoins, et les pièces du procès. Qu'on exige du demandeur la caution qu'il poursuivra le procès dans ce lieu, de peur que ses adversaires ne soient forcés de sortir de la province. Mais si des pupilles, des veuves et d'autres personnes faibles (*alii injuria fortunæ miserabiles*) ont demandé que leur affaire fût soumise

(1) *Dig.*, liv. IV, tit. VII, lois 47, 48, 49.
(2) *Dig.*, liv. V, tit. I, loi 12, § 2.
(3) *Loc. cit.*, loi 39.

au jugement de Notre Majesté, surtout lorsqu'ils redoutent l'influence d'une personne puissante, que leurs adversaires soient contraints de paraître devant nous » (1).

Indépendamment de ces garanties, la loi prescrivait comme un devoir étroit aux proconsuls de protéger les infortunés et les personnes faibles dans leurs litiges. Elle leur enjoignait de procurer d'office des défenseurs à ceux qui en éprouvaient le besoin. « Le proconsul doit aussi nommer des avocats à ceux qui en demandent, spécialement aux femmes, aux pupilles, aux personnes non opulentes, à celles qui n'ont point l'esprit libre (*qui suæ mentis non sunt*); à défaut de demande directe ou par autrui, il prendra spontanément l'initiative. Il en nommera pareillement d'office à ceux qui n'en peuvent point trouver, à cause de la puissance de leur partie adverse. Il n'est pas juste que personne soit opprimé par son adversaire » (2).

Expertises médico-légales. — Au point de vue légal, la folie fait naître des incertitudes pour la solution desquelles l'aide de nos lumières est chaque jour invoquée. Il eût été intéressant de savoir quel rôle, sous ce rapport, avaient rempli les médecins de l'antiquité. Nous nous sommes posé la question (p. 215), mais pour constater aussitôt une absence complète de documents. Tout ce que nous avons pu entrevoir c'est que, dans certaines circonstances, les chirurgiens et les sages-femmes étaient requis de faire des rapports. Sous quelle forme? oralement ou par écrit? Nous dûmes laisser subsister le point d'interrogation. L'occasion décidait sans doute.

Néanmoins, en continuant nos recherches, nous avons

(1) *Code*, liv. III, tit. xiv.
(2) *Dig.*, liv. I, tit. xvi, loi 9, § 5.

rencontré divers passages qui corroborent nos présomptions, notamment en ce qui concerne les pièces écrites. On nous saura gré pour cela, bien qu'ils ne soient pas nettement explicites, et qu'à peu près étrangers à l'aliénation mentale, ils ne fournissent que des analogies, de les livrer à l'appréciation. Plusieurs d'entre eux ont d'ailleurs un attrait particulier, en ce qu'ils montrent d'une façon originale l'importance exceptionnelle accordée aux médecins de cette époque, les faveurs et immunités dont ils étaient l'objet. Dans notre citation précédente (p. 215), la mention du chirurgien était seule conjointe à celle de la sage-femme. Entre ce titre et celui de médecin, la phrase suivante prouve que les magistrats ne faisaient aucune distinction : « *Si medicus qui servum tuum secuit, dereliquerit curationem ejus et ob id mortuus fuerit servus, culpæ reus erit* (1). » *Secare*, couper, indique qu'il s'agit d'une opération chirurgicale faite par un médecin. *Chirurgien, médecin* se confondaient donc dans la même personne.

Le texte suivant, extrait des Novelles, établit que tous les témoignages, d'où qu'ils vinssent, avaient lieu par écrit. « Ceux qui, étant lettrés, ont à déclarer quelque chose, doivent écrire leur déclaration ou la produire devant le juge pour lui donner une foi certaine (2). »

Comme exemples de dispenses, voici le curieux passage que l'on rencontre dans les Instituts : « A Rome, y est-il dit, les grammairiens, les rhéteurs et les médecins, de même que ceux qui exercent ces professions dans leur patrie, et qui sont compris dans le nombre légal, sont dispensés de tutelle et de curatelle. » Le Digeste va plus loin. Suivant Modestinus, « les

---

(1) *Inst.*, liv. IV, tit. III, § 6.
(2) Novelles, 90, cap. III.

médecins sont en même temps dispensés de toutes les autres charges civiles : *Quemadmodum a reliquis muneribus, ita et a tutela et a cura requiem habent* (1). »

En revanche, leur réception ne s'effectuait point sans garanties. Leur nombre, dans chaque ville, était fixé par les décurions, qui devaient s'assurer, avant de les admettre, de la probité et des connaissances des postulants. Un diplôme était-il exigé? Comment se vérifiait la capacité médicale? « La première qualité qu'il faut exiger, disait l'empereur Julien, dans ceux qui professent les belles-lettres et les sciences, consiste dans des mœurs exemplaires; les connaissances et les talents ne viennent qu'en second ordre (2). »

Sous Justinien, on comptait à Constantinople six cents médecins dont le nom était immatriculé sur un registre particulier, et qui jouissaient par conséquent des prérogatives sus-indiquées, que confirmait, en ces termes, une loi de l'empereur Constantin : « Nous ordonnons que les médecins et surtout les archiâtres (3), ou l'un d'entre eux, les grammairiens et autres

(1) *Dig.*, liv. XXVII, tit. i, loi 6, § 1.

(2) *Code*, liv. X, tit. lii, loi 7, § 2.

(3) Qu'étaient les archiâtres? On en distinguait de deux ordres : les archiâtres palatins (*archiatri palatini*) et les archiâtres populaires (*archiatri populares*). Les premiers, outre qu'ils jouissaient de certains priviléges et recevaient un traitement particulier, étaient chargés de la surveillance des autres médecins. On les rangeait parmi les principaux officiers de la cour, et ils pouvaient arriver aux plus hautes dignités. Le titre de comte ou un grade plus élevé encore, au ve siècle celui de *vicarius*, de *dux*, étaient la récompense de leurs services. C'étaient les médecins du prince. Quant aux archiâtres populaires, les premiers seulement dans les villes où ils exerçaient, leur nombre avait été légalement limité. A Rome il était égal à celui des arrondissements. Fixé par Antonin le Pieux à dix dans les grands centres de population, il était de sept dans les agglomérations de moindre importance et de cinq dans les petites localités. — Les archiâtres populaires, médecins rétribués par l'État, formaient un collége chargé dans les grandes villes de l'éducation des élèves. C'est evant eux que compa-

professeurs de droit, soient exempts, eux, leurs femmes et leurs enfants ainsi que les biens qu'ils possèdent dans la ville où ils existent, de toutes charges personnelles, civiles ou publiques ; qu'ils soient de plus, dans les provinces, exempts de loger des soldats et de toute autre charge ; qu'on ne puisse les conduire' en prison, ni les obliger à comparaître en justice. Nous défendons enfin qu'on leur fasse éprouver aucun outrage. Celui qui les inquiétera, de quelque manière que ce soit, sera puni à l'arbitraire du juge. Nous voulons, au contraire, qu'on leur donne des récompenses et des traitements, afin de les encourager à propager les études et les arts libéraux mentionnés ci-dessus (1). »

Un client refusait-il de payer la somme demandée, c'était le président de la province qui instruisait le procès et fixait le taux des honoraires (2).

Cette sollicitude dévolue à la fonction médicale avait, du reste, pour objectif les populations, et l'on voit par un article, où le lien qui unissait le médecin à l'administration apparaît sous un nouveau jour, que leurs intérêts n'étaient point oubliés. « Les archiâtres, y est-il dit (on était en 370), doivent savoir qu'en recevant leur traitement de la commune, des deniers du peuple (*a populi commodis*), l'honnêteté exige qu'ils ne refusent point leurs secours aux pauvres pour se borner

---

raissaient les candidats choisis par les municipalités. L'élection se faisait à la pluralité des voix. — D'autres praticiens, sans charges officielles, vivaient comme aujourd'hui chez nous de leurs honoraires.

En France, plusieurs médecins ont porté le titre d'archiâtres. Le premier d'entre eux est Marchifus, médecin de Childebert, et le dernier, Dodard, médecin de Louis XV.

(Cf. Sprengel, *Histoire de la médecine*, . II, p. 162.)

(1) *Code*, liv. X, tit. LII, loi 6.
(2) *Dig.*, liv. L, tit, XIII, loi 1, §§ 1 et 3.

honteusement à donner tous leurs soins aux riches. Nous leur permettons de recevoir seulement ce que les malades leur offriront après guérison, et non ce qu'ils promettent pour obtenir la santé (1).

Les sages-femmes étant reconnues par la loi (*Quæ obstetrix utique medicinam exhibere videtur*), le président de la province ou, à Rome, le préfet, décident également de leurs réclamations. Des expertises médico-légales leur étaient aussi confiées ; en voici un exemple curieux : Une femme, ayant divorcé, prétendait n'être pas enceinte. Le mari soutenant le contraire, l'affaire fut portée devant les empereurs Marc-Aurèle et Lucius Verus, qui adressèrent le rescrit suivant à Valerius Prescianus, préteur de Rome. « Nous jugeons à propos, si le mari persiste dans sa demande, qu'on choisisse la maison d'une femme respectable dans laquelle Domitia se rendra. Là, trois sages-femmes, habiles dans leur art et d'une fidélité irréprochable, la visiteront (*Ibi tres obstetrices probatæ et artis et fidei quæ a te assumptæ fuerint, eam inspiciant*). Si elles déclarent toutes, ou deux d'entre elles, que Domitia leur paraît enceinte (*Et si quidem vel omnes, vel duæ renuntiaverint* (2) *prægnantem videri*), alors il faudra engager la femme à recevoir des gardiennes, comme si elle les eût demandées elle-même. Si elle n'accouche point, son mari saura qu'il encourra à cette occasion du déshonneur, etc. (3). »

A ce propos, Ulpien pose une éventualité. « Si, dit-il, toutes les sages-femmes ou le plus grand nombre d'entre elles constatent par leur rapport que la femme n'est pas enceinte (*Si om-*

____

(1) *Code*, liv. X, tit. LII, loi 9.

(2) *Renuntiare*, en droit, faire un rapport officiel, rapporter, instruire.

(3) *Dig.*, liv. XXV, tit. IV, loi 1.

nes, vel plures renuntiaverint prægnantem non esse), peut-elle intenter à l'instant contre son mari l'action en réparation d'injure ? » Il penche pour l'affirmative, en articulant toutefois cette réserve : « Pourvu que le mari ait demandé cette visite dans le dessein de faire outrage à sa femme (1). »

La mission officielle du chirurgien ne ressort pas moins incontestable d'un fait raconté par Plutarque (Vie de Dion). « Un certain Sosis, frère de l'un des gardes de Denis, voulant ameuter le peuple de Syracuse contre Dion, se mit à courir parmi la ville tout nud, ayant la tête et le visage pleins de sang, comme s'il eust eu quelques gens à sa queue qui l'eussent poursuivi, et se jettant en tel estat au beau milieu de la place, alla criant partout que c'estoyent les soudards de Dion qui avoyent failli à le tuer, monstrant sa tête bleuie. Le perturbateur arrêté, les chirurgiens incontinent furent appelés pour visiter sa blessure, lesquels trouvèrent que c'estoit plus tot une esgratignure superficielle, que blessure faicte d'un coup violentement donné, car les playes de coups d'espée sont tousjours au milieu plus profondes, et celle de Sosis estoit partout légère (2). »

Réclamé pour les maladies ordinaires, le concours des médecins devait l'être également pour l'appréciation des cas douteux de folie. On conçoit, toutefois, que ce fût rarement; car chacun se croit bon juge des écarts de la raison et, selon toute probabilité, les magistrats du temps, comme de nos jours quelques-uns encore, avaient, sans scrupule, foi entière dans leur propre compétence.

Nous terminons ici la partie législative de nos recherches

(1) *Loc. cit.*, § 8.
(2) Page 411, Lyon, 1578.

historiques sur l'aliénation mentale dans l'antiquité. En fouillant plus profondément dans les Pandectes, nous aurions recueilli inévitablement encore une ample provision de citations. Mais l'étude, déjà trop longue, à laquelle nous nous sommes livré, pourrait à la fin fatiguer nos lecteurs, par l'abondance même des matériaux. Ceux que nous avons exposés nous paraissent d'ailleurs suffire à l'éclaircissement du sujet, dont une nouvelle exploration, selon toute vraisemblance, n'aurait pour résultat que de reproduire les mêmes aspects.

Ils sont saillants assurément. Ainsi que nous l'avons dit en commençant, la législation romaine embrasse la situation tout entière des aliénés : société, famille, individu. Comment en serait-on étonné, surtout à l'égard du vi⁰ siècle, en lisant, au frontispice des Pandectes, ces sentences mémorables :

« La justice est la volonté constante et perpétuelle de rendre chacun ce qui lui appartient (1). »

« La jurisprudence est la science du juste et de l'injuste (2). »

« La religion envers Dieu, la soumission envers les parents, sont une partie du droit des gens, qui régit tous les hommes (3). »

« La liberté est de droit naturel; c'est le droit des gens qui a créé la servitude; il a créé aussi l'affranchissement, qui est le retour à la liberté naturelle (4). »

« Vivre honnêtement, ne point faire tort à autrui, rendre à chacun le sien, voilà les préceptes du droit (5). »

(1) Liv. I, tit. i, loi 16, § 2.
(2) Liv. I, tit. i, loi 16, § 2.
(3) Liv. I, tit. i, loi 2.
(4) Liv. I, tit. v, loi 4.
(5) Liv. I, tit. ii, loi 10.

« **La** loi est la science des choses divines et humaines, la règle souveraine du bon et du méchant, qui dirige toutes les actions, qui prescrit ce qu'il faut faire et défend ce qu'il ne faut pas faire (1). »

Aussi, en contemplant ce magnifique édifice des lois romaines, Bossuet n'a-t-il pas craint de dire : « Si les lois romaines ont paru si saintes que leur majesté subsiste encore, malgré la ruine de l'empire, c'est que le bon sens, qui est le maître de la vie humaine, y règne partout, et qu'on ne voit nulle part une plus belle application des principes de l'équité naturelle (2). »

(1) Liv. I, tit. III, loi 2.
(2) *Discours sur l'histoire universelle*, III, VI, p. 535. Edit. 1681.

FIN DE LA PREMIÈRE PARTIE.

TABLE DES MATIÈRES

PÉRIODE ALEXANDRINE.

Paris. — Imprimerie de E. MARTINET, rue Mignon, 2.